Prevention and Management of Acute and Late Toxicities in Radiation Oncology

Management of Toxicities in Radiation Oncology

放射肿瘤学
急性与晚期毒性的防治

放射肿瘤学中的毒性管理

原　著　[土] Gokhan Ozyigit

　　　　[土] Ugur Selek

主　译　邢力刚

副主译　巩合义　韩大力　胡旭东

中国科学技术出版社
·北 京·

图书在版编目（CIP）数据

　　放射肿瘤学急性与晚期毒性的防治：放射肿瘤学中的毒性管理 /（土）戈汗·奥齐吉特 (Gokhan Ozyigit) ,（土）乌古尔·塞莱克 (Ugur Selek) 原著；邢力刚主译 . — 北京：中国科学技术出版社，2022.4

　　书名原文：Prevention and Management of Acute and Late Toxicities in Radiation Oncology：Management of Toxicities in Radiation Oncology

　　ISBN 978-7-5046-9100-2

　　Ⅰ . ①放… Ⅱ . ①戈… ②乌… ③邢… Ⅲ . ①肿瘤—放射治疗学 Ⅳ . ① R730.55

　　中国版本图书馆 CIP 数据核字 (2021) 第 137893 号

著作权合同登记号：01-2021-3604

策划编辑	孙　超　焦健姿	
责任编辑	孙　超	
装帧设计	佳木水轩	
责任印制	徐　飞	

出　　版	中国科学技术出版社
发　　行	中国科学技术出版社有限公司发行部
地　　址	北京市海淀区中关村南大街 16 号
邮　　编	100081
发行电话	010-62173865
传　　真	010-62179148
网　　址	http://www.cspbooks.com.cn

开　　本	889mm×1194mm　1/16
字　　数	343 千字
印　　张	16
版　　次	2022 年 4 月第 1 版
印　　次	2022 年 4 月第 1 次印刷
印　　刷	天津翔远印刷有限公司
书　　号	ISBN 978-7-5046-9100-2 / R·2763
定　　价	168.00 元

译者名单

主　　译　邢力刚

副 主 译　巩合义　韩大力　胡旭东

译 校 者　（以姓氏汉语拼音为序）

丁行晨　范秉杰　范廷勇　冯　瑞

巩合义　韩安勤　韩大力　胡　漫

胡旭东　蒋力扬　井绪泉　李澄明

李　莉　刘　澳　唐文洁　王世江

王银霞　谢　鹏　徐　瑾　徐一月

闫洪江　杨　佳　张　棚　张宜远

朱昆莉

学术秘书　韩大力

内容提要

　　本书引进自世界知名的 Springer 出版社，系统介绍了多种恶性肿瘤放疗急性和晚期毒性的预防及处理。全书共 7 章，各章均以一个特定的解剖部位为重点，细致阐释了正常断层解剖、靶区和高危器官的勾画、剂量限定、放射毒性的病理生理学及每种潜在毒性的治疗方法，还根据不同的治疗计划及实施方案，对调强放疗、容积调强弧形治疗、立体定向放射外科和立体定向放疗进行了重点介绍。本书内容实用，结构简洁明晰，针对已发生放射毒性的患者，结合放射损伤的器官特异性病理生理学，推荐适当的循证管理策略，对临床实践具有很强的指导借鉴意义，适合广大临床执业医师和放射肿瘤学医生、医学生、放疗师、研究人员、护士等阅读参考。

补充说明：书中参考文献条目众多，为方便读者查阅，已将本书参考文献更新至网络，读者可扫描右侧二维码，关注出版社医学官方微信"焦点医学"，后台回复"放射肿瘤学急性与晚期毒性的防治"，即可获取。

中文版序

肿瘤放疗已由常规放疗进入以精准定位、精细计划和精确施照为特征的"精确放疗"时代，而器官的精确保护及放疗不良反应的防治始终是临床放疗专业人士需要持续关注的问题。邢力刚教授率领本院高年资放疗专家及在读博士研究生对 *Prevention and Management of Acute and Late Toxicities in Radiation Oncology: Management of Toxicities in Radiation Oncology* 这部经典著作进行了精心翻译。希望读者通过对本译著的阅读和学习，在临床工作与科学研究中能够更加合理地进行放疗的急性与晚期毒性管理。

这部中文翻译版忠于原著，每一章针对一个特定的解剖部位进行介绍，内容包括正常断层解剖、靶区和危及器官的轮廓、剂量限定、放射毒性的病理生理学及每种潜在毒性的治疗方法，同时，根据不同的计划和实施方案，重点介绍了调强放疗、容积调强弧形治疗、立体定向放射外科和立体定向放疗等当代精确放疗技术的计划和实施情况，并对已发生放射毒性的患者推荐了适当的循证管理策略。本书内容实用，简释明晰，对临床实践有很强的指导借鉴意义。

中国工程院院士
山东第一医科大学附属肿瘤医院院长

译者前言

放疗是恶性肿瘤的重要治疗手段之一，并越来越多地与其他学科密切合作，发挥治愈疾病、减轻症状等作用。对于临床医生和研究者来说，除了应关注放疗对患者的治疗作用之外，还应重视患者的近期生活质量及远期并发症等问题。因此，我们翻译出版了这部 *Prevention and Management of Acute and Late Toxicities in Radiation Oncology: Management of Toxicities in Radiation Oncology*，以期为读者解决放疗的急性和晚期毒性管理问题提供指导。希望通过对中文翻译版的阅读和学习，国内更多同行能够在临床工作及科学研究中更合理地应用循证管理策略，有效提高患者的放疗效果，并进一步改善其生存质量。

感谢参与本书翻译工作的各位译者，大家在紧张的临床科研工作之余用心完成了本书的翻译工作。在翻译过程中，我们力求忠于原著，做到言简意赅、通俗易懂，尽可能将原著者想要表达的信息准确传递给国内读者，同时还对原著失当之处做了一些必要的校正和删减。由于中外术语差异及语言表达习惯有所差别，中文翻译版中可能存在一些偏颇或不足之处，敬请各位临床专家、科研学者及从事放疗相关的从业人员批评指正。

山东第一医科大学附属肿瘤医院

原书前言

在当今技术进步和个体化管理的时代，放射肿瘤学家在多学科治疗中的作用正逐渐变得至关重要，并更多地参与到患者照护中。随着患者在治疗中的决策意识和参与程度的提高，临床医生除了讨论疗效问题外，还越来越多地关注生活质量的问题。因此，与十年前相比，如今急性与晚期毒性管理在我们的临床实践中更加重要。我们计划出版一部系统的著作，提供一种基于当前证据和（或）经实践证明的管理策略，帮助同行自信地开创出新的治疗方法，以确保患者在放疗期间及之后的功能不再受到损害。

在内容方面，本书涵盖了多种恶性肿瘤放疗急性和晚期毒性的预防及处理，并且每章都侧重于特定的解剖部位，系统介绍了正常断层解剖、靶区和高危器官的勾画、剂量限定、放射毒性的病理生理学及每种潜在毒性的治疗方法。根据不同的计划和实施方案，我们还会对调强放疗、容积调强弧形治疗、立体定向放射外科和立体定向放疗的计划和实施情况进行重点介绍。

总而言之，本书将帮助临床放射肿瘤学家、放疗师、研究人员、住院医生和护士在充分考虑放射损伤的器官特异性病理生理学基础上，为每位发生放射毒性的患者选择适当的循证管理策略。我们希望通过现代放射肿瘤学急性和晚期毒性管理的实践和理论方面来鼓励临床医生，同时还要向我们的患者致以最诚挚的感谢，他们与我们并肩作战，与癌症做斗争，给予了我们宝贵的经验教训，让我们坚定信念，走向成功。

Gokhan Ozyigit
Ankara, Turkey

Ugur Selek
Istanbul, Turkey

致谢

感谢来自 Springer DE 的 Gesa Frese 和 Wilma McHugh，以及来自 SPi Global / Springer Nature 的 Niveka Somasundaram 和 Mariesha Justin，感谢他们在 *Prevention and Management of Acute and Late Toxicities in Radiation Oncology* 一书筹备过程中给予的帮助。我们向 Hacettepe 大学、Koç 大学和 Baskent 大学的同事、朋友及我们的家人致以最诚挚的谢意。

目　录

第1章　中枢神经系统肿瘤放疗的毒性管理
Toxicity Management for Central Nervous System Tumors in Radiation Oncology

Guler Yavas　Gozde Yazici　**著**

张宜远　徐一月　**译**　　韩大力　蒋力扬　**校**

一、解剖

中枢神经系统（central nervous system，CNS）由大脑和脊髓组成。脊髓是一个单一的结构，而成人大脑可以由大脑、间脑、脑干和小脑四个主要区域定义。中枢神经系统的主要功能包括接收、处理和响应感觉信息。

（一）脑

在胚胎学上，大脑由前脑、中脑和菱形脑（后脑）组成。

前脑在胚胎发育的后期形成两个半球（端脑）和间脑[1]。从出生到成年，大脑的重量都会发生变化。出生时，大脑的重量不到400g，但在出生第二年时，它的重量约为900g，成年人的大脑重量在1250~1450g[2]。大脑是人类大脑中最大的区域，两个半球加起来占大脑质量的85%。间脑是连接大脑两个半球的部分。间脑有上皮质、丘脑、下丘脑和腹侧丘脑四个区域。每个大脑半球分为五个脑叶，分别命名为额叶、顶叶、颞叶和枕叶、岛叶。

大脑半球的表面是由几毫米宽的灰质高度折叠形成的，被称为大脑皮质。虽然灰质的厚度只有2~4mm，但它却占到了大脑总质量的40%。皮质的内侧区域是白质的中心核心，仅由神经元通路组成。大脑白质深处是大脑的一个重要区域，这是一组被称为"基底核"的皮质下灰质。基底核由尾状核、壳核和苍白球组成，它们是骨骼肌运动的重要调节器[3]。

大脑半球内的腔称为左右侧脑室，通过室间孔（foramen of Monro，Monro孔）与第三脑室相通。第一脑室和第二脑室位于大脑半球内，第三脑室位于间脑。脑桥、延髓和小脑之间的间隙称为第四脑室。这些脑室彼此相连，并与脊髓中央管相连。脑室内表面排列着室管膜细胞，突入每个脑室的是脉络丛，其功能是产生脑脊液（cerebrospinal fluid，CSF）。每日产生300~400ml的脑脊液。脑脊液为大脑形成液体缓冲垫，有助于滋养大脑。

大脑和脊髓被三层膜覆盖，这三层膜被称为脑脊膜。硬脑膜是脑脊膜的最外层，位于头骨和脊柱的正下方。硬脑膜内有蛛网膜。蛛网膜由几层结缔组织组成，无血管，不受任何神经支配。蛛网膜下的腔隙称为蛛网膜下腔，内含脑脊液。软脑膜位于蛛网膜下腔下方，非常薄，紧密地附着在大脑和脊髓的表面。和硬脑膜一样，软脑膜被覆大脑轮廓，血管化程度很高，血管穿透硬脑膜，滋养下面的神经组织。因此，硬脑膜和软脑膜对疼痛非常敏感。

（二）脑干

脑干（brain stem，BS）由中脑、脑桥和延髓组成。BS 起始于丘脑下方，位于大脑和脊髓之间。中脑是围绕大脑导水管（西尔维厄斯）的一条相对较窄的 BS 带，从间脑延伸到脑桥。脑桥是脑干较粗的部分，长 25～30mm。脑桥从中脑和延髓突起，并被桥上沟和桥下沟隔开。在后方，它被小脑包围，它们通过中间的小脑脚结合在一起。延髓是 BS 的尾部[2]。

（三）脊髓

在成人，脊髓穿过椎管，从寰椎顶端一直延伸到 L_1～L_2 椎间盘。儿童可向下延伸至 L_3 椎体。脊髓在 L_1 椎体水平结束，根在马尾神经尾部延伸，在适当的椎间孔处穿出。它长 45cm，重 30g，直径约 1cm[2,4]。椎管内的脊髓被脑膜包围。背根和腹根穿过椎间孔。

（四）眶（眼、视网膜、晶状体）

眶是围绕视觉器官的圆锥形结构。眶的形状类似于一个四边金字塔。眶支撑着眼睛，保护着这个重要的结构。成年人眼眶的体积约为 30ml。

眼球，是一种球状结构，由包围着液体腔的壁组成。成人眼球呈球形，前后长 24mm。眼球的前节由玻璃体体液腹侧的结构组成，包括角膜、虹膜、睫状体和晶状体。瞳孔就像一个光圈，它被周围的虹膜调节，就像一个光圈，调节进入眼睛的光量。虹膜和瞳孔都被凸起的透明角膜覆盖。由于空气 – 角膜界面的折射率存在巨大差异，角膜是眼睛的主要屈光成分。镜头是透明的双凸结构。晶状体和角膜折射光线，聚焦在视网膜上。晶状体是由一种名为"晶体蛋白"的透明蛋白质组成的。它的厚度约为 5mm，成人的直径约为 9mm[5]。

眼球后节位于晶状体后方，包括前部玻璃体膜、玻璃体、视网膜和脉络膜。视网膜是一种对光敏感的组织，排列在较薄的眼球内表面上。在胚胎发育中，视网膜和视神经都起源于间脑，因此应该被认为是中枢神经系统的一部分。

（五）视路

视路由一系列细胞和突触组成，这些细胞和突触将视觉信息从环境带到大脑进行处理。它包括视网膜、视神经、视交叉、视束、外侧膝状体、视射线和纹状皮质。

视神经是第二对脑神经，负责传递视觉的感觉信息。视神经被脑脊膜包围。视神经从眼球后方向上延伸，穿过视神经管，并结合在一起形成视交叉。在交叉处，来自每个视网膜的鼻侧（内侧）半部的纤维交叉到对侧视束，而来自颞侧（外侧）半部的纤维保持同侧。每条视束都会到达相应的大脑半球，到达外侧膝状核。信号从外侧膝状核继续传到初级视皮质，在那里进行进一步的视觉处理[6]。

（六）海马体

海马体有一个独特的弯曲形状，被比作希腊神话中的海马怪物和埃及神话中的阿门公羊角。文献描述了海马大小（$2.8\sim4.0cm^3$）和位置因年龄和疾病特异性而有相当大的变异。海马体位于大脑的内侧颞叶。这是一个成对的结构，在大脑的左右两侧各有成镜像的一半。它由腹侧部分和背侧部分组成，两者成分相似，但属于不同的神经回路。它属于边缘系统，包括海马体、扣带回、嗅觉皮质和杏仁核。它在长期记忆和空间导航中扮演着重要角色[7]。

（七）垂体

脑下垂体（脑垂体）是位于颅底蝶骨凹陷中的一个小器官，称为"蝶鞍状突起"。在解剖学上，垂体位于视交叉的上方、蝶窦的下方，在两侧与海绵窦及其内部结构的两侧。垂体腺大小约为 $10mm \times 13mm \times 6mm$，重约 500mg，占据鞍区的大部分体积。腺体由两个解剖和功能截然不同的区域组成，前叶（腺垂体）和后叶（神经垂体）。在这些叶之间有一小片组织，叫作中间叶。腺垂体起源于 Rathke 囊，即口盖顶端的外胚叶憩室，而神经垂体起源于间脑。腺垂体分为前部（前叶）、中间部（中间叶）。神经垂体主要由"后部"（后叶）、漏斗柄的一部分和正中隆起组成。腺垂体分泌几种激素（生长激素、促性腺激素、促甲状腺素、促肾上腺皮质激素、催乳素、促脂激素和内啡肽），而垂体后叶主要储存加压素和催产素，由下丘脑视上核和室旁核分泌[8]。

二、勾画

在过去的几十年里，我们在放射肿瘤学领域取得了很大的进展，从二维放疗到三维放疗，再到最近的调强放疗及立体定向放疗。在这些技术发展的帮助下，我们可以通过避免或尽量减少危及器官（organs at risk，OAR）的辐射暴露来减轻辐射相关的放疗不良反应。OAR 的全面识别和勾画对放疗计划的质量和治疗的安全性至关重要。脑部放疗可能会产生严重的不良反应，因此脑部 OAR 的勾画是脑部肿瘤放疗计划中最关键的问题之一。此外，OAR 的精确勾画对于调强放疗（intensity modulate radiotherapy，IMRT）中的逆向计划过程是至关重要的。

在某些情况下，由于肿瘤增殖可能会引起解剖学的变化，需要我们对正常解剖结构有一个基本的了解。在颅内 OAR 的勾画过程中，使用对比增强的 CT 扫描和磁共振成像（magnetic resonance imaging，MRI）融合相较于单纯使用 CT 可以获得更好的成像效果和清晰度。例如，为了准确描绘脊髓，特别是在立体定向放疗计划中，我们建议使用高分辨率 T_2 加权 MRI。此外，在勾画视交叉和视神经时，使用高分辨率 T_1 或 T_2 加权 MRI，比单纯使用 CT 更加便于我们勾画。对于每个组织来说，在最合适的密度窗上勾画轮廓是非常重要的。在轴位切面上勾画轮廓时，应在冠状面和矢状面检查这些结构，以验证所有维度覆盖的完整性[9]。

（一）脑

脑的勾画轮廓由脑小血管、小脑、脑脊液组成，不包括脑干和大的小脑血管，如乙状窦、横窦和上矢状窦（图 1-1 和图 1-2）。除了脑部软组织窗宽 350HU/ 窗位 40 的设置外，还建议使用 CT

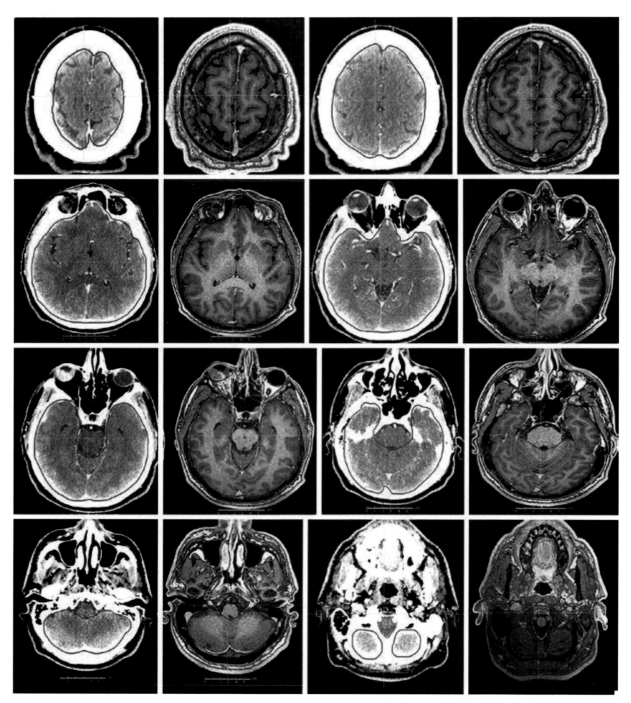

▲ 图 1-1　大脑正常结构的描绘（彩图见书末）

骨窗设置。位于颅中窝的颈动脉管和海绵窦并不推荐包括在内 [9-11]。

（二）脑干

脑干（brain stem，BS）的上缘定义为视束底部或侧脑室底部的大脑后动脉消失处，下缘定义为第二颈椎齿状突的顶端（脊髓的上缘）。对于脑干的勾画，我们推荐使用 MRI 成像，尽管侧脑室

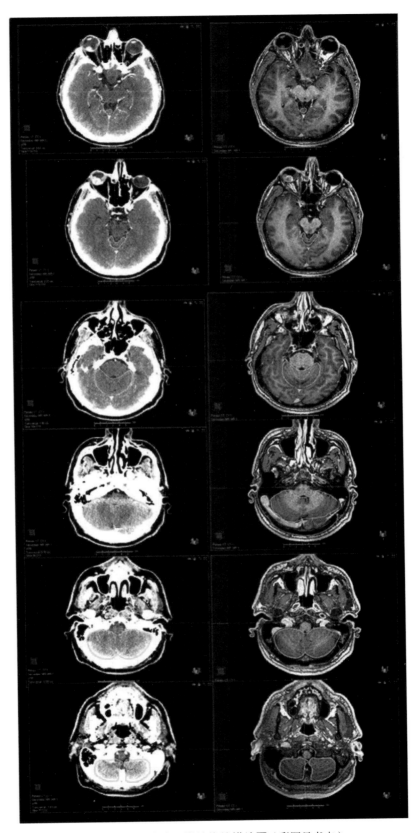

▲ 图 1-2　小脑正常结构的描绘图（彩图见书末）

底部在 MRI 和 CT 上都很容易被观察到（图 1-3）。在定义脑干时，矢状面视图可能会更有帮助。从头部到尾部，脑干在勾画过程中可分为中脑、脑桥和延髓三个部分[10-12]。另外，脑桥小脑区的耳蜗也应被单独勾画（图 1-4）。

（三）脊髓

为了准确勾画脊髓，特别是在立体定向放疗计划中，推荐使用高分辨率 T_2 加权 MRI 或者脊髓 CT 造影。在勾画中要注意的是勾画的是脊髓部分而不是整个椎管。对于中枢神经系统肿瘤，脊髓的上缘定义在第二颈椎齿状突的顶端，也就是脑干的下缘，而脊髓的下缘定义为第三胸椎的上缘[11]。

（四）眼

在 MRI 和 CT 扫描上，使用 2~3mm 的刷子工具可以很容易地勾画出角膜（图 1-5）。晶状体直径可达 10mm，是一个完全由上皮细胞和纤维组成的双凸、无血管、无神经、被包裹的小体。在 CT 成像上也可以很容易地被勾画出[10,11]。

眼球的后段包括前部玻璃体膜、玻璃体、视网膜和脉络膜[10,11]。视网膜厚约 0.25mm，覆盖眼球后部的 5/6，几乎一直延伸到睫状体。用 3mm 的刷子工具可以在 MRI 和 CT 上勾画出视网膜。视网膜的前缘位于睫状体后方的内直肌和外直肌的连接处。视神经不属于该区域的勾画。在轴位图像上，视网膜的前缘位于内直肌和外直肌之间，位于睫状体后方[10,11,13]。泪腺也应该被勾画出来（图 1-6）。

（五）视觉通路

视神经较细，直径通常为 2~5mm，在 CT 上清晰可见。建议使用 CT 和 MRI 的 T_1 和 T_2 加权成像快速液体衰减反转恢复成像，以精确的勾画视神经。根据扫描平面相对于大脑的成角，视神经和视交叉可以出现在多个图像上（图 1-7）。视神经的勾画应从眼球后缘开始，经骨性视神经管至视交叉。视觉结构勾画的连续性是至关重要的，因为勾画结构的缺失会引起剂量 - 体积直方图中的体积参数下降从而导致剂量的遗漏。

视交叉通常 2~5mm 厚，位于垂体上 1cm 的枕上池蛛网膜下腔内。颈内动脉形成视神经交叉的外侧边界。内侧则以第三脑室为分割。垂体柄是最重要的标志，因为它正好位于纤维交叉的后面。垂体在 T_1 加权 MRI 图像中很容易被看到，因为它显示高信号。虽然视交叉在 CT 和 MRI 扫描中均可见，但我们仍然推荐使用轴位、矢状位和冠状位的 T_1 加权 MRI 来进行更好地勾画[10,11,13]。

（六）海马

近年来，海马（齿状回）的精确勾画变得越来越重要，因为临床和基础证据都表明，照射海马齿状回可导致神经认知功能障碍。根据 Gondi 等[14]的描述，海马被描绘为侧脑室颞角内侧边界内侧的灰质，与四叉神经池相邻（图 1-8）。在颞角曲线的水平处，也称为双侧隐窝，海马体很容易被看到，因为它是包括在曲线中的灰质，并且在前部、外侧和内侧被颞角的脑脊液所包围。杏

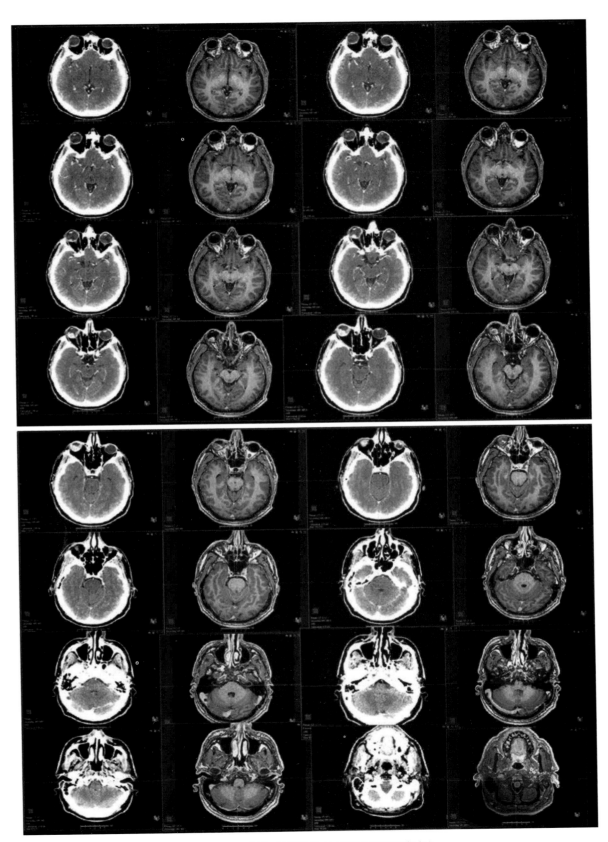

▲ 图 1-3　脑干正常结构的勾画（彩图见书末）

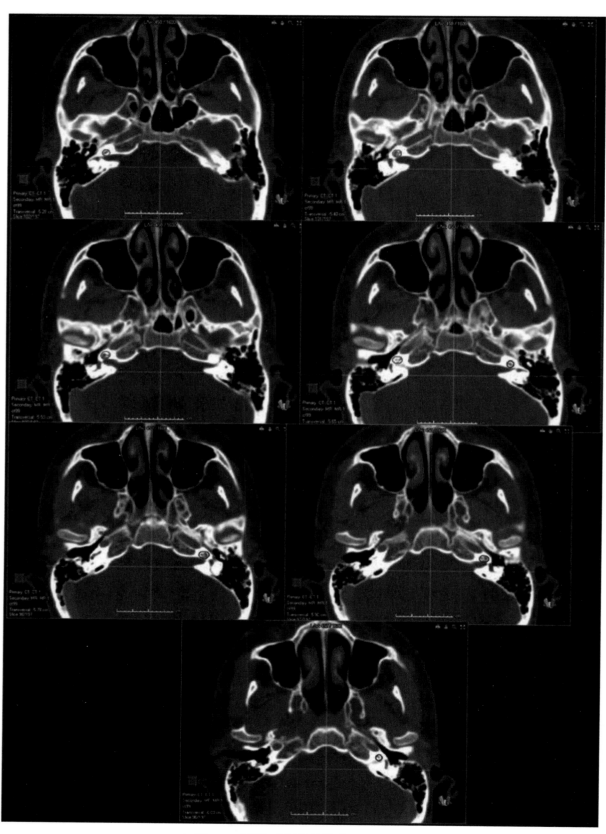

▲ 图 1-4　耳蜗正常结构的描绘（彩图见书末）

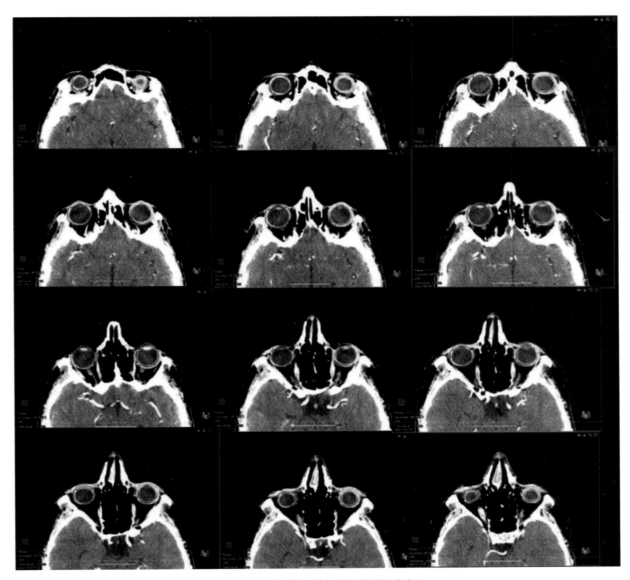

▲ 图 1-5　视神经的勾画（彩图见书末）

仁核是位于侧脑室颞角内侧的灰质，在这个水平上很容易与海马区分开。杏仁核应被排除在海马体 [13] 的勾画之外。海马和杏仁核之间的边界在更尾端的层面上看不清楚。海马区主要由灰质构成，因此建议用 MRI T_1 加权扫描来勾画海马区。极薄的切面厚度（1～2mm）是显示海马体所必需的。在矢状视图中，我们很容易看到呈"香蕉"状的海马体。

（七）垂体腺

垂体腺呈椭圆形结构，头尾直径长达 12mm，位于蝶鞍区。脑垂体作为最小的 OAR 之一，很难在 CT 成像上观察到它（图 1-9）。脑垂体的侧缘是由海绵窦形成的。蝶鞍内侧部分可作为解剖学骨性结构的替代。另外，最好在矢状位成像中确定脑垂体 [11, 13]。

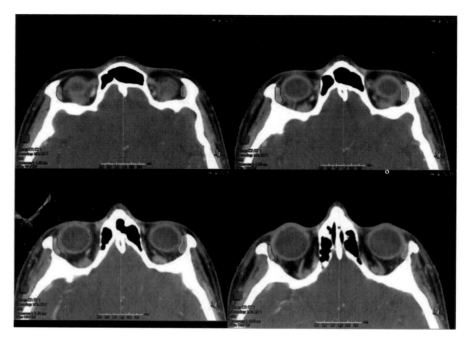

◀ 图 1-6　泪腺的勾画
（彩图见书末）

三、病理生理学

尽管在限制明显的神经毒性方面取得了重大进展，但是认知功能障碍仍然是一个主要问题，特别是对于儿童中枢神经系统肿瘤。在过去的几十年中，研究人员致力于确定组织损伤的主要原因。但是，数据表明 CNS 对放疗（radiation therapy，RT）的反应是一个连续且相互作用的过程。尽管确切的机制尚不清楚，但临床和科学证据有助于我们了解放射线诱发的脑损伤的病理生理学。与其他组织类型相比，CNS 特别容易受到电离辐射的影响。电离辐射可能导致直接或间接的 DNA 损伤，但也可能引起代谢应激，这对中枢神经系统非常有害[15]。了解放疗引起的 CNS 毒性的机制可能有助于制定策略，以提高放疗耐受性或治疗由电离辐射引起的 CNS 损伤。

放疗引起的中枢神经系统毒性的病因学是一个多因素过程，这些患者相关因素包括年龄、并发症、心理和遗传倾向体质、潜在的恶性肿瘤特征以及其他治疗方式（例如手术和化疗[16]）所引起的任何其他伤害。从放射生物学的角度来看，放疗引起的中枢神经系统损伤分为三个阶段：急性期（放疗后数天至数周）、延迟期（放疗后 1~6 个月内）和晚期（放疗后 ≥ 6 个月）。美国放射肿瘤协作组（radiation therapy oncology group, RTOG）根据临床时间表达将急性损伤描述为在 RT 期间或 90 天内发生的损伤。急性损伤包括癫痫发作、昏迷和瘫痪，它们被认为是继发于水肿和血脑屏障（blood–brain barrier, BBB）。皮质类固醇激素治疗可改善急性神经系统损伤。晚期毒性发生于放疗 90 天后，包括头痛、嗜睡和严重的中枢神经系统功能障碍，例如部分肌力丧失、运动障碍和昏迷。放疗诱发的晚期毒性可能与由 BBB 损伤导致的持续性血管性水肿引起的颅内压升高有关[17]。

已知较大分割剂量和压缩放疗次数的方案会对 CNS 毒性产生负面影响。RTOG 前瞻性比较了有症状的脑转移患者对总生存期的影响[18]。提供了多个分割方案，从单次 10Gy 到 20 次 40Gy。除

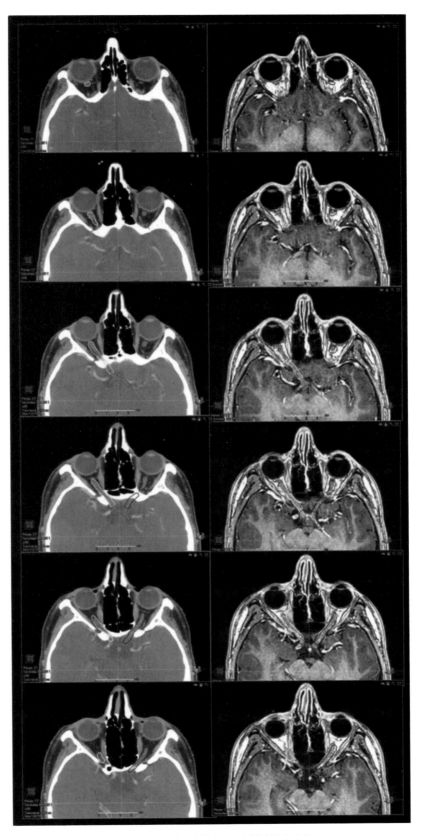

▲ 图 1-7　视路的勾画（彩图见书末）

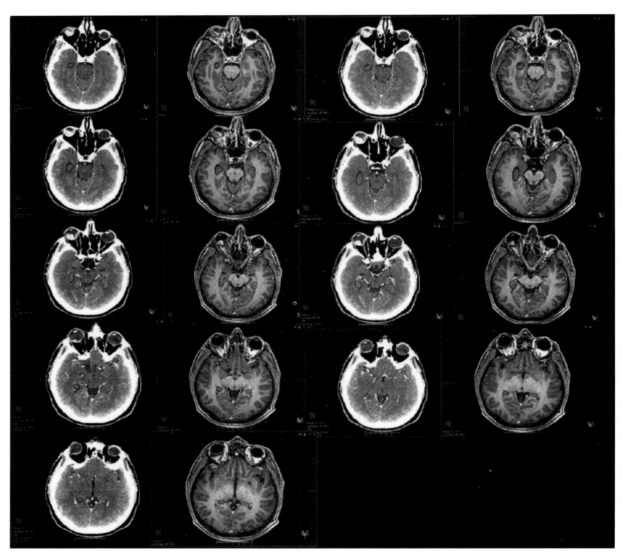

▲ 图 1-8　海马区的勾画（彩图见书末）

了单次剂量 10Gy 之外，大多数分割方案在总生存时间方面均无显著差异。单次照射全脑 10Gy 被确定为显著有害。从这些数据可以解释，当照射靶区相同时，超过一定阈值时，较大的分割剂量会对放疗诱发的脑损伤产生有害影响。

　　在多种放疗诱导的 CNS 毒性中，晚期效应是导致严重和不可逆的神经系统后果的原因。暴露于电离辐射后，CNS 的晚期效应可归因于涉及少突胶质细胞、神经前体细胞和血管内皮细胞的实质和血管双重损伤[19]。CNS 照射的晚期毒性可能表现为不同的情况，包括脱髓鞘、增生性和退行性胶质反应、内皮细胞丢失和毛细血管闭塞。因此，单一的机制无法解释这些复杂的变化。至少有四个因素导致 CNS 毒性的发生：①血管结构的损伤；②少突胶质细胞 -2 星形胶质前体细胞（oligodendrocyte-2 astrocyte progenitors, O-2A）和成熟少突胶质细胞的缺失；③海马、小脑和皮质中神经干细胞群体的缺失；④细胞因子表达的广泛性改变[20]。这四个因素可以用血管假说、实质假说、多种细胞类型假说之间的动态相互作用假说和分子机制来解释。

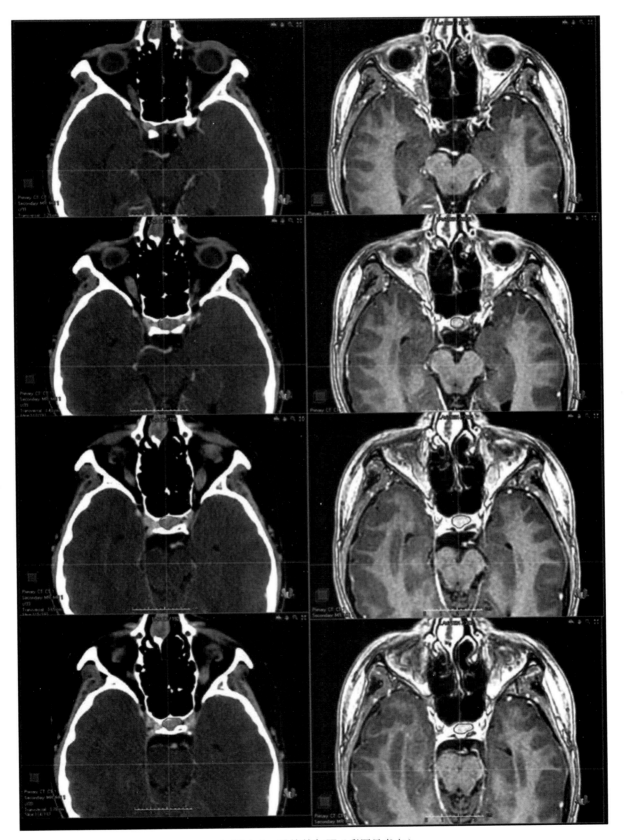

▲ 图 1-9　垂体的勾画（彩图见书末）

（一）血管假说

血管假说认为血管损伤会导致缺血并继发性白质坏死。内皮细胞的死亡是小血管的早期事件，这可能是最初水肿的原因 [21, 22]。早期血管壁改变后，血管内皮细胞进行性丢失。血小板黏附在暴露的基质上，导致血栓的形成。血栓发生在放疗后的几周和几个月内。在此之后，观察到内皮细胞的异常增殖。在血管损伤的急性期和亚急性期，最突出的表现是血管壁通透性改变和血脑屏障损坏，而在晚期，重要的表现是毛细血管扩张、透明质形成和血管壁中的纤维蛋白沉积。

（二）实质假说

1. 少突胶质细胞

由于放疗后的脑白质坏死与脱髓鞘有关，最初的实质假说集中在髓鞘形成所需的少突胶质细胞上，因为它们是形成髓鞘所必需的。少突胶质细胞的母细胞，即 O-2A 细胞，可分化为成熟的少突胶质细胞。有研究认为，放疗诱导的 O-2A 母细胞丢失导致少突胶质细胞不能被替代，最终导致脱髓鞘和白质坏死。研究表明，少突胶质细胞是最敏感的胶质细胞类型，在相对较低剂量的照射后较早发生细胞死亡。因此，这些数据似乎与放射性脑损伤的白质选择性一致。然而，在晚期延迟效应的发展过程中，照射后少突胶质细胞耗竭的时间进程与白质坏死的时间进程并不一致 [19, 20]。

2. 星形胶质细胞

星形胶质细胞除了具有支持作用外，还具有许多功能，包括调节突触传递和分泌神经营养因子（如碱性成纤维细胞生长因子）以促进神经发生。星形胶质细胞对于保护内皮细胞少突胶质细胞和神经元免受氧化应激至关重要。有人提出海马星形胶质细胞能够通过指示干细胞采取神经元命运来调节神经发生 [23]。星形胶质细胞对损伤的反应通常有两种：急性期细胞肿胀（放疗引起的水肿）和慢性期增生与肥大。在慢性期，星形胶质细胞增殖，细胞核 / 胞体肥大，胶质纤维酸性蛋白（glial fibrillary acidic protein, GFAP）表达增加 [24-26]。这些反应性星形胶质细胞分泌大量的促炎介质，如环氧合酶（cyclooxygenase, Cox）-2 和细胞间黏附分子（intercellular adhesion molecule, ICAM）-1，导致白细胞通过受损的血脑屏障而渗入大脑 [25-27]。

3. 小胶质细胞

小胶质细胞是大脑的免疫细胞。损伤后，小胶质细胞被激活。激活的小胶质细胞可以通过产生活性氧（reactive oxygen species, ROS）、脂质代谢产物和水解酶来增殖、吞噬从而加重损伤。虽然小胶质细胞的激活在吞噬死亡细胞中起着重要作用，但持续的激活被认为是导致慢性炎症状态的原因之一。体外研究表明，激活的小胶质细胞可导致促炎基因 TNF-α、IL-1β、IL-6 和 Cox-2 及趋化因子的表达显著增加，特别是损伤细胞和（或）促炎细胞过度产生 ROS 与电离辐射晚期效应的形成有关 [27-29]。

4. 神经元

这些位于脑灰质的神经元最初被认为是放疗抵抗的。因此，这些神经元被认为在放疗诱导的中枢神经系统损伤中不起作用。然而，研究已经证明了放疗诱导的海马细胞活性、突触效率 / 棘波产生和神经元基因表达的变化 [30-32]。另外，在临床研究中，儿童和成人患者均表现出颅脑放疗后的慢性进行性认知功能障碍，因此，神经元对放疗应该是敏感的。

（三）神经干细胞 / 神经发生

海马体在从短期记忆到长期记忆和空间记忆的信息整合中起着重要的作用。齿状回是海马的一部分，是一种高度动态的结构，是出生后 / 成人神经发生的主要部位。海马区是由神经元干细胞组成，自我更新的细胞能够产生神经元、星形胶质细胞和少突胶质细胞的自我更新细胞。高剂量放疗会导致明显的组织病理学改变，如脑实质内的脱髓鞘和血管病变，但较低剂量的放疗会产生认知功能障碍，而不会引起明显的形态学变化。虽然放疗引起的认知功能障碍的发病机制尚不清楚，但最近的研究表明，它可能涉及齿状回颗粒下区（sub-granular zone, SGZ）内的神经受损有关[19, 33, 34]。

（四）多种细胞类型间的动态相互作用假说

放疗迟发性中枢神经系统损伤是中枢神经系统多细胞类型之间的动态过程。少突胶质细胞、星形胶质细胞、小胶质细胞、神经元和血管内皮细胞不仅是死于放疗损伤的被动旁观者，而且还参与了放疗损伤反应过程[28, 35]。

（五）分子机制

放疗引起的中枢神经系统毒性涉及四种分子机制：①细胞凋亡和神经发生抑制；②细胞因子和趋化因子的过表达；③ VEGF，缺氧和血脑屏障破坏；④放疗诱导的 ROS 产生。

1. 细胞凋亡和神经发生抑制

放疗诱导的细胞凋亡主要与线粒体损伤有关，其次是半胱氨酸天冬氨酸蛋白酶的激活。此外，ATM 基因还需要调节大脑某些部分的凋亡，包括海马齿状回、小脑外部颗粒层和视网膜。临床前研究表明，年轻成年大鼠在电离辐射后发生细胞凋亡，并导致海马神经元损伤，最终与认知能力下降有关[20, 36, 37]。

2. 细胞因子和趋化因子的过表达

在众多的促炎细胞因子和趋化因子中，IL-1、IL-6、TNF-α 和 TGF-β 是放疗脑组织后立即过表达的因子[20]。虽然有许多研究证明 TNF-α 的表达是由电离辐射直接激活的，但关于 TNF-α 基因在放疗反应中的诱导途径的证据有限[38]。所有这些细胞因子和趋化因子在受照射的组织中持续并增强长时间的炎症反应，可能导致慢性炎症和放疗诱导的 CNS 损伤。

3. VEGF、缺氧与血脑屏障破坏

放疗后内皮细胞密度降低，逐渐削弱血脑屏障的完整性。这会导致血管源性水肿、炎症和组织缺氧。缺氧可诱导 HIF-1α 和 VEGF 的表达。VEGF 增加血管通透性，最终导致血脑屏障的破坏，加重血管源性水肿、炎症和组织缺氧。所有这些级联反应进一步增加了 VEGF 的浓度。最终，VEGF 浓度足以增加内皮细胞的增殖和血管生成，从而导致内皮细胞的急剧增加。这种情况被称为"有条件更新"。所有这些级联反应都以脑白质坏死告终。有报道表明，抗 VEGF 治疗可以使脑放射外科中微血管受损的血脑屏障功能恢复正常，并且提示操纵 VEGF 信号级联可能是减轻脑放疗引起的晚期迟发性损伤的有效策略[19, 39]。

放射肿瘤学急性与晚期毒性的防治：放射肿瘤学中的毒性管理

Prevention and Management of Acute and Late Toxicities in Radiation Oncology:Management of Toxicities in Radiation Oncology

4. 放疗诱导的 ROS 产生

活性氧（reactive oxygen species, ROS）包括自由基，氧离子以及无机和有机过氧化物。ROS 具有很高的反应活性，因其含有不成对的电子。在正常情况下，抗氧化剂系统可保护细胞免受氧化损伤。但是刺激后 ROS 水平会急剧增加，使抗氧化剂系统不堪重负，并严重损害组织。这种情况称为"氧化应激"。ROS 水平升高可能来自巨噬细胞、浸润的活化白细胞和神经元，由血管损伤引起的组织缺氧是 ROS 产生的另一个来源。此外，促炎细胞因子和生长因子会增加细胞内 ROS 的产生[19]。

大脑非常容易遭受氧化应激。与其他细胞相比，神经元和神经胶质细胞含有相对较低水平的抗氧化酶，包括过氧化氢酶，谷胱甘肽过氧化物酶和超氧化物歧化酶（superoxide dismutase, SOD）。另外，髓鞘膜含有相对高水平的可氧化脂肪酸，使其对 ROS 非常敏感。阻断效应分子或降低氧化应激的策略是减轻放疗诱导毒性的可行方法[19, 39]。

5. 脑

放疗诱发的脑毒性分为急性期、延迟（亚急性）期和晚期三个阶段。这些阶段首先由 Sheline 描述[40]。急性脑损伤发生在放疗后和（或）数日至数周。放疗后 1～6 个月可见早期延迟性脑损伤，但也有研究人员则认为这段时间为 6～12 周。晚期损伤是最严重的，通常是不可逆的和进行性的，形成于照射后 > 6 个月。

与脑部放疗有关的最常见的急性反应包括头痛、恶心、嗜睡，有时还会引起神经系统症状加重、疲劳、脱发，皮肤红斑（放射性皮炎）。急性不良反应通常是短暂的和自限性的[41-43]。最初的血管损伤会在数周至数月内引起血小板聚集和微血管中的血栓形成。此外，早期的血管损伤导致白质的退行性结构改变。

早期延迟期（放疗后 2～6 个月）的全身神经恶化可能是由于一过性的弥漫性脱髓鞘所致。颅内肿瘤放疗后的许多局部神经体征都归因于病灶内的反应，可能预示着肿瘤的反应或周围的反应，包括水肿和脱髓鞘。在此期间，脑室周围白质病变开始出现在常规 MR 成像或 CT 上，即使是标准分割的脑放疗也是如此[41]。与急性毒不良反应类似，早期的延迟性不良反应通常是可逆的，并会自发消退。

在讨论放疗引起的脑毒性时，晚期不良反应是最令人关注的。与急性和早期延迟性不良反应不同，晚期延迟性毒性在很大程度上是渐进性的和不可逆转的。由于许多接受脑部放疗的成年脑瘤患者的寿命有限，许多治疗多年后的长期后果在很大程度上是未知的。脑部照射后的典型后遗症是局灶性或多灶性坏死，通常与大剂量和大范围治疗有关。并发症包括神经体征和症状恶化、癫痫发作和颅内压升高[41]。包括立体定向放疗（stereotactic radiotherapy, SRT）和立体定向放射外科（stereotactic radiosurgery, SRS）在内的常规和更精确的治疗都有可能产生晚期延迟不良反应，如短期记忆和注意力的认知改变，在极少数情况下还会出现痴呆。放疗引起的神经心理功能和认知缺陷呈双相发展，亚急性一过性下降对应于更常见的症状，随后在较小比例的存活患者中，几个月或几年后出现迟发性不可逆转损害[44]。

6. 脑干

脑干损伤患者可能表现出第 Ⅲ～Ⅻ 对脑神经麻痹，以及神经束（锥体和感觉系统）和小脑损伤症状。脑干损伤的病理生理学与脑损伤相似[45]。

在轻度病例中，患者没有临床症状。严重的症状各不相同，包括四肢无力、偏瘫、步态不稳、体温感觉障碍、复视、构音障碍、舌瘫和面瘫。脑干损伤的一个严重临床表现是晕厥。下行交感神经纤维在解剖学上沿脑干走行，其受损可能导致晕厥或霍纳综合征。一些患者在脑干遭受轻度放疗损伤后可能会从疾病中康复，而另一些患者可能需要更早的医疗干预来缓解他们的症状。然而，由于缺乏有效的药物治疗，发展成严重放射性脑干损伤的患者预后较差[46]。

7. 脊髓

脊髓最常见的早期延迟性不良反应是一过性脊髓病，尤其是在颈椎和胸椎。短暂性脊髓病最常见的病理生理被认为是后柱脱髓鞘。Lhermitte 征或"一过性放射性脊髓病"，其特征是颈部屈曲时电击感觉向下辐射至脊柱和四肢，是一种相对较少见的颈髓放疗后遗症。这是一种自限性疾病，大多数患者在几个月到一年的过程中会有所改善。虽然 Lhermitte 征很少是脊髓炎的先兆，但有一些报道称，患者在经历了 Lhermitte 征后发展为放射性脊髓病。一般来说，出现真正放射性脊髓病之前的 Lhermitte 征比通常的潜伏期 2～4 个月要晚[46]。

脊髓的后遗症较罕见且严重。可以看到进行性脊髓病综合征，最初表现为部分脊髓受累，然后发展为完全性横向脊髓病。在完成治疗后的 6～12 个月内通常不会出现不可逆的放射性脊髓病。通常，颈部或胸腔区域发生放射性脊髓病的患者约 50% 会在治疗后 20 个月内发生，而 75% 的病例会在 30 个月内发生。体征和症状通常在数月内会逐渐发展，但也可能在数小时或数天后出现急性发作瘫痪。放射性脊髓病的诊断是一种排除性诊断：必须有足以导致伤害的剂量的放疗史；受照射的脊髓区域必须略高于皮肤损伤的水平；从治疗结束到损伤开始的潜伏期必须与放射性脊髓病的潜伏期一致；必须排除局部肿瘤进展的可能性。放射性脊髓病是一种排除性诊断，必须用脊髓 MRI 评估患者的肿瘤进展和副肿瘤综合征[47, 48]。

8. 眼眶（眼球、视网膜、晶状体）

放疗引起的眼眶损伤多种多样，包括暂时性眼睑红斑和轻度结膜炎到角膜穿孔和视力完全丧失，伴或不伴眼球萎缩（图 1-10）。

人类眼附件的长期放疗反应通过一系列变化得以体现，这些改变包括睑板腺和导管的缺失、远端腺体的缺失伴导管和腺泡残留、睑板腺的鳞状化生以及充满角蛋白的导管扩张。晚期结膜改变包括慢性结膜炎上皮细胞局灶性丧失和鳞状化生[49]。

放疗诱发的视网膜病变在组织学上类似于糖尿病性视网膜病变。组织学检查发现了几项共同特征，包括小动脉毛细血管壁增厚、血管壁内细纤维状物质的积累、肌内膜增生、内皮肿胀、弹性椎板增大、血管腔狭窄和闭塞、中

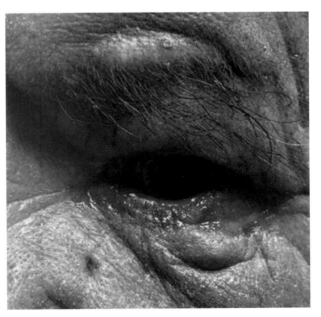

▲ 图 1-10　放疗后出现眼睑红斑和轻度结膜炎的患者

膜和外膜变性和外膜以及肌肉、弹性与胶原蛋白成分的肿胀和丧失。在临床上，放射性视网膜病可表现为许多疾病，包括棉絮斑、黄斑水肿、渗出物、微动脉瘤、毛细血管扩张、视网膜出血、增生性新血管形成、玻璃体积血和色素改变[49]。

白内障是众所周知的放射并发症。根据解剖位置，白内障分为三种类型，包括核型、皮质型和后囊下型。晶状体纤维细胞内的病理变化会导致核型和皮质型白内障。另一方面，后囊下型白内障与晶状体生发区的异常有关。在三种不同的白内障类型中，后囊下型白内障是最常见的与放疗相关的一种类型[50]。晶状体上皮细胞 DNA 生发区的放疗损伤可能是造成大多数后发性白内障的主要原因。除 DNA 损伤外，直接的细胞质作用，例如膜通道的破坏、蛋白质的交联和离子泵的异常，在放疗诱发的白内障进展中也很重要[49, 51]。

9. 视觉通路

单眼／双眼放疗诱发性视神经病变患者的最常见临床症状是放疗后 3 个月至 9 年内单眼或双眼突然、无痛和不可逆的视力丧失。

这些变化类似于与脑放射性坏死相关的变化。病理标本显示血管增厚、内皮细胞增殖阻塞血管腔和脱髓鞘[49, 51]。

10. 海马

海马是短期陈述性记忆和空间信息处理的中枢。海马由齿状回、CA3 和 CA1 区组成。齿状回是高度动态的结构，并且是出生后／成人神经发生的重要部位。海马由神经元干细胞组成，这些细胞是能够产生神经元、星形胶质细胞和少突胶质细胞的自我更新细胞。神经发生取决于特定的神经发生微环境的存在。星形胶质细胞和内皮细胞均可调节神经发生[23, 52]。

海马特别容易受到电离辐射的伤害。海马功能障碍的特征在于学习、记忆和空间信息处理能力的逐步下降。尽管放疗诱发的认知功能障碍的病理生理学仍然未知，但最近的证据表明，它可能与齿状回亚颗粒下区的神经发生受损有关。低至 2Gy 的全脑放疗剂量足以降低颗粒下区域内神经元母细胞的增殖速率[53]。海马易损性的潜在细胞机制仍有待阐明[53-55]。尽管齿状回的颗粒下区域内的神经元母细胞对放射线高度敏感，但也可能涉及放疗对海马或其他边缘或旁边缘结构中突触可塑性的直接影响也可能参与其中[19]。

11. 垂体

垂体是调节许多生理过程（包括生长、甲状腺功能、繁殖和泌乳）必不可少的内分泌腺。垂体在很大程度上由下丘脑控制，下丘脑是位于垂体正上方的大脑区域。垂体通过垂体柄与下丘脑相连。

下丘脑 – 垂体单元是 CNS 特别敏感的区域。不良反应包括全垂体功能减退、下丘脑垂体功能减退和下丘脑性腺功能减退。小儿患者比成年患者更容易发生垂体功能障碍。小儿患者最常见的临床症状是生长激素缺乏症，表现为身材矮小和发育迟缓[56]。

生长激素缺乏症通常是颅内放疗后神经内分泌损伤的首要表现，也是唯一表现。生长激素（growth hormone,GH）轴下面是促性腺激素、促肾上腺皮质激素（adrenocorticotrophic hormone, ACTH）和促甲状腺激素（thyroid-stimulating hormone, TSH）轴，这些在人类身上的观察结果已在动物模型中重现[57, 58]。

四、剂量限制

尽管接受放疗的 CNS 肿瘤患者人数不断增加，但有关剂量与毒性之间关系的证据有限。此外，放疗领域的技术进步产生了新的治疗策略，包括立体定向放射外科（stereotactic radiosurgery，SRS）和立体定向颅脑放疗（stereotactic cranial radiotherapy，SCRT），这些治疗方法要求对 OAR 进行新的剂量限制（表 1-1）。

Rubin[59] 和 Emami[60] 的开创性论文为常规分割下正常组织的剂量耐受极限提供了合理的指导。2006 年，美国医学物理学会（American Association of Physics in Medicine，AAPM）和美国放射肿瘤学会（American Society of Therapeutic Radiology and Oncology，ASTRO）的领导人认识到，正常组织的剂量 / 体积 / 结果数据正在增加。放射肿瘤学家和物理学家（ASTRO-AAPM）的共同努力被称为"临床中正常组织效应的定量分析（quantitative analysis of normal tissue effects in the clinic，QUANTEC）"，利用大多数部位正常组织并发症的模型更新了 Emami 等的建议[61, 62]。QUANTEC 的论文主要是对正常组织的辐射剂量 / 体积 / 结果的文献进行了评述，并试图对这些数据进行定量分析，并就正常组织毒性的剂量 – 体积限制提出建议。尽管如此，QUANTEC 在 SRS 和 SCRT 的剂量限制方面提供了有限的证据。后来，当临床数据出现后，新的建议确定了 SRS 和 SCRT 的剂量 / 体积 / 毒性。

中枢神经系统的辐射耐受性可能受到许多参数的影响，包括总剂量、分次剂量、总治疗时间、分割方案、靶区体积、宿主相关因素（年龄和糖尿病等合并症）、辐射性质（线性能量传递 = LET）和辅助治疗。RTOG/EORTC 急性与晚期放疗不良反应发病率评分标准见表 1-2。

（一）大脑

虽然大脑由不同的解剖区域组成，包括灰质、白质、核和整个脑实质，但对大脑的剂量限制是一致的。大脑对单次剂量＞2Gy 和每日 2 次的分割特别敏感。总剂量、分次剂量和靶区体积是影响放射性坏死的主要因素。放射性坏死多见于脑的胼胝体和脑干等部位，然而，位置本身并不影响放射性坏死的易感性[63]。

Emami 等报道，如果 1/3、2/3 或整个大脑接受放疗，则大脑的剂量限制 $TD_{5/5}$ 分别为 60Gy、50Gy 和 45Gy，$TD_{50/5}$ 为 75Gy、65Gy 和 60Gy[60]。后来，QUANTEC 对现代文献进行了全面的回顾，并建议在三维时代对大脑进行新的剂量限制。QUANTEC 的建议是基于一组不同剂量和分割方案表的研究。研究使用生物有效剂量（biologically effective dose，BED）以 α/β 值为 3 进行比较，发现了放射性坏死的剂量效应关系。放射性坏死的发生率从 D_{max} ＜ 60Gy 时的 3% 增加到 D_{max}=72Gy 时的 5% 和 D_{max}=90Gy 时的 10%。对于每日 2 次的分割，当 BED＞80Gy 时，毒性似乎急剧增加。对于大剂量（＞2.5Gy），根据 QUANTEC，毒性的发生率和严重程度是不可预测的[63]。欧洲粒子治疗网络（european particle therapy network, EPTN）基于相关文献，提出在 EQD_2 中 $V_{60Gy} \le 3ml$。对于放射坏死，建议采用 2Gy 的 α/β 值[64]。

认知功能退化是脑放疗的另一严重迟发毒性。儿童比成年人更容易受到辐射引起的认知能力下降的影响。脑放疗引起的神经认知能力下降已经在几种情况下对儿童进行了研究。儿童整个大脑

表 1-1 中枢神经系统危器及器官的剂量限制

器官	Emami 剂量限制（Gy）			QUANTEC 剂量限制	EPTN 剂量限制	SRS 剂量限制	SRC 剂量限制
	1/3	2/3	3/3				
脑	• $TD_{5/5}=60$ • $TD_{50/5}=75$	• $TD_{5/5}=50$ • $TD_{50/5}=65$	• $TD_{5/5}=45$ • $TD_{50/5}=60$	症状性坏死的风险： • $D_{max}<60Gy$: <3% • $D_{max}=72Gy$: 5% • $D_{max}=90Gy$: 10%	• $\alpha/\beta=2$ • $V_{60Gy}<3ml$	• $5\sim10ml<12Gy$	
脑 干	• $TD_{5/5}=60$ • $TD_{50/5}=75$	• $TD_{5/5}=53$	• $TD_{5/5}=50$ • $TD_{50/5}=65$	永久脑神经病变或坏死的风险： • $D_{max}<54Gy$: <5% • $D_{1\sim10ml}<59Gy$: <5%	• $\alpha/\beta=2$ • 表面 $D_{0.03ml}=60Gy$ • 内部 $D_{0.03ml}=54Gy$	• $V_{0.5ml}<10Gy$ • $D_{max}(\leq0.035m)=15Gy$ • $D_{max}<12.5Gy$	• $V_{0.5ml}<18Gy$（6Gy/次，3次） • $D_{max}=23.1Gy$（7.7Gy/次，3次） • $V_{0.5ml}<23Gy$（4.6Gy/次，5次） • $D_{max}=31Gy$（6.2Gy/次，5次）
脊 髓	5cm: • $TD_{5/5}=50Gy$ • $TD_{50/5}=70Gy$	10cm: • $TD_{5/5}=50Gy$ • $TD_{50/5}=70Gy$	20cm: • $TD_{5/5}=47Gy$ 马尾性跛行： • $TD_{5/5}=60Gy$ • $TD_{50/5}=75Gy$	脊髓病风险： • $D_{max}=50Gy$: 0.2% • $D_{max}=60Gy$: 6% • $D_{max}=69Gy$: 50%	—	• 13Gy: <1% 受伤风险 马尾性跛行： • $D_{<5ml}=14Gy$ • $D_{max}(\leq0.035ml)=16Gy$ 骶神经丛： • $D_{<5m}=14.4Gy$ • $D_{max}(\leq0.035ml)=16Gy$	• 20Gy，分 3 次：<1% 受伤风险 马尾性跛行： • $D=21.9Gy$（7.3Gy/次，3次） • $D_{max}=24Gy$（8Gy/次，3次） 骶神经丛： • $D_{<5ml}=22.5Gy$（7.5Gy/次，3次） • $D_{max}=24Gy$（8Gy/次，3次）
泪 腺			• $TD_{5/5}=35Gy$ • $TD_{50/5}=50Gy$		• $D_{mean}<25Gy$		
角 膜			• $TD_{50/5}=50Gy$		• $\alpha/\beta=3$ • $D_{0.03ml}\leq50Gy$		
视网膜			• $TD_{5/5}=45Gy$ • $TD_{50/5}=65Gy$		• $\alpha/\beta=3$ • $D_{0.03ml}\leq45Gy$		
晶状体	—		• $TD_{5/5}=10Gy$ • $TD_{50/5}=18Gy$		• $\alpha/\beta=1$ • $D_{0.03ml}\leq10Gy$		

（续表）

器官	Emami 剂量限制（Gy）			QUANTEC 剂量限制	EPTN 剂量限制	SRS 剂量限制	SRC 剂量限制
	1/3	2/3	3/3				
视神经	—		$TD_{5/5}$=50Gy $TD_{50/5}$=65Gy	视神经病变的风险： • D_{max}<55Gy：<3% • D_{max}=55~60Gy：3%~7% • D_{max}>60Gy：>7%~20%	• α/β=2 • $D_{0.03ml}$≤55Gy	• D_{max}<12Gy • $D_{<0.2ml}$=8Gy • D_{max}≤0.035ml=10Gy	• $D_{<0.2ml}$=15.3Gy（5.1Gy/次，3次） • D_{max}=23.1Gy（5.8Gy/次，3次） • $D_{0.2ml}$=23Gy（4.6Gy/次，5次） • D_{max}=25Gy（5Gy/次，5次）
视交叉			$TD_{5/5}$=50Gy $TD_{50/5}$=65Gy	• D_{max}<55Gy：<3% • D_{max}=55~60Gy：3%~7% • D_{max}>60Gy：>7%~20%	• α/β=2 • $D_{0.03ml}$≤55Gy	• D_{max}<12Gy • $D_{<0.2ml}$=8Gy • D_{max}≤0.035ml=10Gy	• $D_{<0.2ml}$=15.3Gy（5.1Gy/次，3次） • D_{max}=23.1Gy（5.8Gy/次，3次） • $D_{0.2ml}$=23Gy（4.6Gy/次，5次） • D_{max}=25Gy（5Gy/次，5次）
海马					• α/β=2 • $D_{40\%}$<7.3Gy		
下垂体					• α/β=2 • D_{mean}≤45Gy	• D_{mean}<15Gy	

QUANTEC. 临床组织中正常组织效应的定量分析；EPTN. 欧洲粒子治疗网络；SRS. 立体定向放射外科；SCRT. 立体定向颅脑放疗

表 1-2 RTOG/EORTC 急性和晚期放疗不良反应发病率评分标准 [17]

器官	急性毒性				慢性毒性			
	1 级	2 级	3 级	4 级	1 级	2 级	3 级	4 级
脑	功能正常，神经系统症状轻微，不需要药物治疗	可能需要家庭护理 / 护理需协助，可能需要固醇 / 抗癫痫药等药物	需要住院治疗的神经系统症状	严重的神经损伤，包括瘫痪、昏迷或癫痫发作，尽管已有药物治疗 / 住院治疗，但每周发作 3 次	轻微头痛，轻微昏睡	中度头痛，嗜睡	严重的头痛严重的 CNS 功能障碍（能力部分丧失或运动障碍）	癫痫或瘫痪、昏迷
脊髓	功能正常，神经系统表现轻微，无须药物治疗	可能需要家庭护理 / 护理需协助，可能需要固醇 / 抗癫痫药等药物	需要住院治疗的神经系统症状	严重的神经损伤，包括瘫痪、昏迷或癫痫发作，尽管已有药物治疗 / 住院治疗，但每周发作 3 次	轻度 Lhermitte 综合征	重度 Lhermitte 综合征	脊髓水平或以下的客观神经学表现	单瘫、截瘫或四肢瘫
眼	轻度结膜炎，有 / 无巩膜充血 / 撕裂增加	中度结膜炎和角膜炎，有 / 无需用类固醇和（或）抗生素 / 干眼需用人工泪液 / 虹膜炎和畏光	严重角膜炎和角膜溃疡 / 客观视野或视力下降视损 / 急性青光眼 / 全眼球炎	失明（单侧或双侧）	无症状白内障 小角膜溃疡或角膜炎	有症状性白内障，中度角膜溃疡，轻微视网膜病变或轻度青光眼	严重角膜炎，严重视网膜病变或视网膜脱落，严重青光眼	全眼球炎 / 失明

在≥ 18Gy 后发生认知变化。有证据表明，大脑的不同区域，特别是幕上区域，更容易受到辐射引起的认知退化的影响[63]。辐射对成人认知表现的影响尚不清楚。单次剂量 2Gy 的成年患者认知能力下降的证据非常有限。

放射外科脑坏死的发生率取决于剂量、受照体积和区域。美国放射肿瘤协作组（radiation therapy oncology group，RTOG）进行了一项剂量递增研究，试图确定不同大小靶点的最大剂量。所有受试者之前都接受过全脑放疗。对于最大直径≤ 20mm、21～30mm 和 31～40mm 的肿瘤，最大耐受剂量分别为 24Gy、18Gy 和 15Gy[65]。在接受这些剂量治疗的患者中，急性和晚期不可接受毒性的发生率分别为 0% 和 10%，0% 和 20%。接受≥ 12Gy 的脑体积已被证明与放射性坏死的发生率和无症状放射性改变相关。

（二）脑干

脑干有许多基本功能，包括调节心率、呼吸、睡眠和饮食。因此，脑干损伤是放射肿瘤学中中枢神经系统肿瘤的一种严重且可能致命的并发症，并根据损伤的位置和程度表现出多种多样的临床特征。

Emami 等将脑干坏死的 $TD_{5/5}$ 定义为 50Gy、53Gy 和 60Gy，分别对应于整个脑干、2/3 和 1/3 脑干受照时[60]。整个脑干的 $TD_{50/5}$ 估计为 65Gy。基于现有的临床证据，给予整个脑干常规分割总量 54Gy 治疗似乎是合理的[66, 67]。较小体积的脑干（1～10ml）可照射到最大剂量 59Gy，每日 2Gy 的剂量分割；然而，D_{max}＞64Gy 的风险似乎显著增加[66, 68]。根据 EPTN 指南，EQD22 中 $D_{0.03ml}$≤ 54Gy，特别是脑干内部。当机构选择使用更高的剂量时，他们建议脑干表面的 $D_{0.03ml}$ 应保持在 60Gy EQD_{22}。根据 AAPM 报告 101，在 SRS 中，脑干 SCRT $V_{0.5ml}$ 的 3 个分割和 5 个分割应分别小于 10Gy、18Gy 和 23Gy。

对于 SRS，3 次分割 SCRT 和五次分割 SCRT，脑干的最大剂量建议分别为 15Gy、23Gy 和 31Gy[64]。没有证据表明儿童的耐受剂量与成人不同。

（三）脊髓

辐射致脊髓损伤可导致瘫痪、感觉缺失、疼痛和二便失禁。放射性脊髓病可能表现为一种短暂的早期延迟或晚期延迟反应。其发病率与总照射剂量、单次剂量和脊髓受照射的长度有关[69]。

Emami 等定义了传统分割放疗中脊髓的耐受剂量，假设 5 年内脊髓病的概率＜ 5%，脊髓长度为 5cm 和 10cm 为 50Gy，20cm 为 47Gy，$TD_{50/5}$ 被定义为 5cm 和 10cm 均为 70Gy。终点是脊髓炎和坏死[60]。放射性脊髓病在剂量低于 50Gy 时很少见，常规分割可能接近 60Gy 才会引起 5% 的这一可怕并发症的风险。如果使用非传统分割，产生这种危险所需的剂量水平是不同的，实际上有明确规定的方法来相应地调整剂量，以保持低风险。

Schultheiss 发表了一篇关于全脊髓首程放疗的文章[70]，报道了在 45Gy、50Gy 和 59.3Gy 时，脊髓病发生的概率分别为 0.03%、0.2% 和 5%。根据 QUANTEC 使用常规的每次 1.8～2Gy 对全脊髓进行分割，在 54Gy 和 61Gy 时，估计的脊髓病风险分别为＜ 1% 和＜ 10%，且高度依赖于剂量 / 分次（α/β=0.87Gy）[69]。D_{max} 剂量为 55Gy、60Gy 和 69Gy 时，报道的脊髓病包括全脊髓横断的风

放射肿瘤学急性与晚期毒性的防治：放射肿瘤学中的毒性管理

Prevention and Management of Acute and Late Toxicities in Radiation Oncology:Management of Toxicities in Radiation Oncology

险分别为 0.2%、6% 和 50%。当脊髓的最大剂量限制在单个分割 13Gy 或 3 次分割 20Gy 时，SRS 所致脊髓病变的脊髓病报告很少（< 1%）。针对单次分割的 SBRT，Ryu 等报道，当脊髓容积被定义为高于靶区 6mm 和低于靶区 6mm 时，人体脊髓的部分容积耐受性至少为 10Gy 至脊髓容积的 10%[71]。Sahgal 等提出，10Gy 是单次分割 SBRT 对于硬膜囊的最大安全阈值[72]。在 RTOG 0631 研究中，受照脊柱的脊髓剂量限制为 D_{10} 和 $D_{0.35ml}$（10Gy），D_{max}（14Gy）[73]。

（四）眼窝（眼、视网膜、晶状体）

部分或全部眼窝照射可导致各种临床症状，从眼窝周围皮肤的短暂红斑到永久性失明，包括或不包括眼球萎缩。在建立剂量效应数据时，区分单次分割和少次大分割、多次小分割是非常重要的。相同剂量时，较大的分割剂量比常规照射产生的损伤通常更大。辐射的总体治疗时间和相对生物效应（relative biological effectiveness，RBE）也很重要。例如，当使用大分割时，30Gy 可发生角膜炎、水肿和小溃疡，使用每周 10Gy 常规分割，高达 50Gy 时这些不良反应仍可避免发生[49]。

在常规分割时，剂量 >20Gy 通常会导致眼睫毛脱落；但是，在 3 天内完成 10Gy 时就会发生眼睫毛脱落。较高的 RT 剂量，如 >50Gy，常规分割可能导致潮湿脱屑、继发性感染，以及由于溃疡无法愈合而导致的长期瘢痕[74]。放疗所致结膜炎的症状和体征包括结膜充血、潮湿和不适。剂量 ≥30Gy 时，急性结膜炎很常见，46% 的眼眶淋巴瘤患者中位剂量达 27Gy 时可发生。此外，总剂量 ≥35Gy 会导致晚期并发症发生率显著升高[75]。剂量超过 50Gy 时，可出现慢性结膜炎、结膜角化和鳞状上皮化生，而 >60Gy 时，结膜永久性瘢痕可能导致睑球粘连[74]。

辐射引起的泪腺损伤可能导致泪液产生障碍，最终导致干眼综合征。干眼综合征可发展为角膜混浊、溃疡和血管形成，继而视力丧失。在常规分割中，剂量 ≥50Gy 时，泪腺萎缩和纤维化的风险急剧增加，>60Gy 可导致永久性泪液丧失，并导致严重的干燥性角结膜炎[74]。Emami 等提出腺体的 $TD_{5/5}$ 和 $TD_{50/5}$ 分别为 35Gy 和 50Gy[60]。据估计，D_{max} < 30Gy 时，辐射致泪腺萎缩和纤维化的风险可以忽略不计，>40Gy 的风险急剧增加，而 D_{max} >57～60Gy 时，严重干眼症的风险为 100%[74, 76]。EPTN 共识组指出，泪腺的平均剂量（D_{mean}）不应超过 25Gy。没有关于泪腺的 α/β 值的数据；但晚期毒性与腮腺相似[64]。

据报道，在 40～50Gy 后，由于完整的上皮屏障丧失或内皮功能障碍，会导致角膜水肿。已有报道称，常规分割 >60Gy 和单个分割 >20Gy 可导致角膜溃疡[77, 78]。据估计，采用常规分割时，角膜 $TD_{50/5}$ 为 50Gy，而采用大分割处理时，$TD_{5/5}$ 可能为 30Gy 或更少，这取决于所采用的分割方案。EPTN 提出，角膜的 $D_{0.03ml}$ 不应超过 50Gy，角膜的晚期毒性 α/β 值估计为 3Gy[64]。

视网膜是 CNS 的一部分，表现为晚反应组织。放射性视网膜病与糖尿病视网膜病、高血压视网膜病和白血病视网膜病相似，因为它们在组织病理学上都有微动脉瘤、棉絮斑和毛细血管合闭。偶尔 35Gy 的总剂量可导致临床上可检测到的血管损伤。当常规分割 D_{max} >45～50Gy 时，采用常规分割，视网膜病变的风险增加。Emami 等认为视网膜的 $TD_{5/5}$ 和 $TD_{50/5}$ 分别为 45Gy 和 65Gy[60]。EPTN 共识组建议视网膜的 $D_{0.03ml}$ 应保持在 45Gy 以下。他们估计视网膜晚期毒性的 α/β 值为 3Gy[64]。

Emami 等认为晶状体并发症的结局是白内障的形成，需要手术干预。Emami 等提出晶状体的

$TD_{5/5}$ 和 $TD_{50/5}$ 分别为 10Gy 和 18Gy[60]。白内障风险的增加与分割剂量增大和整体治疗时间缩短有关。最近，国际放射防护委员会（International Commission on Radiological Protection，ICRP）根据诊断成像和职业暴露的人群研究数据，将 0.5Gy 定为晶状体混浊的新阈值剂量[78]。EPTN 共识小组建议晶状体的 $D_{0.03ml}$ 保持在 10Gy 以下。在缺乏可靠数据的情况下，他们估计晶状体晚期毒性的 α/β 值为 1Gy[64]。成人患者的推荐最大剂量限制在 5～10Gy。

（五）视神经通路

辐射引起的视神经病变最早是由 Forrest 等在 1956 年提出的[79]。Emami 等建议 $TD_{5/5}$ 为 50Gy，$TD_{50/5}$ 为 65Gy[60]。QUANTEC 提出，使用常规分割，D_{max} < 55Gy 的辐射引起视神经病变的发生率不常见，而在剂量 > 60Gy 时，毒性风险显著增加。55～60Gy 的常规分割，视神经病变的风险约为 3%～7%[80]。QUANTEC 数据中唯一的例外是垂体肿瘤患者，据报道其毒性剂量低至 45Gy/1.8Gy/ 次。有充分的证据表明，视神经的辐射耐受性随分次剂量的减少而增加。SRS 的估计剂量限制是 12Gy。对于 SRS，在 8～12Gy 的剂量范围内，辐射引起的视神经病变是罕见的；然而，当剂量增加到 12～15Gy 时，风险增加 10%。对于粒子治疗，引起视神经病变的 D_{max} < 54Gy（RBE）。EPTN 小组支持视神经 $D_{0.03ml}$ 为 55Gy，并建议对晚期毒性的 α/β 值为 2Gy[74]。

视交叉毒性的临床后果是双侧偏盲或完全失明，而不是单侧失明。限制条件如下：最大剂量小于 54Gy 作为主要标准，因为剂量 < 55Gy 的放射性视神经病变不常见，小于 60Gy 作为次要标准，因为剂量 ≤ 60Gy 的视神经病变风险小于 7%[13]。EPTN 组支持 $D_{0.03ml}$ 为 55Gy，并建议晚期毒性的 α/β 值为 2Gy[74]。

（六）海马

由于在 QUANTEC 中缺乏详细的脑剂量 - 体积数据，关于海马剂量限制的证据不足。Gondi 等在对 18 名患有低级别成人脑瘤的患者的小规模回顾性研究中发现，40% 的双侧海马体剂量大于 7.3Gy 与记忆功能受损有关[81]。在 Gondi 等的另一项研究中（RTOG 0933），保留海马全脑放疗可以保证生活质量和不损伤记忆[82]。在该研究中，10 次分割时给予全海马的受照剂量不能超过 9Gy，海马的最大剂量不能超过 16Gy。目前有许多研究正在进行中，对几种临床情况中的海马保护进行研究。然而，我们仍在等待研究结果。影像学研究表明，超过 40Gy 的剂量会导致海马显著萎缩。EPTN 对海马剂量限制的共识是，两组海马的 D40% 应保持在 7.3Gy 以下，可接受的 α/β 值为 2Gy[74]。

（七）垂体

生长发育轴非常脆弱，18Gy 就可能发生单独的生长激素缺乏症。接受 30Gy 剂量的患者中 30% 生长激素产生受损，接受 30～50Gy 剂量的患者 50% 生长激素产生受损。促性腺激素缺乏通常是辐射剂量 30～40Gy 后的远期并发症，长期随访后累积发生率为 20%～50%。相比之下，30Gy 剂量照射可导致下丘脑 - 垂体 - 性腺轴的过早激活，导致性早熟。> 30Gy 剂量后出现 TSH 和 ACTH 缺乏，长期累积频率为 3%～9%，但如果剂量高于 50Gy，在长期随访中频率可能显著增加。由于辐射诱导的抑制性神经递质多巴胺的减少，高催乳素血症已经在接受 > 40Gy 辐射治疗的成年女性中被发现[13, 58]。EPTN 共识小组提出垂体的 D_{mean} 为 45Gy，以预防全垂体功能减退，接受晚期毒性的 α/β 值为 2Gy[64]。目前还没有下丘脑的剂量限制。关于与伽马刀放疗相关的垂体功能减退发展的资料显示，将对垂体的平均辐射剂量控制在 15Gy 以下，远端漏斗的辐射剂量控制在 17Gy 以下，可防止放射性垂体功能减退的发生[83]。

五、治疗

如上所述，越来越多的学者认为放疗后对 CNS 的进行性损伤是由放疗诱导的长寿命自由基、ROS 和促炎性细胞因子引起的，进而导致神经功能恶化。对于预防或减轻放疗诱导的 CNS 毒性，通过阻断效应分子或以其他方式降低氧化应激的策略研究的较为火热。阻止反应性氧化作用的一种方法是应用诱导内源性抗氧化生化过程的药物。目前有几种阻断促炎性细胞因子和 ROS 的药物在临床上广泛使用，包括血管紧张素转化酶（angiotensin-converting enzyme, ACE）抑制药、他汀类药物、超氧化物歧化酶（superoxide dismutase, SOD）模拟物、VEGF 抑制药、COX-2 抑制药、促炎性抑制药细胞因子（如 halofuginone）和干细胞动员（如粒细胞集落刺激因子、G-CSF）[19]。

在临床中减少放疗引起的 CNS 毒性的另一种方法是器官保护。从全脑放疗研究中推断出保护脑亚区免受伤害的尝试。RTOG 0933 使用 IMRT 保护了接受全脑放疗治疗成年脑转移患者的海马中神经干细胞群。治疗 4 个月后发现了短期记忆和生活质量方面一定的获益[82]。但是，尚不清楚保护海马可能影响哪些其他神经认知参数。因此，正在进行一项评估保护海马效果的Ⅲ期随机试验。

（一）脑

急性反应的特征是疲倦、头晕和颅内压升高的迹象。急性反应被认为是继发于水肿和血脑屏障（blood-brain barrier, BBB）的破坏。与脑放疗相关的其他常见急性反应包括脱发和皮肤水肿。在使用现代技术的标准分割脑放疗过程中发生的急性不良反应通常是轻微的，在基本的支持性治疗下是可控的。

疲劳通常在第 1 次放疗后几周开始。高达 90% 的胶质母细胞瘤患者接受部分脑放疗后至少出现 1 级症状（有一些疲倦，但活动没有减少），大约一半患者出现轻到中度症状（活动减少，疲倦增加，一天中大部分时间都在睡觉，大多数活动都减少）。症状通常从放疗开始的两周开始，在疗程结束或治疗结束后一到两周内达到高峰，然后在接下来的几个月里慢慢消失。通常，疲劳感在放疗完成后会持续几个月。然而，在一小部分患者中，这种疲劳感可能是长期的。放疗相关疲劳的一个特征是休息不能改善。嗜睡综合征是一种罕见的脑局部放疗后的症状，定义为一系列症状，包括嗜睡、笨拙和思维迟钝。据报道，这种综合征发生在 13%～79% 的患者中[84, 85]。症状通常在放疗后 6 周达到高峰，并可再持续 6 周。

在 68 例接受颅脑放疗的原发性或转移性脑肿瘤患者中，预防性应用盐酸右哌甲酯（d-threo-methylphenidate HCl, d-MPH）与安慰剂的随机双盲研究中，两组之间的疲劳或生活质量水平无差异[86, 87]。在癌症相关的疲劳治疗中，均未发现孕激素和帕罗西汀均优于安慰剂。有人建议在颅脑放疗期间使用皮质类固醇激素可以减轻嗜睡症状。然而，皮质类固醇在预防嗜睡综合征的发生或减轻其严重性方面的获益仍存在争议。

尽管在放疗期间使用哌甲酯（Ritalin，利他林）的数据有限，但可以在全脑放疗中使用，通常剂量为 10mg，口服，每日 2 次，如果可以耐受，则在 1～2 周内可升至 30mg，口服，每日 2 次。在一项提前终止的双盲试验中，有 68 名原发性或转移性脑肿瘤患者在放疗期间被随机分配至哌甲酯或安慰剂 [88]。8 周后，与安慰剂相比，疲劳或认知无差异。可以用于放疗引起的疲劳的另一种药物是莫达非尼。但是，关于其使用的数据有限且相互矛盾 [89]。

脱发和放射性皮炎也是颅脑放疗的常见急性不良反应。暂时性脱发是剂量依赖性的治疗作用，发生于放疗后 2～3 周，通常在放疗完成后 2～3 个月内恢复。脱发的严重程度和永久性与剂量直接相关，单次剂量低至 2Gy 即可引起暂时性脱发 [90]。没有防止放疗引起的脱发或加速头发再生的有效方法。

由颅脑放疗引起的放射性皮炎通常较轻，可用舒缓保湿剂治疗。根据反应等级，用于急性放射线诱发的皮炎的治疗方法包括类固醇治疗、乳膏、软膏和水状胶体敷料。为使患者感到舒适，通常需要 1% 的氢化可的松或优色林（Aquaphor）。接受特别高剂量的皮肤区域极少情况下可能表现出干性或湿性脱皮，通过局部应用抑菌治疗可能改善。全脑放疗后，可能会在耳朵和外耳道后部形成湿性脱皮。除局部用药外，可的松的耳混悬液有助于改善症状 [89, 91]。

颅脑放疗期间可能会出现轻度头痛，通常不需要药物治疗。对于更严重的头痛，对乙酰氨基酚通常足以缓解症状。头痛的另一个原因可能是肿瘤引起的占位效应。区分是否为占位效应引起的头痛是很重要的，因为治疗方法是不同的。神经功能缺陷的进展、新发或加重的嗜睡感及头痛可能预示着肿瘤周围水肿和（或）肿瘤进展。当怀疑有脑水肿和肿瘤占位效应时，能够降低脑压的糖皮质激素是主要的治疗方法，而不是应用止痛药。治疗前有明显脑水肿的患者应在开始放疗之前开始口服或注射应用糖皮质激素（例如每日 2～4mg 地塞米松）。在放疗的前两周维持剂量可以防止瘤周水肿暂时加重而导致临床症状恶化，如果放疗过程中由于反应性脑水肿导致症状恶化，增加糖皮质激素剂量有时可获益。恶心和呕吐有时可能是颅脑照射的不良反应，可用止吐药或皮质类固醇用于预防或缓解症状。

早期延迟效应发生在照射后 6～12 周，包括持续性疲劳和短暂性局灶性神经症状。目前还没有明确的防治措施或疗法。

放疗引起的晚期脑毒性在照射 90 天后发生，包括头痛、嗜睡和严重的 CNS 功能障碍，包括部分运动能力丧失、运动障碍和昏迷。晚期延迟效应可能导致严重的不可逆转的神经症状。

放射性坏死是一种严重的并发症，通常发生在放疗后 1～3 年，但发生时间范围相当广泛，而且已有发生在放疗后 10 年以上的病例报告。放射性脑坏死可能与局灶性神经症状有关，如癫痫发作、脑神经功能障碍以及血脑屏障损伤引起的持续性血管源性水肿所致颅内压升高。MRI 扫描表现为脑白质弥漫性非特异性改变。组织坏死通常发生在肿瘤的原发或邻近部位，也就是接受最高辐射剂量的部位。脑坏死的临床病程表现多样 [92]。治疗方法主要是对症治疗。治疗决策需要在控制症状和避免不良反应这两个经常相互竞争的目标之间取得平衡。因血管源性水肿和相关占位效应而出现症状的患者通常使用中等剂量的皮质类固醇治疗。一旦症状得到控制，糖皮质激素就可以在几周内逐渐减少。一般建议在 1～2 个月后进行复查。传统上，医生试图用抗血小板药物、抗凝血药和大剂量维生素来对抗 CNS 放射性坏死。然而，在对照临床试验中，这些方法都没有被证明无效。最近，VEGF–A 单抗贝伐珠单抗（Avastin）在逆转放射性坏死患者的神经症状和放射学改变方面显示出一些希望 [92-94]。有时需要手术切除坏死组织，特别是在影像学改变不能鉴别肿瘤进展或治疗导致组织坏死的诊断不确定的情况下，或者在严重坏死的患者不能使用贝伐珠单抗的情况下。姑息手术的获益主要为减少占位效应和减少术后激素用量。治疗性抗凝、抗血小板治疗和高压氧治疗已被报道在小样本系列中获益，但其疗效尚未被前瞻性研究所确定 [95, 96]。

颅脑放疗，特别是全脑放疗，已被证明会导致儿童和成人的一系列神经认知障碍。尽管历史上认为这是一种晚期不良反应，但全脑放疗引起的认知退化最早在放疗后 3～4 个月即可出现 [97-100]。

认知功能障碍，可能会出现在常规分割剂量为 1.8～2Gy，总剂量低至 20Gy 的成人和 24Gy 的儿童。症状包括认知迟缓、注意力不集中、难以同时处理多项任务、短期记忆力下降以及随后的长期记忆力下降、唤词困难、智商下降（尤其是儿童），以及进行性阿尔茨海默病样痴呆，其特征还包括小便失禁和步态障碍 [89]。一些药物干预已经在随机试验中测试，以减少或改善接受局部或全脑放疗的患者的认知功能。然而，结果是相互矛盾的。由于缺乏更好的选择，哌甲酯和多奈哌齐（donepezil）等药物通常耐受性良好，可能对部分患者有效，同时还有针对补偿策略的神经认知康复。也有一些预防策略，如海马保护的放疗和同时使用美金刚，一种口服 N– 甲基 –D– 天冬氨酸（N–methyl–D–aspartate, NMDA）受体拮抗药。与颅脑放疗相关的认知功能障碍将在海马部分详细讨论 [97]。

（二）脑干

放疗相关脑干毒性可当作放疗相关脑毒性进行管理。

（三）脊髓

已经描述了放疗引起的脊髓损伤与一些综合征有关，其中最突出的是自限性短暂性脊髓病和更严重的慢性进行性脊髓病。继发于缺血、脊髓内出血和下运动神经元综合征的继发性急性瘫痪是放射损伤的常见致残表现。降低脊髓对放射线耐受性的因素包括既往脊髓病变、联合化疗及免疫功能低下状态 [101]。

尽管急性脑放疗后有急性 CNS 损伤的报道，但尚无实验或临床证据表明辐射可引起急性脊髓毒性。

脊髓最常见的早期延迟不良反应是短暂性脊髓病，尤其是在颈椎和胸椎。尽管很难估计 Lhermitte 征的发生率，但据报道，在霍奇金淋巴瘤和鼻咽癌的两个大型研究中，其发生率为 4%～10%。对于接受每次 ≥ 2Gy（1 天 1 次放疗）或接受总剂量 ≥ 50Gy 颈部脊髓放疗的患者，发生 Lhermitte 体征的风险增加 [102, 103]。Lhermitte 征表现为一种触电感，颈部屈曲沿脊柱放射，其是一种自限性疾病，大多数患者在数月至数年的过程中无须任何药物即可改善。尽管 Lhermitte 征很少是脊髓炎的前兆，但在一些报道中，也有在出现 Lhermitte 征之后发展为放射性脊髓病的患者。一般而言，早于真正的放射性脊髓炎的 Lhermitte 征发病比通常的 2～4 个月潜伏期晚 [46]。除了电离辐射外，包括多发性硬化、维生素 B$_{12}$ 缺乏症在内的脱髓鞘疾病和椎管结构异常也可能导致

Lhermitte 征。不需要积极的干预，该综合征通常在数月至一年的时间内自发消失。如果不适症状严重，应用卡马西平、普瑞巴林或加巴喷丁可能是有效的。在一项针对 128 位头颈癌患者的随机、安慰剂对照、双盲试验中，评估了普瑞巴林单独治疗与放疗相关的神经性疼痛的疗效[104]。作者发现，与安慰剂组相比，接受普瑞巴林治疗的患者具有更好的疼痛缓解，更好的情绪状态和更高的生活质量。

与急性和早期延迟反应相比，脊髓的晚期反应较少见但更严重。脊髓的晚期损伤通常表现为慢性进行性脊髓病，最初表现为部分脊髓受累并发展为完全横断性脊髓病。与短暂性脊髓病不同，它通常是不可逆的。鉴别诊断包括硬膜外脊髓压迫，髓内转移和副肿瘤性坏死性脊髓病。没有确定的治疗方法。慢性进行性放射性脊髓病最常见的首选治疗方法是糖皮质激素。从症状上讲，一些患者对糖皮质激素的试验至少会有部分反应。应使用最低有效剂量，对于无反应的患者，类固醇应逐渐减少剂量。其他策略已在临床前环境中进行了广泛研究，但几乎没有临床数据可支持其使用。最有力的证据是抗血管生成剂，如贝伐珠单抗。在一项关于中枢神经系统放射坏死的随机试验中，大多数接受贝伐珠单抗治疗的患者临床症状体征改善，T_2 加权 FLAIR 和 T_1 加权钆增强 MR 显示坏死体积减少[105]。

为了预防放射性脊髓病，已经研究了几种方法，包括高压氧、肝素和华法林抗凝、维生素 E、镁和生长因子（例如血小板源性生长因子、胰岛素样生长因子 1、血管内皮生长因子和碱性成纤维细胞生长因子），然而，还没有临床证明预防放射性脊髓病发病的策略[95, 106]。

脊髓还有其他一些延迟性损伤，这种情况很少见。然而，值得一提的是下运动神经元综合征（lower motor neuron syndrome, LMNS），它是由放疗引起的毛细血管扩张和海绵状血管瘤引起的出血性损伤。LMNS 发生于放疗后 3～25 年。LMNS 的最早描述可以追溯到第二次世界大战。患者缓慢出现下肢进行性无力，几乎没有感觉丧失，并且膀胱和肠功能正常或几乎正常。与放疗有关的 LMNS 最初被认为反映了对前角细胞的损害，实际上，它是神经根病而不是神经元病。放疗后 LMNS 的鉴别诊断包括肿瘤复发和神经鞘瘤引起的神经浸润。尽管虚弱仍在继续恶化，许多患者仍能多年来保持活动状态。目前尚无治愈该病的方法[107]。脊髓血管损伤可导致毛细血管扩张，甚至海绵状畸形，可导致急性出血。通常会突然出现虚弱和感觉改变，有时会伴随疼痛。MRI 显示急性出血的证据。患者通常会自愈[108, 109]。

（四）眼眶（眼、视网膜、晶状体）

放疗引起的眼睑和眼部附件的临床症状多种多样，从一过性眼睑红斑和轻度结膜炎到角膜穿孔和眼球萎缩[49]。

放疗后，眼周皮肤会发生急性和晚期反应。放射性皮炎和睫毛脱落为急性反应，而毛细血管扩张、皮肤萎缩和色素脱失则为晚期反应。最初反应在放疗后 2 周内可见。治疗放射性眼周皮肤改变的目的是为了提高患者的舒适度和维护眼球的完整性。放疗引起的眼睑皮肤毒性包括萎缩、皮肤毛细血管扩张和睫毛脱落（永久性脱落）的最佳治疗方案尚不确定。建议确保清洁，对湿性脱皮使用适当的敷料，并等待慢慢愈合。皮质类固醇霜可能会改善红斑，但水基或硫糖铝霜并不优于用温和的肥皂和水清洗。人工泪液的使用可能对睑板腺功能障碍有部分效果。倒睫和双行睫可以通过脱毛、

放射肿瘤学急性与晚期毒性的防治：放射肿瘤学中的毒性管理

Prevention and Management of Acute and Late Toxicities in Radiation Oncology:Management of Toxicities in Radiation Oncology

电解、冷冻、氩激光消融或手术来有效地治疗。眼睑外翻和内翻可以通过手术治疗，方法是恢复眼睑张力，重新闭合眼睑，恢复适当的泪流方向[74]。红宝石激光和射频消融术也是治疗倒睫的有效选择[110]。

干眼症的发生是由于眼睑内的腺体受损，结膜黏液生成减少以及泪腺分泌减少。早期反应是结膜发炎、球结膜水肿和泪膜不稳定，从而引起干眼症。这些通常会自行消退，但有时可能会持续存在。由于有关该主题的出版物数量有限，因此对于放疗导致的结膜炎的循证治疗知之较少。每日施用4～8次无防腐剂的人工泪液可减轻刺激。除非有强有力的细菌感染证据，否则应避免使用局部抗生素，因为这可能会加剧结膜充血。病毒性结膜炎可用人工泪液和局部抗病毒药有效治疗。细菌性结膜炎可以用根据当地抗生素指南选择外用广谱抗生素治疗，除非培养出特定的细菌。如果是化生性结膜，建议切除并颊黏膜移植[74]。局部使用维甲酸软膏可逆转鳞状上皮化生引起的结膜角化[111]。

放疗引起的泪腺损害可能会导致干眼症，继而发生继发角膜混浊、溃疡和血管形成的视力丧失。为了防止放疗引起的泪腺损伤，可以在适当的患者中使用泪道屏护罩。对于放射性干眼症患者，建议使用局部润滑剂、烧灼术、湿房镜、泪管栓塞或睑板修补术。不同的局部干眼治疗方法，包括人工泪液（生理盐水、羟丙甲纤维素等）、眼用润滑剂（聚丙烯酸或透明质酸）和凝胶，疗效无明显差异[74, 112]。湿房镜对干燥性角膜结膜炎患者有效，因为它们可以增加湿度并防止蒸发。但是，出于美观的原因，护目镜很少连续配戴。在患有干眼症的患者中，应避免使用隐形眼镜，因为它们会进一步加剧干眼症。包括自体血清滴眼液在内的新型治疗方法可有效治疗眼表严重干燥[113]。

放疗引起的角膜损伤可能导致角膜水肿、干燥性角膜炎、点状上皮糜烂和角膜溃疡。在适当的患者中使用内部眼罩可以防止这些不良反应。关于放疗后角膜毒性处理的证据有限。可以通过局部润滑防止溃疡来促进点状上皮糜烂的愈合。当可能需要局部使用类固醇和抗生素分别缓解不适和治疗感染时，建议在中度至重度病例中进行严密的眼科监测。高渗盐水软膏和局部类固醇通常可以改善或解决角膜水肿，但应避免长期使用类固醇，因为这会引起细胞外基质分解。持续、疼痛性角膜水肿可能需要绷带式角膜接触镜或穿透性角膜移植术（角膜移植物）[74]。

巩膜是眼睛的主要无血管部分，因此比其他眼部组织更耐受放疗。然而，已经报道了巩膜萎缩和坏死[114]。此外，巩膜萎缩可能并发角膜巩膜炎和细菌性或真菌性眼内炎。如果发生感染，可能需要局部使用抗生素或抗真菌药。

很少遇到前房的急性并发症，包括短暂性早期虹膜炎和虹膜睫状体炎。由于虹膜具有相对的抗放射性，因此几乎看不到晚期反应。然而，在大分割放疗30～40Gy和常规分割≥70Gy后均观察到严重的持续性虹膜炎[74, 115]。新生血管性青光眼也是晚期严重眼部并发症。在适当的患者中，保护前房是重要的策略。糖尿病患者应就虹膜炎和新生血管性青光眼进行仔细随访。虹膜炎和新生血管性青光眼的主要治疗方法分别是局部使用类固醇激素和睫状肌麻痹滴剂。如果尽早进行激光全视网膜光凝术（panretinal photocoagulation, PRP）或外周冷冻疗法，可能会使新的虹膜血管退变并阻止青光眼的进展。如果疾病进展，则使用PRP无法逆转这种变化。玻璃体腔内注射贝伐珠单抗和标准消融治疗方案似乎有望用于治疗与新生血管性青光眼相关的虹膜新生血管形成。新生血管性青光眼可能很少发展为失明和眼睛疼痛，如果出现的话，可能需要摘除盲眼。继发性青光眼通常药物无法治疗，需要手术干预，包括小梁切除术[74]。

放疗引起的急性晶状体毒性尚未见报道。白内障是电离辐射的晚期并发症。辐射性白内障通常首先表现为后囊膜混浊，但是，在某些情况下，最初会注意到前囊膜下改变。通常起病延迟，尤其是低剂量暴露时。晶状体混浊可能会保持稳定数年，然后逐渐发展为成熟的白内障。在这些患者中，白内障的发展与类固醇的长期使用密切相关。在适当情况下使用晶状体罩可以降低白内障风险。IMRT 可用于降低白内障风险。另外，有证据表明肝素的给药可能具有保护作用[116]。治疗方式与非放疗性白内障相同，即白内障摘除和人工晶状体植入。帕氏晶状体摘除术、玻璃体切割术和同时人工晶状体植入术对于儿童放疗诱发的白内障有效[74]。

视网膜是 CNS 的一部分，为放疗晚反应组织。没有放疗期间的急性视网膜毒性的报道。放射性视网膜病表现为进行性的血管变性和增生性改变，包括毛细血管阻塞、扩张、微动脉瘤形成、毛细血管扩张、视网膜内微血管异常、新生血管形成和视网膜色素上皮改变。视觉症状取决于视网膜病变的解剖部位及其严重程度。放疗相关性视网膜病变的并发症包括玻璃体积血、视网膜脱离和黄斑水肿。放疗到临床上的视网膜病变发作之间的潜伏期为 1 个月至 15 年，但最常见的发生时间为 6 个月至 3 年。在大剂量、单次放疗的情况下，出现的更快。可以通过最大限度地减少视网膜受照体积，将放疗分次剂量降低至最低有效剂量，并在可能的情况下从高剂量区域排除黄斑来降低临床上重大的视网膜病变风险。不幸的是，目前尚无放射视网膜病变的有效疗法。有研究评估了高压氧、玻璃体内曲安奈德和激光光凝治疗的作用的研究，但是效果不佳。玻璃体切割术和视网膜脱离手术可以治疗玻璃体积血和视网膜脱落[117, 118]。

（五）视神经通路

放疗所致急性视神经毒性未见报道。辐射诱发的视神经病变最初是由 Forest 等描述的，表现为无痛、突然单眼视力丧失，但可能会出现短暂的视物模糊[119]。视神经病变通常会在放疗后的 1 周到几周内发生，并在 6～24 个月左右出现症状。轻微、短暂的视神经辐射效应的发生率尚未见满意的报道。评估抗凝治疗、全身性皮质类固醇或高压氧治疗在放疗引起的视神经病变，特别是急性阶段的作用方面的研究有限。但是，它们都没有显示出任何疗效。目前，尚无行之有效的放射线引起视神经病变的治疗方法。但是，可以通过使用最低的有效总剂量，降低每次分割剂量以及限制放疗的视神经的体积，将风险降到最低。较新的疗法包括玻璃体腔内注射曲安奈德和贝伐珠单抗已显示出有望预防前部视神经病变引起的视力丧失。大剂量氯沙坦是一种血管紧张素 I 受体拮抗药，且雷米普利可减轻辐射诱发的视神经病变并保留视神经的功能完整性，但这些疗法尚未得到证实[74]。

（六）海马

海马在记忆形成和学习中至关重要，并且对颅脑放疗极为敏感，即使低剂量的电离辐射也能显著减少神经认知发生、造成记忆缺陷。在儿童和成人接受治疗后的几年中，颅脑放疗可导致一系列神经认知功能障碍。关于放疗对神经认知功能影响的重要数据来源于对患有原发性脑肿瘤和脑转移的成年人以及儿童恶性肿瘤幸存者的研究中获得[97]。

放射肿瘤学急性与晚期毒性的防治：放射肿瘤学中的毒性管理

Prevention and Management of Acute and Late Toxicities in Radiation Oncology:Management of Toxicities in Radiation Oncology

药物治疗可能是一种提高既往的接受过癌症治疗的患者的认知度的适当干预措施。但是，支持其使用的数据是有限的，并且尚未进行随机临床试验。尽管尚未进行专门评估其对认知功能影响的正式随机试验，但已对认知功能减退的患者评估了中枢神经系统兴奋剂，包括莫达非尼和哌甲酯（利他林），部分数据表明它们可以改善认知功能[88, 97]。

更重要的是，有许多降低全脑放疗后神经认知功能下降风险的策略，其中一些仍在积极研究中：①保护海马放疗；②美金刚；③多奈哌齐；④抗炎药。

1. 保护海马放疗

已建议使用先进的放疗技术，包括 IMRT、SRS、SCRT 或质子放疗，作为在治疗脑肿瘤患者时保护神经源性位置（如海马）的方法。由于海马是很少发生脑转移的部位，因此在 RTOG 0933 研究中，Gondi 等试图回答以下问题：与历史对照相比，通过高度适形的放疗技术保护海马是否能保持记忆功能[82]。这项研究总共招募了 113 位患者，其中 42 位在 4 个月的研究终点还存活并且可以分析。所有患者均接受全脑放疗，保护海马，剂量为 30Gy/10F。从基线水平到 4 个月，霍普金斯语言学习测试修订版延迟回忆（hopkins verbal learning test–Revised delayed Recall, HVLT–R DR）平均相对下降 7%，并且优于大型对照组的 30% 的既定历史比较值（一项比较全脑放疗加莫他沙芬钆与单纯全脑放疗的试验）[120]。HVLT–R TR 总回忆（HVLT–R TR）在 4 个月时恶化的可能性为 19%，仍优于先前的有或没有 SRS 的 WBRT 随机试验，其中 HVLT–R TR 在 4 个月时恶化的单用 SRS 治疗的患者为 24%，而 WBRT 加 SRS 治疗的患者为 52%[98]。

尽管这些发现令人鼓舞，但这是一项非随机的 Ⅱ 期研究，需要在 Ⅲ 期试验中证明保护海马的认知获益。特别是，该试验的中位总生存期优于先前的试验，因此很难排除存活率的提高而导致神经认知功能明显改善的原因。目前正在进行两项 Ⅲ 期随机研究，以研究保护海马在小细胞肺癌患者WBRT（NRG CC001）和预防性全脑放疗中的作用（NRG CC003）。

2. 美金刚

谷氨酸是皮质和海马神经元中主要的兴奋性氨基酸神经递质。被谷氨酸激活的受体之一是 NMDA 受体，并参与学习和记忆。缺血可引起过度的 NMDA 刺激并导致兴奋性毒性作用，提示阻断 NMDA 受体病理刺激的药物可保护血管性痴呆患者免受进一步损害。最近的报告表明，NMDA 受体拮抗剂（如美金刚）可通过防止这种兴奋性毒性来保护血管性痴呆患者免受进一步损害[121, 122]。在两项 Ⅲ 期随机、安慰剂对照试验显示出认知指标改善且不良反应极小后，美金刚在阿尔茨海默症和血管性痴呆的治疗中获得了 FDA 的初步批准[123, 124]。

由于血管性痴呆和放疗引起的血管病变的神经毒性重叠机制，RTOG 0614 试验验证了美金刚在WBRT 患者中在维持认知功能中的作用[125]。在这项研究中，有 554 名患者被随机分配到 WBRT 和美金刚或 WBRT 和安慰剂中。美金刚以每日 5mg 的剂量同步 37.5Gy 全脑放疗（15 次 ×2.5Gy/ 次），并逐渐升高至最终剂量 10mg，每日 2 次，共持续 24 周。在全脑放疗期间和之后使用美金刚，随着时间的推移，认知功能得到改善，特别是延迟了认知能力下降的时间，并降低了记忆力、执行功能和处理速度的下降率。

3. 多奈哌齐

多奈哌齐是一种可逆的非竞争性乙酰胆碱酯酶抑制药，已被批准用于阿尔茨海默型痴呆、血管性痴呆、多发性硬化症和帕金森病[126]。Shaw 等在一项开放标签 II 期研究中报告了阳性结果，该研究对 34 名成年原发性和转移性脑肿瘤患者进行了研究，这些患者在入组前至少 6 个月接受了部分或全脑照射 ≥ 30Gy 的疗程，并接受多奈哌齐持续 24 周（每日 5mg，持续 6 周，然后每日 10mg，持续 18 周）。他们观察到认知功能（注意力、专心力、记忆度和口语流利度）、自我报告的认知问题、情绪、疲劳和生活质量有了显著改善[127]。获得这一令人鼓舞的结果之后，一项双盲，安慰剂对照试验研究了多奈哌齐用于原发性或转移性脑肿瘤全脑或部分接受 ≥ 30Gy 放疗（≥ 6 个月）的患者[128]。在这项研究中，尽管多奈哌齐对某些认知功能有一定改善，尤其是在此前受损程度更大的患者中有所改善，但中期和最终评估均未显示整体认知功能上有显著差异。

4. 抗炎药

颅脑放疗在海马中引起炎症反应，最终导致神经发生减少和认知能力下降。非甾体抗炎药（non-steroidal anti-inflammatory drug, NSAID）被认为可通过调节对放疗的炎症反应而有助于放疗后的认知功能障碍。尽管有一些临床前研究，但仍需要进行临床试验才能确定 NSAID 在放疗引起的认知功能下降中的作用[97]。

5. 下垂体

对下丘脑 - 垂体轴接受放疗剂量 ≥ 18Gy 的儿童有生长激素缺乏的危险。剂量 > 30 ～ 40Gy 的患者有黄体生成素（luteinizing hormone, LH）、FSH、TSH 和肾上腺皮质营养激素（adrenocorticotrophic hormone, ACTH）缺乏症的风险。最常见的异常是 GH 缺乏症（50%），其次是促性腺激素缺乏症（25%）、高催乳素血症（24%）、ACTH 缺乏症（19%）和甲状腺功能减退症（16%）[13, 58]。放疗引起的垂体前叶激素缺乏是不可逆的、进行性的，必须进行定期测试以确保及时诊断和早期激素替代治疗。

生长激素缺乏症是颅脑放疗后神经内分泌损伤的首要表现，而且常是唯一的表现。GH 一直被证明是对放射线最敏感的垂体轴部分。根据系列报道，在接受鞍区照射后，GH 发生率在 50%～100%。放疗引起的 GH 缺乏症随时间而进展，在放疗后的前 10 年内更加迅速。建议对有放疗引起的 GH 缺乏的患者进行 GH 替代治疗。指南建议在完成针对癌症的治疗后至少等待 1 年，然后再开始进行 GH 治疗[57, 129]。

大约 25% 的患者可能会发生促性腺激素缺乏症。儿童癌症幸存者存在青春期紊乱的风险，包括性早熟、青春期延迟和青春期停止（性腺功能低下性腺功能减退症）。对于性早熟的治疗，通过使用长效 GnRH 激动剂来暂时抑制下丘脑 - 垂体 - 性腺轴可能是有益的。由于 LH 和 FSH 缺乏，青春期延迟或停止，促性腺激素缺乏症也是儿童幸存者的主要问题。对于这些患者，女性行雌激素治疗和男性行睾丸激素治疗可能会诱导青春期发育[130]。对于患有促性腺激素缺乏症的成年患者，建议使用成人剂量的性类固醇激素替代疗法。

《内分泌学会指南》建议对下丘脑 - 垂体轴区域肿瘤接受放疗和该区域受照 ≥ 30Gy 的儿童癌症幸存者每年进行一次甲状腺刺激激素和促肾上腺皮质激素缺乏症的终生筛查[129]。TSH 缺乏症患者需终身服用左甲状腺素。应监测血清 TSH，以评估剂量充足性和药物依从性。应调整剂量以维持正常的游离 T_4 水平。ACTH 缺乏症患者需要糖皮质激素替代疗法，包括生理剂量的氢化可的松、泼尼松或泼尼松龙，每天氢化可的松所需量为 $7mg/m^2$。由于抗利尿激素（anti diuretic hormone, ADH）

缺乏而导致尿崩症（diabetes insipidus, DI）的患者需要用醋酸去氨加压素替代治疗[129]。

表 1-3 总结了放疗引起的 CNS 毒性的管理。

六、CNS 毒性的治疗处方

（一）脑和脑干

1. 疲劳
哌甲酯(利他林®)：每次 10mg，每日 2 次，若可耐受，1～2 周内逐步增加至 30mg，每日 2 次。

2. 放射性脑坏死
- 糖皮质激素：每日口服 4～8mg 地塞米松（如 Kordexa®）。
- 贝伐珠单抗：每 3 周 7.5mg/kg 或每 2 周 5mg/kg。
- 抗凝血药：依诺肝素®30mg，静脉注射，然后 1mg/（kg·d）。

（二）脊髓

放射性脊髓病
- 糖皮质激素：地塞米松（如 Kordexa®）每日 4～8mg。
- 加巴喷丁：睡前使用 Neurontin®100～300mg。
- 抗凝血药：依诺肝素®30mg 静脉注射，然后 1mg/（kg·d）。

（三）眼眶

1. 病毒性结膜炎
三氟吡啶（TFT-Thilo®）滴眼液：每日 5 次，用于单纯疱疹感染。

2. 泪腺干眼症
- 人工泪液（盐水、羟丙甲纤维素等）：Refresh®、TheraTear® 和 Systane®。
- 眼用润滑剂（聚丙烯酸或透明质酸）：聚乙二醇 400®（PG-PEG 400 0.4%～0.3% 滴剂，视需要而定）；Systane 夜间润滑剂眼药膏，每日 1～2 次。
- 凝胶：HYLO®-GEL 眼药水。

3. 润滑性抗生素软膏
- 0.5% 红霉素眼药膏：每日最多 6 次。
- 多黏菌素 B 甲氧苄啶（Polytrim）眼药水：每 3 小时 1 次（每日最多 6 剂），持续 7～10 天。
- 10% 的磺胺醋酰胺眼药膏：每 3～4 h 和睡前，少量（药膏条长约 1/2 英寸，即长约 1.27cm）滴入感染的结膜囊，治疗时间：7～10 天。

（四）放疗性视神经病变

泼尼松（Deltacortil®）：80mg/d。

表 1-3　放疗引起的中枢神经系统毒性的管理

器　官	急性反应	治　疗	慢性反应	治　疗
脑 脑干	• 疲劳	• 哌甲酯（利他林），莫达非尼	• 放射性脑坏死	• 皮质类固醇 • 贝伐珠单抗 • 抗血小板药抗凝血药 • 高压氧 • 激光间质热疗 • 手术切除坏死组织
	• 脱发	–	• 认知能力下降	• 哌甲酯 • 美金刚 • 多奈哌齐 • 抗炎药 • 保护海马放疗
	• 放射性皮炎	• 外用类固醇，保湿霜，药膏，水状胶体敷料		
	• 头痛	• 对乙酰氨基酚，糖皮质激素		
	• 恶心和呕吐	• 止吐药，皮质类固醇		
脊髓	• 短暂性脊髓病（早期延迟）	• 卡马西平 • 加巴喷丁 • 普瑞巴林	• 放射性脊髓病	• 糖皮质激素 • 贝伐珠单抗 • 抗血小板药 • 抗凝血药 • 高压氧 • 大剂量维生素 • 手术
			• 下运动神经元综合征	• 未知
			• 脊髓出血	• 未知
眼睑	• 失去睫毛 • 干眼症	• 人工泪液	• 皮肤毛细血管扩张萎缩 • 永久性脱发（睫毛脱落） • 皮肤色囊脱失 • 睑内翻 • 睑外翻	• 皮质类固醇 • 确保清洁度 • 人工泪液 • 手术
			• 倒睫 • 双行睫	• 脱毛 • 电解 • 冷冻 • 氩激光消融 • 射频消融 • 红宝石激光 • 手术
结膜	• 结膜感染	• 人工泪液 • 局部抗生素 • 局部抗病毒药	• 结膜毛细血管扩张 • 结膜下出血 • 慢性结膜炎	

（续表）

器 官	急性反应	治 疗	慢性反应	治 疗
泪腺	• 眼干燥	• 人工泪液 • 局部润滑剂	• 干眼症 • 干燥性角结膜炎 • 视物模糊 • 畏光	• 外用润滑剂 • 湿房镜 • 泪管栓塞 • 灼烧术，以保留眼泪 • 睑板修补
角膜	• 角膜水肿 • 干燥性角膜炎，点状 • 上皮糜烂	• 高渗盐膏药 • 外用类固醇 • 外用润滑剂 • 外用类固醇 • 外用抗生素	• 角膜溃疡 • 角膜代偿失调	• 角膜移植
巩膜			• 萎缩 • 坏死	—
虹膜	• 虹膜炎 • 前部睫状体炎		• 持续虹膜症 • 新生血管性青光眼 • 继发性青光眼	• 外用类固醇 • 睫状肌麻痹滴剂 • 激光全视网膜光凝术 • 外周冷冻疗法 • 玻璃体腔内注射贝伐珠单抗 • 手术干预（小梁切除术）
晶状体	—		• 白内障	• 手术（白内障超声乳化人工晶状体植入术）
视网膜	—		• 放射性视网膜病 • 玻璃体积血 • 视网膜脱离	• 未知 • 手术 • 手术
视神经	—		• 视神经病变	• 全身类固醇 • 眼内类固醇 • 肝素 • 华法林 • 抗凝血药 • 贝伐珠单抗 • 氯沙坦 • 雷米普利
海马			• 神经认知缺陷	• 保护海马全脑放疗（预防） • 美金刚（预防） • 多奈哌齐（预防） • 哌甲酯
脑垂体			• 激素分泌异常 • 生长激素（GH） • 促黄体激素（LH） • 促卵泡激素（FSH） • 促甲状腺激素（TSH） • 促肾上腺皮质激素（ACTH） • 抗利尿激素（ADH），又称血管加压素	• 激素替代疗法

（五）海马：神经认知功能障碍

- 美金刚：每日 5mg，逐步增加至最终剂量 10mg，每日 2 次，并持续总共 24 周。
- 多奈哌齐：5mg/d，持续 6 周，然后增加到 10mg/d，持续 18 周（总持续时间：24 周）。

（六）垂体：激素替代疗法

- ACTH 缺乏：基于生理剂量的糖皮质激素替代疗法（如氢化可的松、泼尼松或泼尼松龙），其生理剂量基于氢化可的松的每日需要量为 7mg（/m^2·d）（如醋酸可的松 25mg 每日上午，12.5mg 每日 15 时）。
- TSH 缺乏：每日服用左甲状腺素（Synthroid®）1.6mg/kg。
- GH 缺乏：生长激素人类重组生长激素（Saizen®）0.05mg/（kg·d）。

第2章 头颈部肿瘤放疗的毒性管理（一）

Toxicity Management for Head and Neck Tumors in Radiation Oncology- I

Sezin Yuce Sari **著**

杨 佳 徐 瑾 **译** 胡 漫 **校**

一、腮腺

（一）解剖

唾液腺是产生唾液的外分泌腺。它们包括 3 个成对的主要腺体（即腮腺、颌下腺和舌下腺），以及位于上消化道、口咽、口腔、鼻腔、鼻旁窦和鼻咽处的 600 多个小腺体。刺激性唾液的产生主要来自腮腺，非刺激性唾液的产生主要来自颌下腺、舌下腺和小唾液腺[1]。

腮腺位于下颌骨升支的后下方，胸锁乳突肌（sternocleidomastoid，SCM）的前方，浅表覆盖了咬肌的后部。腮腺这个名字源于其靠近耳朵，"para" 的意思是 "附近"，"otis" 的意思是 "耳朵"。腮腺被腮腺筋膜包围，由浅叶和深叶组成，它们由穿过腮腺的面神经颅外分支分隔开。较大的浅叶不规则地延伸，与咬肌的后部和下颌升支的大部分重叠。深叶位于下颌骨升支的后方和内侧，深叶的尖端向内延伸至咽旁间隙。

唾液腺勾画指南建议腮腺的勾画包括下颌后静脉、颈动脉和面神经颅外分支[2,3]的腮腺内部分。腮腺上界为外耳道和乳突，下界为下颌下间隙的后部；前界是咬肌、翼内肌、翼外肌以及下颌骨后缘；后界是 SCM 前腹、二腹肌后腹外侧和乳突；外侧界为皮下脂肪和外阔肌；内侧界为二腹肌后腹、茎突、咽旁间隙、SCM。

颌下腺位于二腹肌的前后腹和下颌骨的下缘之间，沿下颌骨向上延伸。腺体由一个较大的浅叶和一个较小的深叶组成。腺体的下面与颌下淋巴结相邻。深叶位于舌骨内侧、舌肌外侧，舌神经下方、舌下神经上方。

颌下腺的勾画边界：上方为舌骨和翼内肌或翼状肌下部或 C$_3$ 椎体；下方为下颌三角区脂肪的出现；前方为舌骨舌肌和下颌舌骨肌外侧；后方为咽旁间隙、颈部血管、二腹肌后腹，以及 SCM；外侧为颈阔肌、翼内肌内侧和下颌骨内侧；内侧为颈部血管、舌骨、舌骨舌肌、下颌舌骨肌外侧，咽缩肌上部和中部以及二腹肌后腹[2,3]。

舌下腺不常规勾画。然而，指南建议其上界覆盖口底的（如果看不见，则为舌中隔与舌内肌的交叉处），下界为颏舌骨肌和舌骨肌的前部，前方为舌骨肌和下颌骨前表面，后方为舌肌，外侧为舌骨肌和下颌骨内表面的前部，内侧为颏舌骨肌[2,3]。

小唾液腺不单独勾画。口腔、唇、软腭和颊部的照射会影响这些腺体的唾液分泌功能。口腔的勾画将在本章后面的章节中详细说明。

（二）勾画

唾液腺的勾画如图 2-1 和图 2-2 所示。

（三）剂量限制

唾液腺的平均剂量与唾液功能有关，许多研究建议腮腺的平均剂量为 20～30Gy[4-7]。此外，Eisbruch 等[4]建议腮腺 V_{15} < 66%～67%、V_{30} < 43%～45%、V_{45} < 24%～26%。常规分割剂量 < 10～15Gy 对腮腺唾液功能的影响最小。剂量在 20～40Gy 时唾液腺功能逐渐下降，超过 40Gy 后下降 >75%[5, 8]。需要注意的是，虽然放疗期间腮腺内侧的位置变化很小，但腮腺外侧边缘收缩导致整个腺体的平均剂量增加[7]。保护至少一侧腮腺或一侧颌下腺可以降低口干症的发生[9]。

腮腺受到 7.2Gy 照射剂量时可使唾液流率减半，受到 36Gy 照射可使唾液流率降至最低点，放疗结束后唾液流率进一步减少，在接下来的 2 年内未见恢复[10]。关于放疗剂量对口干症影响的一项大样本研究报道称，平均受照剂量为 39Gy 时 1 年的口干症发生风险为 50%，没有阈值剂量[11]。作者建议腮腺平均限制剂量为 20Gy 以降低口干症的风险。另一方面，使用保护腮腺的 IMRT 技术，腮腺平均剂量 34Gy，与 3 个月的时候相比，放疗后 2 年患者的唾液腺功能得到了改善[12]。通过与 2D-RT 比较的随机试验进一步证实了 IMRT 可以保护唾液腺功能[13, 14]。在一项入组 36 例腮腺癌患者的小型前瞻性研究中，患者生活质量在术后放疗期间恶化，但在放疗后 1 年恢复到基线水平[15]。

保护颌下腺也可以降低口干的发生风险。MurdochKinch 等[16]的研究报道，颌下腺的平均剂量 >40Gy 会降低与特定腺体相关的唾液腺功能。研究还显示，如果腮腺平均剂量为 30Gy，颌下腺的平均剂量与 0Gy 时比较，受量为 50Gy 时，口干的风险增加 20%[17]。此外，通过手术将颌下腺移出高剂量放疗野可保护 30% 的治疗前刺激性唾液腺功能[18]。

Blanco 等[5]报道，双侧腮腺接受平均剂量 >25Gy 的患者的唾液功能较差，< 25Gy 的患者的唾液容量通常超过 25%。Meirovitz 等[19]建议，对侧腮腺接受的 >40Gy 体积应小于 33%，以便在放疗 24 个月后完全恢复唾液分泌功能。根据现有数据，临床正常组织辐射效应定量分析（quantitative analysis of normal tissue radiation effects in the clinic，QUANTEC）建议一侧腮腺平均剂量 < 20Gy，双侧腮腺平均剂量 < 25Gy，以避免严重口干症，定义为长期唾液腺功能小于基线的 25%[20]。作者还报道，颌下腺的平均剂量 < 35Gy 可以降低口干症的风险。总的来说，如果靶区允许，推荐一侧腮腺平均剂量 < 26Gy，且 V_{15} < 65%、V_{30} < 45%、V_{40} < 33%[20-22]，推荐颌下腺的平均剂量 < 32～39Gy[21, 23]（表 2-1）。然而，当存在腮腺内 I b 或 II 区淋巴结转移时，保护相邻的唾液腺是不可行的，因为这将增加该部位局部失败的风险[24]。

（四）病理生理学

超过唾液腺的耐受量会导致唾液腺实质炎症和退化，从而导致唾液流量减少，这被称为口干

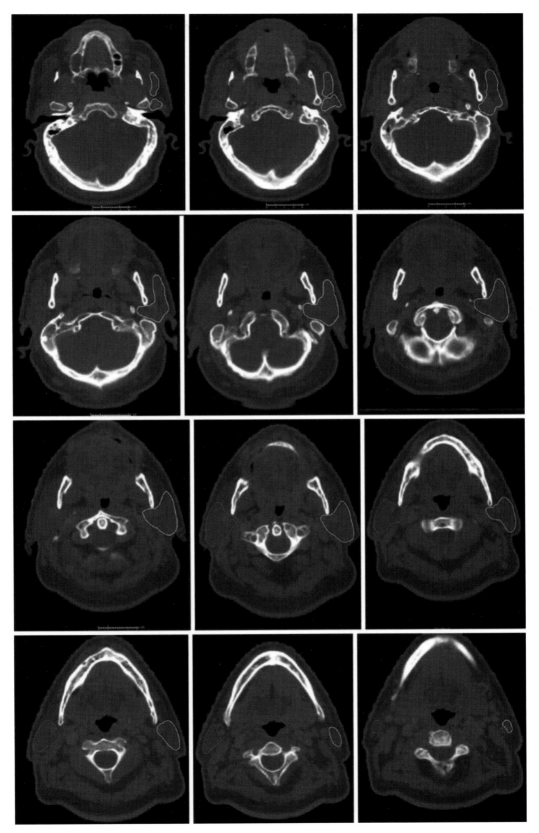

▲ 图 2-1　腮腺的勾画（彩图见书末）

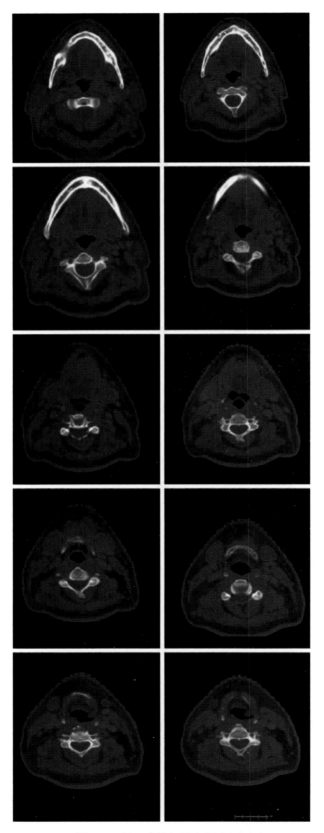

▲ 图 2-2　颌下腺的勾画（彩图见书末）

症[22]。有两种假设用来解释放射诱导的唾液腺损伤机制。第一种称为颗粒化，在这种过程中，RT 诱导脂质过氧化，对腺泡细胞分泌颗粒的膜造成损害。随后，蛋白水解酶从这些颗粒中排出，导致细胞溶解。这一假设，腺体的体积没有改变，但是分泌功能减弱了。第二个假设提到了细胞功能的丧失，这是由于水分泌受体和干细胞死亡导致细胞更新被抑制，细胞膜选择性损伤[25]。

唾液流量的减少开始于放疗的第一周，并在治疗过程中以及放疗结束后的几个月内持续甚至进展。口干症的严重程度取决于放疗野内腺体受照总剂量和体积。与患者性别、年龄或化疗的使用没有相关性[20]。然而，随着治疗前唾液腺功能受损和使用对唾液腺功能不利的药物，口干症的风险更高。腺体功能的恢复可能在放疗后大约 2 年内，甚至可恢复到 100%[4-6]。然而，在大多数情况下，口干症是不可逆转的，唾液功能可能在 5 年内增加 30%[20, 26]。

由于唾液是吞咽、味觉和语言等重要口腔功能所必需的，唾液腺功能的永久性损害会导致多种临床后果，导致生活质量的大幅下降。患者会主诉口唇干燥、口渴加剧、味觉改变、固体食物吞咽困难、唇合拢受阻、舌头灼热感、舌背表面萎缩。除了唾液产生减少外，唾液黏度也会增加，这导致口腔组织润滑受损，缓冲能力下降，导致口腔感染、龋齿风险增加，难以佩戴假牙，以及进行性牙周病。

（五）治疗

对接受放疗的患者首先建议保持口腔卫生，以减少口干症的发生风险。应该让患者去看牙医，并采取预防措施，例如规律刷牙和使用牙线，使用矿物质溶液，用氯己定和聚维酮碘等抗菌药清洗，以及使用唾液类似物如毛果芸香碱和山梨醇。机械刺激主要可通过不加糖（含

表 2-1 唾液腺的剂量限制

危及器官	平均剂量	其 他
腮腺	＜ 26Gy（每一侧）	• V_{15} ＜ 65% • V_{30} ＜ 45% • V_{40} ＜ 33%
颌下腺	＜ 32Gy	

木糖醇和山梨糖醇具有抗菌作用）的口香糖以及电刺激，针灸和高压氧舱来实现。

化学和物理辐射防护剂可以用来减少长期口干症。氨磷汀（WR-2721）是一种前体药物，在组织中被与细胞膜结合的碱性磷酸酶水解脱磷酸后成为具有活性的代谢产物 WR-1065。它是一种自由基清除剂，如果在每次放疗前给药，可以减少对正常组织的辐射影响。在一项随机Ⅲ期试验中，氨磷汀与放疗同时应用时，可减少急性和慢性 2 级或以上的口干症[27]。Munter 等[28]研究表明，氨磷汀可显著增加腮腺和颌下腺的耐受剂量，增加的平均剂量约为 9Gy。低血压和恶心可能是氨磷汀的剂量限制性毒性。最近的 Meta 分析排除了氨磷汀可能对肿瘤具有保护作用的担忧[29]。然而氨磷汀的预防效果在 2D-RT 时代就已经显现出来了，现在存在疑问的是，它在 IMRT 中是否仍然有任何益处，因为 IMRT 本身就具有显著的预防口干的作用[30-32]。目前，各治疗中心对这种放射保护剂的使用没有统一的标准建议。

目前用唾液替代品、人工唾液制剂或黏膜润滑剂暂时润湿口腔黏膜是缓解口干引起的不适的一种缓解策略。毛果芸香碱、西维美林和氯贝胆碱是副交感神经的全身性药物，用于治疗放疗引起的口干症，如果在放疗中使用，它们也可以作为放射防护剂[33, 34]。然而，这些药物的疗效需要功能组织的存在。口服毛果芸香碱后 30min 内唾液流率增加，长期服用效果最好。毛果芸香碱可能会引起多汗、恶心、头晕，以及心血管和肺部毒性。目前所有用于治疗口干症的疗法都只能提供暂时的缓解，并且需要在很长一段时间内多次应用。目前正在研究基因疗法和干细胞治疗口干症[35]。

二、颞下颌关节

（一）解剖

颞颌关节（temporomandibular joint，TMJ），顾名思义，是指下方的下颌骨与上方的颞骨之间形成的双侧滑膜关节。当两侧的 TMJ 同时活动时，可以使下颌降低和提升，向前、向后及横向移动，从而实现发声、供给营养和保持口腔卫生。在勾画该结构时，应包括下颌骨的头部，关节盘和颞骨的关节面[36]。上界是关节腔消失的地方，下界是下颌骨的头部出现的位置，或下颌骨颈切迹出现的上一层，前界是颞骨关节髁和下颌骨髁突前缘，后界是关节盂的表面，侧界是在下颌骨髁突的边缘或关节窝表面。

（二）勾画

颞颌关节的勾画如图 2-3 所示。

（三）剂量限制

颞颌关节受照剂量超过 50Gy，张口受限的风险增加[23]。Tegeh 等[37] 建议将 TMJ 的 $D_{2\%}$ 限制在 < 60Gy。其他推荐的限制剂量有 $D_{33\%}$ < 65Gy、$D_{66\%}$ < 60Gy 和 $D_{100\%}$ < 60Gy[23]（表 2-2）。据报道，70Gy 照射后牙关紧闭的发生率为 5%～38%[38, 39]。

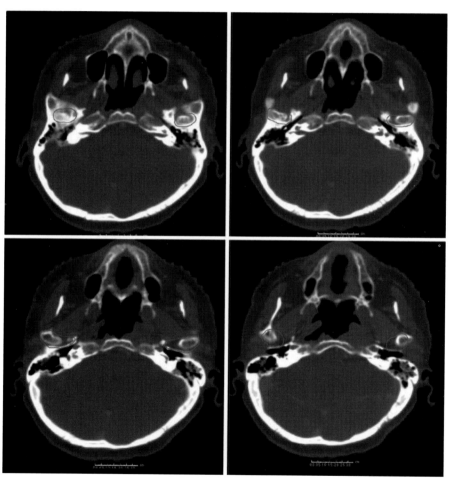

◀ 图 2-3 颞颌关节的勾画
（彩图见书末）

表 2-2 颞颌关节的剂量限制

危及器官	平均剂量	其 他
颞颌关节	< 50Gy	• $D_{2\%}$ < 60Gy • $D_{33\%}$ < 65Gy • $D_{66\%}$ < 60Gy • D_{max} < 60Gy

（四）病理生理学

超过 TMJ 的耐受剂量会导致张口受限，甚至不能张口，这是由于咬肌紧张性收缩造成的（图 2-4）。张口受限是组织纤维化的结果，特点是由于放疗和手术导致咀嚼肌和颞颌关节周围的软骨膜变薄和滑膜液耗竭[40]。

翼外肌有两个头，上方的头部位于翼突外侧板的外表面和上颌骨的粗隆上；下方的头部起源于蝶骨大翼的颞面。它们终止于下颌骨髁突的翼状凹和颞颌关节的关节盘。它的功能是闭合嘴巴和使下颌骨突出，而下方的头部负责张开嘴巴。

翼内肌起自翼窝，翼突外侧板，部分起于腭骨锥体突。它终止于下颌角和翼状粗隆的内侧。它的收缩可以使嘴巴闭合。咬肌由两部分组成。颧弓上部从颧弓下缘和颧弓的前 2/3 开始，止于咀嚼粗隆水平的下颌角的上部。深部起于颧弓后 1/3，至颧弓内

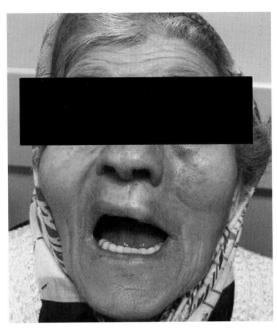

▲ 图 2-4　1 例放疗后张口困难的患者

侧，止于下颌升支外表面。它的收缩还可以使嘴巴闭合。颞肌也起着闭嘴和下颌后移的作用。翼肌剂量＞50Gy 会导致 24% 的张口受限风险[37]。张口受限会导致疼痛、说话困难、营养不良和牙齿卫生差等并发症。使用调强放疗，张口受限发生风险为 5%[38]。

（五）治疗

对于张口受限没有药物治疗。高压氧治疗、己酮可可碱或肉毒杆菌毒素注射到咀嚼肌未显示出令人信服的结果[35]。肉毒杆菌毒素可以有效减少与张口受限相关的肌肉痉挛产生的局部疼痛，但不是长久之计。全麻下强制张口可以改善张口受限，但也不是长久之计，有相当大的骨折和邻近软组织撕裂的风险。然而，由经验丰富的理疗师进行伸展锻炼可能会增强肌肉力量、改善颞颌关节的活动性、灵活性和弹性以及改善血液循环[41]。对物理治疗无效的患者，如果颞颌关节内没有肿瘤，可以选择手术治疗（冠状切除）。

三、口腔

（一）解剖

口腔作为一个危及器官，包括舌背侧和腹侧（包括舌根部）、口底以及硬腭和软腭，这被命名为 "扩大的口腔"。为了勾画简单和一致性，扩大口腔被定义为下颌骨和上颌骨之间和后方的结构。这些骨骼前方和侧方的黏膜分别包含在唇和颊部黏膜的勾画中。口腔的上方是硬腭黏膜和上颌骨附近黏膜，后方是舌根和舌骨的黏膜，前下方是舌骨肌和二腹肌前腹的黏膜，前方和侧方是下颌骨和

放射肿瘤学急性与晚期毒性的防治：放射肿瘤学中的毒性管理

Prevention and Management of Acute and Late Toxicities in Radiation Oncology:Management of Toxicities in Radiation Oncology

上颌骨内表面的黏膜，后方是软腭、悬雍垂和舌根[3]。口腔中任何可能存在的任何空气都不包括在此结构内。

（二）勾画

口腔的勾画如图2-5所示。

（三）剂量限制

建议口腔平均剂量 < 30Gy、V_{20} < 80%、V_{30} < 46%[23,42]。其他建议包括 V_{45} < 40% 和 V_{50} < 20%[43]（表2-3）。

（四）病理生理学

放疗诱导的口腔黏膜上皮基底细胞丢失会导致口腔黏膜炎（图2-6）。不良的口腔卫生、牙周龋齿、营养不良和烟酒，以及较高总剂量和分次剂量的放疗，同步化疗和既往手术都会增加黏膜炎风险。黏膜炎的症状通常开始于放疗的第3周，可持续到放疗结束后1个月，如果同时进行化疗，甚至可以持续更长时间。最初的体征是放疗野内黏膜发白，但可进展为斑片状或慢性黏膜炎。其他症状和体征包括压痛、疼痛、红斑、水肿和吞咽困难。可能会出现假膜和因黏膜脱落而导致疼痛的溃疡表面。口腔念珠菌病是头颈部癌患者接受放疗时口咽部的一种常见感染。这种感染可能会加重黏膜炎，因为酵母菌常定植在受损的黏膜上。受损黏膜通常在放疗完成后很快愈合。

口腔照射可能导致味蕾萎缩和退化。味蕾对辐射很敏感，甜、酸、咸或苦的感觉都会受到影响。味觉改变的发生率取决于放疗剂量。有些患者在治疗后的几个月内得到恢复，但也可能发生持续性的改变。

黏膜炎的国际评分标准有好几种。最常用的量表之一来自美国放射肿瘤协作组（radiation therapy oncology group，RTOG），该评分系统有四个等级[44]：Ⅰ级口腔黏膜炎定义为不需要镇痛药的轻度疼痛；Ⅱ级定义为片状黏膜炎或需要使用镇痛药；Ⅲ级定义为持续性黏膜炎或需要使用麻醉性镇痛药；Ⅳ级定义为黏膜炎合并溃疡、坏死或出血。世界卫生组织评分标准包括基于临床医生观察和患者报告的功能性症状的四个等级[44]。国家癌症研究所的不良事件通用术语标准（National Cancer Institute–common terminology criteria for adverse events，NCI–CTCAE）经常用于记录癌症治疗引起的副作用[44]。这个定义为1级为轻度或无症状黏膜炎，2级为中度疼痛或溃疡不影响进食，3级为重度疼痛影响进食，4级为有危及生命的黏膜炎，5级为死亡。

（五）治疗

应提醒患者尽量减少烟草、酒精或磨损不良的假牙对黏膜的影响。应给患者提供口腔卫生和口腔护理方面的说明。多国癌症支持治疗协会和国际口腔肿瘤学会黏膜炎研究小组（Mucositis Study Group of the Multinational Association of Supportive Care in Cancer and International Society of Oral Oncology，MASCC/ISOO）已发布了癌症治疗之后的预防黏膜炎的临床实践指南，其中包括标准化的口腔护理方案，包括使用软牙刷刷牙、牙线，并且在治疗期间建议使用非药物冲洗（盐水或碳酸

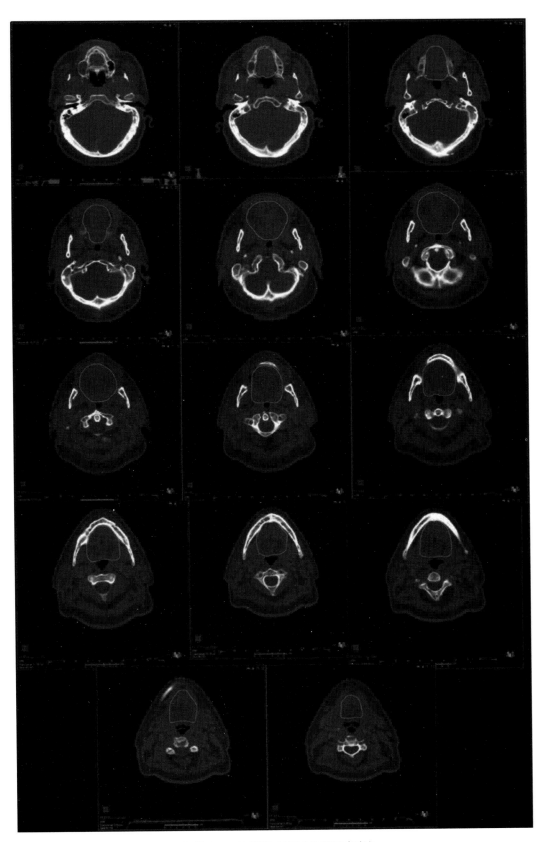

▲ 图 2-5　口腔的勾画（彩图见书末）

表 2-3　口腔的剂量限制

危及器官	平均剂量	其　他
口　腔	< 30Gy	• V_{20} < 80% • V_{30} < 46% • V_{45} < 40% • V_{50} < 20%

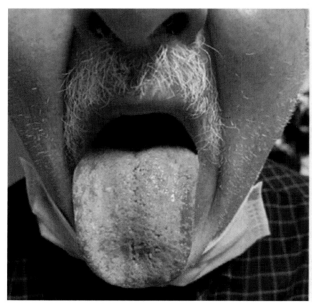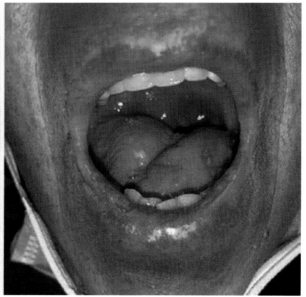

▲ 图 2-6　放疗后黏膜炎

氢钠冲洗）[45]。口干症导致的唾液分泌功能下降可能会导致食物和残渣堆积，这需要更频繁地进行口腔卫生清洁。饭后清洁口腔很重要。经常用 0.9% 的生理盐水冲洗口腔（每日 4～6 次）是许多中心的普遍做法。使用干燥剂，如酒精或甘油类产品可能获益。需要在放疗开始前几周进行细致的牙科评估，以便在有拔牙等有创性口腔手术的情况下，有足够的组织愈合时间。除了严格的牙齿卫生，还有许多药物用于预防口腔黏膜炎的发展，大多是在临床评估中，如帕利夫明、杜斯奎蒂德、GC4419、可乐定、苄达明、低强度激光疗法，以及天然药物，包括植物提取物、麦卢卡蜂蜜、维生素 A、芦荟、洋甘菊和谷氨酰胺[46]。

如果发生黏膜炎，生理盐水和碳酸氢盐灌洗可用于非持续性黏膜炎的治疗。

起初，患者可以使用非处方镇痛药治疗，但一旦患者发展为 Ⅱ 级或 Ⅲ 级黏膜炎，他们通常需要麻醉性镇痛药来充分控制疼痛。外用利多卡因也可以用来缓解口腔不适。局部抗真菌药物如制霉菌素和克霉唑可用于口腔念珠菌病的治疗。

必要时也可使用全身性抗真菌药物，如氟康唑和酮康唑。如果味觉受到影响，应该指导患者咀嚼食物的时间更长，以便食物更多地接触味蕾。此外，由于味觉和嗅觉是相互关联的，所以可以建议在用餐前闻一闻食物。患者的营养状况也应该得到优化。吞咽困难和黏膜炎的同时发生可导致明显的营养障碍，需要静脉补水和肠外营养补充。

四、前庭耳蜗神经

（一）解剖学

前庭耳蜗神经是由前庭神经和耳蜗神经共同组成的第Ⅷ对脑神经，两者在功能上都属于单纯感觉神经。前庭耳蜗神经传导来自内耳结构的特殊躯体传入纤维。耳蜗神经传导听觉，而前庭神经负责平衡、空间定向和运动觉。耳蜗神经起源于位于内耳耳蜗的螺旋器，进入内耳道，与前庭神经汇合形成前庭耳蜗神经，然后沿着前庭神经穿过内耳道到达颅后窝，穿过脑桥池，然后与面神经（facial nerve，CN Ⅶ）一起进入脑干的脑桥小脑角，信息进一步传递到丘脑和颞叶的听觉皮质。另一方面，前庭神经来源于膜迷路内的感觉感受器。大部分前庭神经纤维终止于脑干的前庭核内，但有些纤维没有经过突触传递，直接传入到脑干的网状核，也有些直接传入到小脑核。

神经本身在影像上无法显示，因此可以将神经起源的耳蜗勾画出来代替[23]。建议在 CT 的骨窗上勾画至少两层[36]。耳蜗位于内耳道的前方和侧面。内耳由两部分组成：骨迷路和膜迷路，骨迷路前部由一系列小骨腔组成，中部是前庭，后部是半规管；膜迷路位于前庭的中央，由球囊和连接 3 个半规管的椭圆囊组成。在前庭的另一侧，耳蜗被三个通道贯通：紧靠前庭窗的前庭阶、紧靠圆窗的鼓膜阶和耳蜗管。骨迷路和膜迷路分别主要负责听力和平衡。

耳蜗的勾画边界：上方为颞骨岩尖，下方为颈动脉管，外侧为鼓室中壁，内侧为颞骨岩尖，前方为颞骨岩骨前表面和上表面，后方为内耳道前表面。耳蜗可以作为一个危及器官单独勾画，或者与内耳道勾画在一起。

（二）勾画

前庭耳蜗神经的勾画如图 2-7 所示。

（三）剂量限制

内耳剂量＞60Gy 时可观察到感音神经性听力损失。Bhandare 等[47] 报道，内耳接受 60.5Gy 照射的患者中有 37% 临床上出现听力损失，而接受较低剂量照射的患者中仅有 3%。Chan 等[48] 报道，鼻咽癌患者接受放疗和同步化疗的高频听力损失率明显高于单纯放疗患者（55% vs.33.3%），低频听力损失率差异无统计学意义（7.9% vs.16.7%）。大多数听力损失出现在 4000Hz 以上，而日常使用频率在 1000～3000Hz。在一项前瞻性研究中，放疗后 2 年，≥ 10 分贝的听力损失患者中 40% 为 8000Hz，50% 为 3000Hz[49]。作者建议阈值剂量为 45Gy，频率≥ 2000Hz，这也取决于年龄和基线听力。感音神经性听力损失的耳蜗和咽鼓管的平均阈剂量在 40～50Gy[48-50]。放疗后 1.5～2 年的时间，听力损失水平趋于稳定。关于前庭损伤的剂量 – 反应关系尚未报道[51]。

其他报道推荐耳蜗的 $D_{2\%}$ ＜ 40Gy，最大剂量＜ 60Gy，平均剂量≤ 40～45Gy 或＜ 35Gy，甚至≤ 10Gy[52, 53]。一般来说，平均剂量应尽可能低，在所有情况下，应保持＜ 40Gy（表 2-4）。如果出现其他导致听力损失的风险因素，如年龄较大、先前存在的听力缺陷或同时接受铂类化疗，则应进

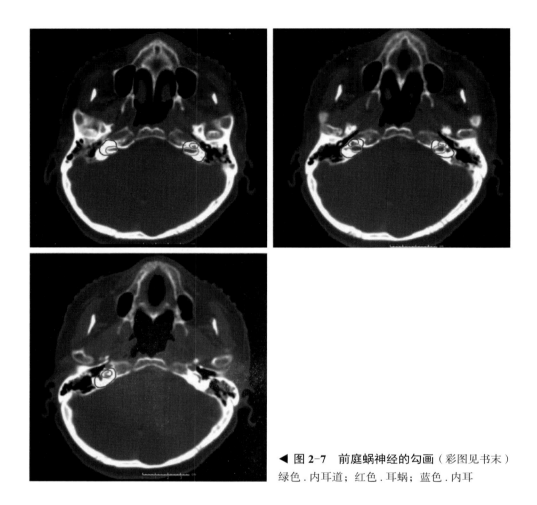

◀ **图 2-7　前庭蜗神经的勾画**（彩图见书末）

绿色 . 内耳道；红色 . 耳蜗；蓝色 . 内耳

一步降低该剂量 [54, 55]。在大分割方案中，对耳蜗最大剂量的建议为：单次分割＜ 9～10Gy，3 次分割＜ 17Gy，5 次分割＜ 23～25Gy[23, 56, 57]。

（四）病理生理学

在听觉生理学中，外耳收集、传递和放大声波，使耳迷路向中耳振动。声波的能量转化为中耳骨结构的机械振动，动力脉冲传递到耳蜗内，引起外淋巴振动。声波通过耳蜗管膜迷路中的内淋巴传播，使隔离耳蜗阶的膜振动。这振动刺激听觉系统的毛细胞，产生电信号，该电信号沿着听觉神经传递到听觉皮质。放疗对内皮和神经结构都有负面影响。在放疗开始后的几周或几个月内，内耳的照射导致感觉神经元细胞的萎缩和液体空间的纤维化和骨化。此外，放疗还导致神经结构的萎缩和退化，并产生炎症介质，表现为皮质神经节和耳蜗神经的退化和萎缩，导致耳道内耳蜗神经

表 2-4　耳蜗剂量限制

危及器官	平均剂量	其　他
耳　蜗	＜ 40Gy	• D_{max} ＜ 60% • $D_{2\%}$ ＜ 40Gy

的水肿和压迫[47, 51]。症状包括耳鸣、迷路炎、平衡失调性眩晕和感音神经性聋，这些都会导致认知障碍，最终导致生活质量下降。血管功能不全（内皮的改变）被认为是感音神经性听力损失的病因。

超过 30% 接受头颈部放疗的患者可检测到感音神经性听力损失，使用基于顺铂的同步化疗后，风险增加至＞40%[48, 58]。

（五）治疗

对于放疗引起的感音神经性听力损失没有标准的治疗方法。保守的措施包括系统应用类固醇，以改善放疗引起的内耳的炎症和水肿，并减少由于炎症肿胀引起的听神经压迫[35]。高压氧治疗可用于血管损伤和缺血。对于放疗引起的双侧重度感音神经性耳聋患者，人工耳蜗植入是一种可行的康复选择。没有关于耳蜗植入手术对前庭功能和平衡产生不良反应的报道[59]。

五、下颌骨

（一）解剖学

下颌骨是一种马蹄形、中线对称的骨头，下牙齿位于其中。它分为三个部分，即体部和由两个下颌角连接的两个下颌支。下颌骨的头部通过 TMJ 与颞骨的关节窝和关节结节相连。这些不相称的结构由一个关节盘隔开[36]。

勾画时，下颌骨定义为包括牙槽但不包括牙齿的整块下颌骨[3, 23]。轮廓勾画时，建议使用 CT 骨窗设置[3]。

（二）勾画

下颌骨的勾画如图 2-8 所示。

（三）剂量限制

根据靶区位置，下颌骨的 $D_{2\%}$ 应该＜65Gy[60]。有牙齿和无牙齿的患者如果平均剂量分别大于 60～65Gy 和 60Gy，5 年内发生放射性骨坏死（osteoradionecrosis，ORN）的风险增加 5%（TD 5/5）[23]（表 2-5）。建议最大剂量为 65Gy。Cooper 等[61] 报道，剂量＜65Gy 时没有发生 ORN，但剂量＞75Gy 时 ORN 的发生率为 80%，有牙齿的患者比无牙患者更常见。

（四）病理生理学

超过下颌骨的放疗剂量会导致骨细胞损伤、哈弗系统和骨膜的小血管损伤和纤维化，从而对骨骼抵抗创伤和避免感染的能力产生负面影响[62, 63]。由于受损的骨骼失去了自我修复能力，病理性骨折可能会伴随着疼痛、瘘管、感染和感觉丧失而发生。下颌骨易发生这种风险的因素是因为末梢血管原因（放疗诱导的纤维化没有被面部动脉所补偿，而下牙槽动脉发生纤维化）和骨化特性（在最常受损的臼齿和前臼齿区域骨密度较高）[63-65]。患者表现为下颌骨疼痛和局部

放射肿瘤学急性与晚期毒性的防治：放射肿瘤学中的毒性管理

Prevention and Management of Acute and Late Toxicities in Radiation Oncology:Management of Toxicities in Radiation Oncology

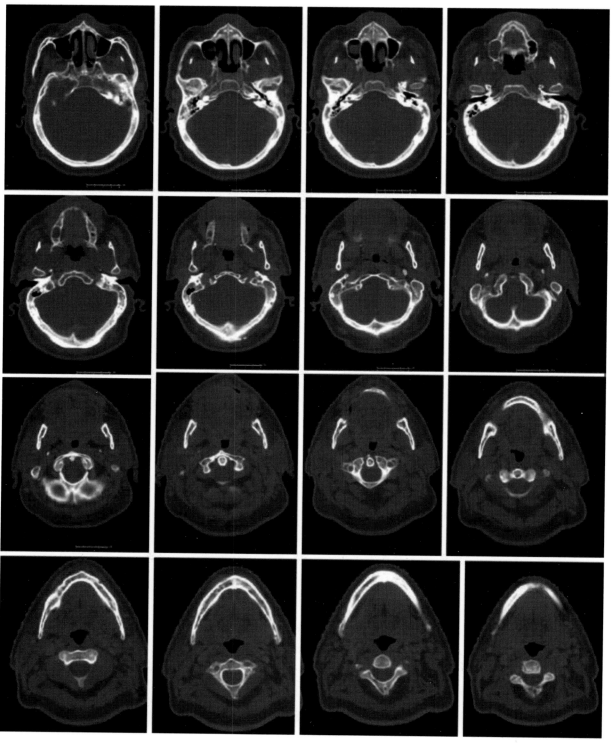

▲ 图 2-8　下颌骨的勾画（彩图见书末）

表 2–5 下颌骨剂量限制

危及器官	平均剂量	其 他
下颌骨	＜60～65Gy	• $D_{2\%}$＜65Gy • D_{max}＜65Gy

裸露，伴有脓性分泌物，有时伴有瘘管形成（至黏膜或皮肤表面）。随着创伤、口腔感染和原发性肿瘤与下颌骨的关系紧密性增高，ORN 的发生风险随之增加。ORN 通常发生在诊断头颈部癌后的前 3 年内。放疗后下颌 ORN 的发生率为 1～5%[66]。放疗后拔除上颌后牙可使得 ORN 风险增加[67]。

（五）治疗

可以通过保持细致的口腔卫生、消除创伤、当义齿承载区位于坏死区域内时避免使用可拆卸假牙、保持足够的营养摄入以及戒烟酒来预防下颌 ORN。如果无法保留牙齿，放疗后拔牙应谨慎进行，因为有引发 ORN 的风险。拔牙后应进行缝合，并进行抗生素预防。如果发生感染，应局部或全身使用抗生素。止痛药可用于疼痛管理。可以行疏松骨质的局部切除。

己酮可可碱、生育酚和氯膦酸盐可用于克服 TMJ 的纤维化[35]。己酮可可碱是一种甲基黄嘌呤衍生物，可抑制成纤维细胞增殖、细胞外基质产生和胶原酶活性刺激。生育酚（维生素 E）是一种抗氧化剂，通过下调前胶原基因表达和保护细胞膜免受脂质过氧化而作为自由基清除剂。这些药物可以抑制 TNF-α 和 TGF-β 的抗炎作用。氯膦酸盐是一种二膦酸盐，直接激活成骨细胞，降低破骨细胞的活性，导致骨吸收抑制，骨合成增加，成纤维细胞增殖减少。

如果这些治疗失败，并且患者出现进行性疼痛，则可以进行高压氧治疗以增加受照射组织的氧合，增加血管生成，增加成骨细胞再增殖和成纤维细胞功能。对于骨折和（或）出现瘘管的严重病例，可选择手术切除和重建受照射的下颌骨[35]。

六、处方示例

（一）牙齿和口腔黏膜预防

• 0.12% 葡萄糖酸氯己定口腔冲洗液（Peridex®）：15ml（标在杯子中），每日 2 次，刷牙后 30s 进行口腔冲洗。

• 聚维酮碘口腔防腐剂 1%（倍他定漱口水）：每日漱口 30s，每 2～4h 一杯。

（二）口干症预防

• 氨磷汀（Ethyol®）：200mg/m²，每日 1 次，静脉注射 3min，在标准分次放疗前 15～30min 开始。

放射肿瘤学急性与晚期毒性的防治：放射肿瘤学中的毒性管理

Prevention and Management of Acute and Late Toxicities in Radiation Oncology:Management of Toxicities in Radiation Oncology

（三）口干症治疗

- 盐酸毛果芸香碱：每日 3 次，口服，每次 5mg（片剂），根据治疗反应和耐受性滴定，每日最多 15～30mg（每剂不超过 10mg）。不间断使用至少 12 周，以获得最大效益。
- 氯贝胆碱：10～50mg，每日 3 次或 4 次。效果通常在 30min 内开始，在 60～90min 内达到最大值，并持续约 1h。
- 盐酸西维美林（Evoxac®）：30mg，每日 3 次。

（四）口腔黏膜炎预防

- 帕利夫明（Kepivance®）：60μg/（kg·d）静脉注射，在骨髓毒性治疗前连续注射 3 天，治疗后连续注射 3 天，共 6 次。前 3 剂在骨髓毒性治疗前给药，第 3 剂在骨髓毒性治疗前 24～48h 给药。最后 3 剂在骨髓毒性治疗完成后给药。
- 盐酸苄达明 0.15% 溶液（Tatum®）：≥ 15ml 漱口或冲洗至少 30s，每日 3～4 次。
- 谷氨酰胺（Abound®）：用液体溶解后，每日 2 包。

（五）抗真菌治疗

- 局部
  - 利多卡因（Xylocaine®）：单剂量不超过 10g（500mg 利多卡因碱）。24h 内给予的总最大剂量不应超过 20g（1000mg 利多卡因碱）。
  - 克霉唑：每日 2 次，轻轻按摩患处及周围皮肤区域。
- 全身性
  - 氟康唑（Diflucan®）：第 1 天 200mg，然后每日 100mg，应持续至少 2 周，以降低复发的可能性。
  - 酮康唑（Nizoral®）：每日 200mg（1 片）。如果出现临床反应，剂量可增加至 400mg（2 片），每日 1 次。

（六）听力损伤

- 糖皮质激素：地塞米松（Kordexa® 或 Dekort®），每日 4～16mg。

（七）TMJ 治疗

- 己酮可可碱（Trental®）：1 片（400mg），每日 3 次，随餐服用。持续至少 8 周，平衡消化和中枢神经系统的不良反应。
- 生育酚：15mg，口服，每日 4 次，不应超过 1000mg/d。
- 氯膦酸钠（Bonefos®）：起始剂量为每日 1600mg，如果临床需要，可增加剂量，但不建议每日超过 3200mg。治疗的持续时间建议为终生。

第 3 章　头颈部肿瘤放疗的毒性管理（二）
Toxicity Management for Head and Neck Tumors in
Radiation Oncology–Ⅱ

Pervin Hurmuz　**著**

闫洪江　张　棚　**译**　范廷勇　**校**

一、咽缩肌

（一）解剖

咽上起自颅底，下达环状软骨平面下缘。根据相对位置划分，咽缩肌分为上咽缩肌、中咽缩肌、下咽缩肌，它们呈叠瓦状排列。当吞咽时，各咽缩肌自上而下，依次进行连续的、不自主的收缩使得咽腔在头脚方向可以保持关闭，同时可以交替地打开以供呼吸和说话[1]。

上咽缩肌起自舌根侧方、翼内板、翼下颌裂、翼钩及下颌舌骨肌线的后端。它嵌入咽缝，在吞咽过程中收缩将软腭移向咽后壁，从而阻止食团向上移动。中咽缩肌起自茎突舌骨韧带和舌骨的大、小角。它沿着咽缝呈扇形展开，但这块肌肉很少到达咽顶（向上）或甲状软骨（向下）。在吞咽过程中，这些肌纤维的收缩会缩紧并关闭咽部，从而推动食团向下移动。下咽缩肌起自环状软骨和甲状软骨，与环甲肌交叉。它嵌入咽缝，在吞咽时与咽上缩肌和咽中缩肌协同收缩，将食团推向食管。研究发现下咽缩肌的部分下端肌纤维与环甲肌的肌纤维融合在一起，故认为咽下缩肌是功能性上食管括约肌的一部分[1-6]。

根据其解剖位置，咽肌接受颈外动脉分支的血液供应。咽升动脉通常供应咽部的所有肌肉。此外，咽缩肌还接受面动脉扁桃体支和甲状腺下动脉的肌支的血液供应。

（二）勾画

有几个不同版本的勾画指南可供参考。为了简便及重复性好，咽缩肌可以被作为一个危及器官勾画（图 3-1 至图 3-3）。上界为翼板尖下缘[7]、枕髁[8]或 $C_1 \sim C_2$ 间隙水平，下界为环状软骨下缘。表 3-1 总结了咽缩肌的解剖边界。

（三）剂量限制

除咽后淋巴结出现转移和（或）咽后壁受累的病例外，建议将未受累的咽部的平均剂量降低至 40Gy 以下。关于咽缩肌剂量限制的相关文献汇总如表 3-2 所示。根据这些数据，放疗中限制咽缩肌的平均剂量＜ 55Gy 可有效地降低长期吞咽困难发生的风险。

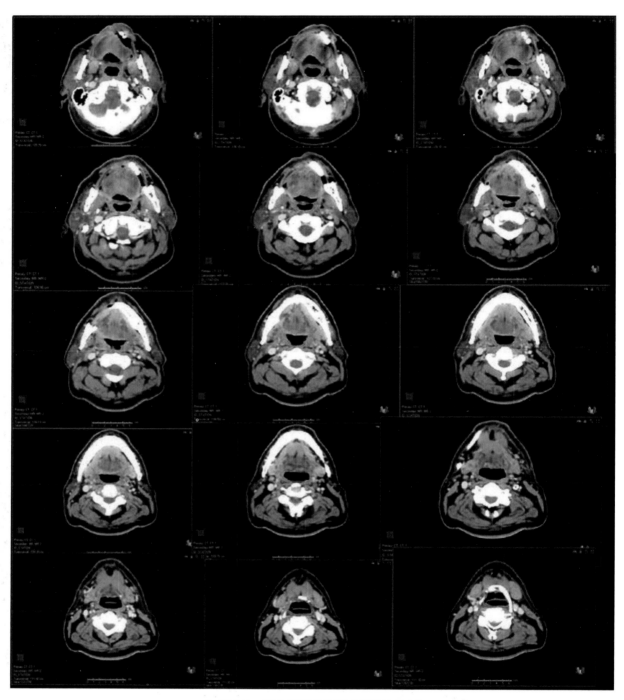

▲ 图 3-1　咽上缩肌的勾画（彩图见书末）

（四）病理生理学

　　吞咽困难是进食时吞下困难。虽然大多数头颈部肿瘤患者在治疗前因肿瘤的局部影响而出现吞咽困难，但也有部分患者在放化疗后出现吞咽功能的减退。如果在放疗时不重视喉部和咽缩肌的剂量限制，随着生存时间的延长，部分患者会发展成吸入性肺炎。

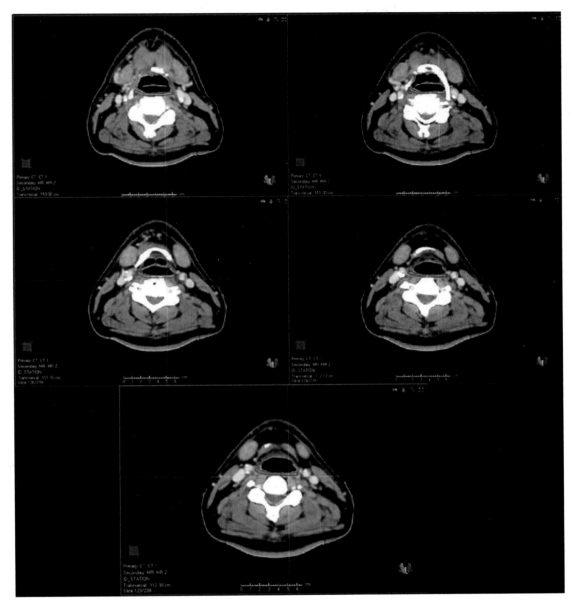

▲ 图 3-2　咽中缩肌的勾画（彩图见书末）

　　放疗引起的正常组织损伤，包括水肿、神经损伤和纤维化，可能会导致吞咽困难。急性毒性反应，如黏膜炎和水肿，通常会在治疗过程中就影响正常吞咽功能，但大多数患者在治疗后几个月内会有明显的缓解。然而，咽部肌肉的神经损伤和纤维化可能会在治疗完成后很长一段时间内持续存在或加重，并永久性地损害吞咽功能[15]。

（五）治疗

　　预防是最有效的方法，可以通过制订精细的治疗计划来实现。喉的声门上区和声门区如未受肿瘤侵及，应被视为危及器官。双侧颈部放疗时，喉部平均剂量应控制在 35Gy 以下。如果可能，最好有言语病理学家协助进行评估放疗计划。

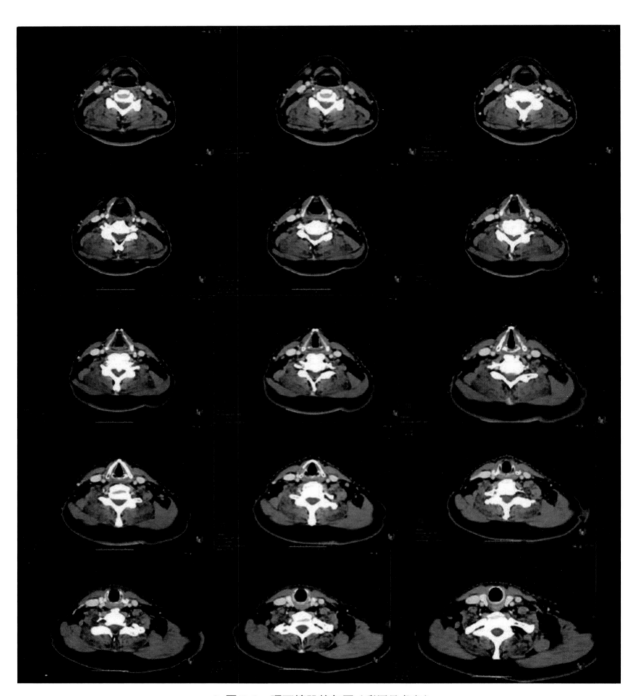

▲ 图 3-3 咽下缩肌的勾画（彩图见书末）

二、喉

（一）解剖

喉是位于食管和颈椎前方的颈部中线结构。它由内面覆盖黏膜的软骨骨架和喉内、外肌组成。喉通过软组织附着在颈前的舌骨上。喉部骨骼由九块软骨组成：成对的杓状软骨、小角软骨、楔状

表 3–1　咽缩肌的解剖边界 [9]

器　官	上　界	下　界	前　界	后　界	外　界
咽上缩肌	翼板尖下缘	舌骨上缘	鼻咽、口咽、喉咽、舌根	头长肌、颈长肌、颈椎椎体	颈动脉鞘
咽中缩肌	舌骨上缘	舌骨下缘	喉咽	头长肌、颈长肌、颈椎椎体	舌骨
咽下缩肌	舌骨下缘	环状软骨下缘	喉咽或环状软骨	头长肌、颈长肌、颈椎椎体	甲状软骨或甲状腺

表 3–2　咽缩肌的剂量限制数据汇总

研　究	患者例数	研究类型	随访时间（个月）	咽缩肌受量	研究终点
Schwartz 等 [10]	33	前瞻性，口咽癌	6～24	上咽缩肌： • $V_{55} < 80\%$ • $V_{65} < 30\%$	吞咽功能障碍
Caglar 等 [11]	96	回顾性，口咽癌（44%），喉咽/喉（17%）	10（中位）	下咽缩肌： • $D_{mean} < 54Gy$ • $D_{60} < 52Gy$ • $V_{50} < 51\%$ 上咽缩肌： • $D_{mean} < 63Gy$（吸气相）	误吸，狭窄
Caudell 等 [12]	83	回顾性，口咽癌（53%），喉咽/喉（28%）	12（最短）	下咽缩肌： • $V_{60} < 12\%$	经皮内镜胃造口管植入，误吸
				上咽缩肌： • $V_{65} < 33\%$ 中咽缩肌： • $V_{65} < 75\%$	食管上括约肌狭窄需要松解
Eisbruch 等 [13]	73	回顾性，口咽癌（100%）	36（中位）	咽缩肌： • $D_{mean} = 63Gy$（TD_{50}） • $D_{mean} = 56Gy$（TD_{25}）	误吸
Li 等 [14]	39	回顾性，口咽癌（64%），喉咽/喉（23%）	16（平均）	下咽缩肌： • $D_{mean} < 55Gy$ • $V_{65} < 15\%$, • $V_{60} < 40\%$	胃造口管植入

软骨和不成对的甲状软骨、环状软骨和会厌软骨。

在吞咽过程中，会厌折叠覆盖声门，防止食物堵塞气道。真声带由声带肌、韧带和黏膜组成，位于杓状软骨和甲状软骨中线之间。假（室）声带位于真声带上方，由一个称为喉室的侧隐窝与真声带隔开。喉室含有产生黏液的腺体，为自身没有腺体的真声带提供润滑液。

喉分为三个区域，即声门上区、声门区和声门下区。声门上区为真声带以上区域（包括会厌、假声带、杓会厌皱襞和杓状软骨）。声门为真声带及其下方 1cm 的区域。声门下区为声门区以下至环状软骨下缘水平。迷走神经支配喉咽。喉返神经（迷走神经的分支）支配除环甲肌以外的所有喉内肌，环甲肌由喉上神经的外支支配。以上神经通路若受到肿物的侵及，可能导致声带麻痹。

（二）勾画

除了关于口咽癌的 RTOG 1016 研究外，目前还没有关于喉勾画方法的标准化研究。在这项研究中，喉经勾画后呈"三棱柱状"，上界为舌骨下缘，下界为环状软骨下缘，前界为前连合，后界为杓状软骨。它包括舌骨下会厌，但不包括舌骨上会厌。Choi 等研究制定的喉勾画标准如下图所示[16]。喉的勾画在骨窗和软组织窗完成（图 3-4）。

1. 骨窗
- 甲状软骨：甲状软骨的两侧翼板在前方融合，呈 V 形。它后缘上的突起称为上、下角。
- 环状软骨：环状软骨构成一个完整的环形，有重要的支架作用；前面是较窄的环状软骨弓，后面是较宽的环状软骨板。上界为杓状软骨的下缘，下界为第一个气管环的上缘。
- 杓状软骨：这对"三角锥形"软骨位于环状软骨的后缘以上和甲状软骨的后内侧。
- 声门喉：其下界为杓状软骨的下缘。其前缘和侧缘被甲状软骨的后内侧缘所环绕。后界为杓状软骨前缘。
- 声门下喉由环状软骨及其包绕的腔隙和黏膜构成。自上起自声门喉下缘，向下至环状软骨下缘水平。

2. 软组织窗
- 舌骨上会厌：它是一块悬在声门入口上方的叶状软骨，位于舌骨水平以上。上方游离于口咽下部的空腔中，下方延伸至舌骨底部水平。会厌构成喉前庭的前壁。通常情况下，可以看到一个明显的脂肪平面包裹在会厌前外侧，而不是在内侧。
- 舌骨下会厌：此结构始于舌骨上会厌的下缘。向下，会厌通过韧带附着在甲状软骨角的后面，止于声门喉上方。
- 杓状会厌襞和假声带：由于没有肉眼直接观察很难将它俩区分开来，所以将它们作为一个结构进行勾画。向上，杓状会厌襞自会厌两侧连向杓状软骨，构成喉入口的两侧缘。向下，它构成声门上喉的外侧壁和梨状窝的内侧壁。
- 会厌：合并舌骨上会厌和舌骨下会厌的勾画范围。
- 声门上喉：合并会厌、杓状软骨、杓状会厌襞和假声带的前内侧壁的勾画范围。杓状会厌襞的后外侧壁构成梨状窝的内侧壁，是下咽的一部分。

建议将声门上喉、声门喉、声门下喉、甲状软骨和环状软骨统一命名为喉，作为一个结构

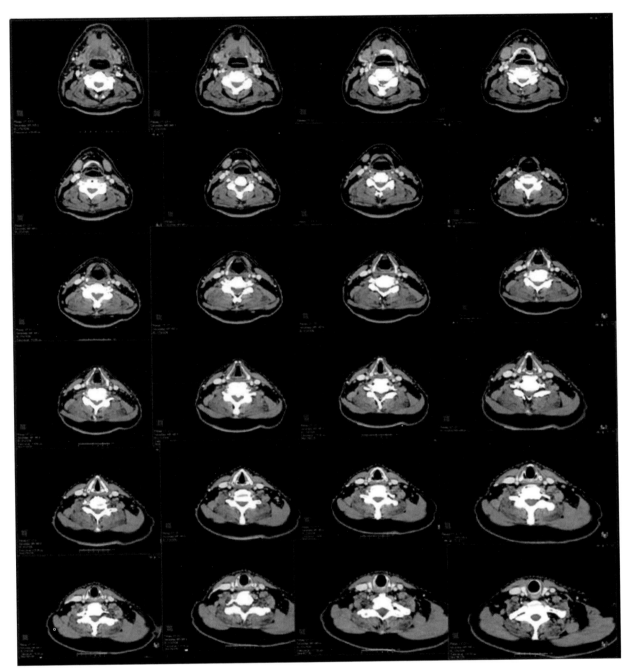

▲ 图 3-4　喉的勾画（彩图见书末）

勾画。

（三）剂量限制

　　喉水肿、误吸和发声功能障碍是喉部放疗后出现的反应。放疗后的嗓音改变可能包括音量降低、音调降低、发音的气息支持减弱、嗓音粗糙、声音嘶哑和嗓音疲劳[17]。表 3-3 显示的是当前采用的剂量限制。

表 3-3　剂量限制和研究终点

研　究	器　官	剂量限制	研究终点
QUANTEC[18]	喉	• $D_{max} < 63 \sim 66Gy$	发声功能障碍
		• $V_{50} < 27\%$ • $D_{mean} < 44Gy$ • 等效均一剂量 $< 30 \sim 35Gy$（$n=0.45$）	喉水肿
Eisbruch 等[19]	喉	• $V_{50} < 50\%$	误吸
	咽缩肌	• $D_{mean} < 60Gy$ • $V_{50} < 80\%$ • $V_{60} < 70\%$ • $V_{65} < 50\%$	
Jensen 等[20]	喉食管上括约肌	• $D_{mean} < 60Gy$	误吸

（四）病理生理学

放疗会引起无菌性炎症。头颈部黏膜这样的急性反应组织干细胞活性高，再生能力强[21]。在这些组织中，放疗诱发 p53 介导的细胞快速凋亡和迟发的继发凋亡以清除严重受损的细胞。这些变化会导致喉部黏膜出现发炎、充血和红斑等异常[22]。如果处理得当，急性放疗毒性是可逆的。

晚期放疗毒性可能是由较严重的创伤较长时间的愈合反应引起的，这种反应导致成纤维细胞过度增殖和纤维沉积，导致较重的纤维化。其他后遗症包括血管损伤、神经损伤、组织萎缩和坏死以及放疗诱发的继发性恶性肿瘤[23, 24]。

放疗后的发声障碍可能原因有充血、红斑、喉黏膜干燥、肌肉萎缩和纤维化。喉部有许多混合的浆液黏液型腺体，这些腺体对于喉部的润滑发声是必不可少的。由于放疗引起的喉部腺体萎缩，分泌物的数量和质量发生改变，导致声带润滑不良，进而出现嗓音问题[22]。

（五）治疗

放射性黏膜炎会引起疼痛不适，因此，应避免暴露于损伤黏膜的刺激性物质，如酒精和吸烟，并需要进行适当的止痛治疗。黏膜愈合通常在放疗结束后短时间内完成。

在放疗过程的前 2～3 周内，喉受照射可出现杓状软骨水肿，水肿持续加重延续至治疗结束。喉部水肿的发生率与总辐射剂量、视野大小、肿瘤分期、吸烟、化疗药物有关[22]。通常治疗后 3 周开始恢复，可能需要 6～12 个月消退。保守治疗包括减少说话，存在溃疡时可使用抗生素，适时应用类固醇药物。放疗后水肿持续超过 3 个月，提示肿瘤复发或持续存在。对于这些患者，可能需要喉切除术来处理喉水肿。放化疗后的声音治疗侧重于发音保健，直接声音治疗，帮助患者发出声音，而不使用低效的代偿行为，如增加喉部紧张和声门上收缩的情况下产生声音[17]。

（六）处方示例

- 疼痛：非甾体抗炎药，阿片类药物。
  - 轻度：布洛芬，200～800mg，口服，每 4～6 小时 1 次，必要时。最大量 3200mg/d。萘普生，250～500mg，口服。最大量 1500mg/d。
  - 严重：羟考酮，5～30mg，口服，每 4 小时 1 次，必要时。5mg、15mg、30mg 片剂。芬太尼透皮贴剂，25～100μg/h，外用，每 72 小时 1 次。
- 喉水肿：地塞米松，2～4mg/d，口服。

三、甲状腺

（一）解剖学

甲状腺是位于喉甲状腺软骨下的中线结构，通常对应 C_3～C_6 椎节。它被分成两个叶，由峡部连接。甲状腺位于胸甲状肌和胸舌骨肌后面，包裹着甲状软骨。甲状旁腺嵌在其中。颈动脉位于甲状旁腺的后外侧。

甲状腺是一个高度血管化的器官，接受来自甲状腺上、下动脉的血液。甲状腺上动脉是颈外动脉的第一个分支，它起源于甲状软骨上角附近。甲状腺下动脉于前斜角肌内缘起源于甲状腺颈干，并向甲状腺内侧延伸。甲状腺经甲状腺上、中、下静脉引流。甲状腺中、上静脉位于颈部两侧，其最终汇入颈内静脉。甲状腺下静脉引流可进入锁骨下静脉或位于胸骨柄后方的头臂静脉。

甲状腺的淋巴引流包括颈下深、喉前、气管前和气管旁淋巴结。气管旁和下颈深淋巴结，从峡部和下外侧叶接受淋巴引流。甲状腺的上部分流入上气管前淋巴结和颈部淋巴结。迷走神经构成主要的副交感神经纤维，交感神经纤维起源于交感干的下、中、上神经节。

（二）勾画

甲状腺的勾画如图 3-5 所示。甲状腺的解剖边界见表 3-4。

（三）剂量限制

甲状腺的剂量限制和甲状腺功能减退的风险见表 3-5。

（四）病理生理学

甲状腺是一种分泌维持正常代谢所必需的甲状腺激素的内分泌器官。甲状腺疾病，如甲状腺炎和头颈部放疗后导致代谢效应的甲状腺功能减退已被报道。放射性甲状腺炎被认为是滤泡上皮细胞和血管受损导致甲状腺功能减退的主要损害，晚期效应 [30]。放疗后自身免疫反应和实质细胞损伤也被报道为甲状腺损伤的原因 [31, 32]。甲状腺功能减退症的常见症状有疲劳、虚弱、畏寒、认知功能障碍、皮肤干燥、便秘和抑郁 [33]。

放射致甲状腺功能减退（radiation-induced hypothyroidism，RIH）是头颈部放疗后最常见的甲

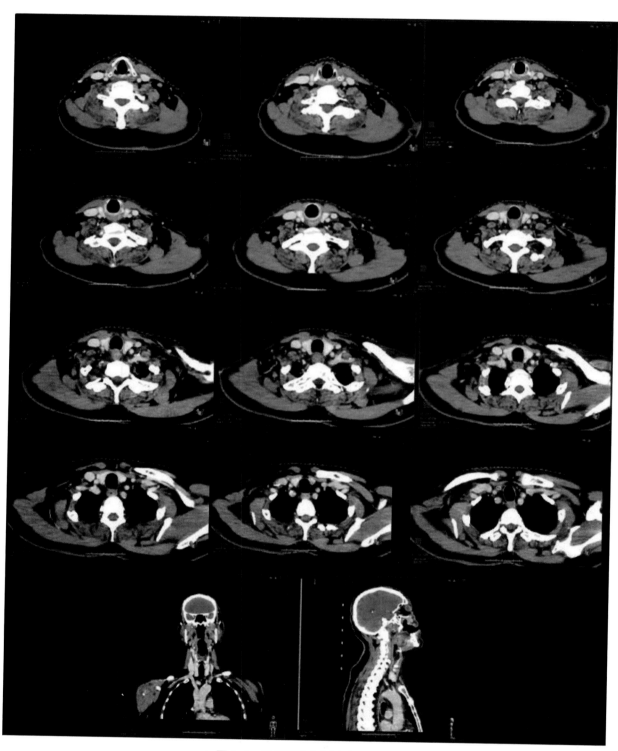

▲ 图 3-5　甲状腺的勾画（彩图见书末）

表 3–4　甲状腺的解剖边界

头　部	尾　部	前　面	后　面	侧　面	中　间
梨状窦尾缘或甲状软骨的中点	人体第五至第七颈椎	胸骨舌骨或胸锁乳突肌	颈血管或颈长肌	颈血管或胸锁乳突肌	甲状软骨或环状软骨或食管或咽部收缩肌

表 3–5　甲状腺的剂量限制和甲状腺功能减退的风险

研究者	剂　量	甲状腺功能减退的风险（%）
Emami 等[25]	< 45Gy	8
Grande[26]	< 60Gy	22.4
Kim 等[27]	V_{45} < 50%	22.8
Cella 等[28]	V_{30} ≤ 62.5%	11.5
Fujiwara 等[29]	平均值< 30Gy	10

状腺疾病，平均发病率为 20%～45%[32, 34, 35]。RIH 多为亚临床表现，无症状，仅通过促甲状腺激素（thyroid stimulating hormone，TSH）水平升高才能检测到。RIH 通常在放疗后 5 年内诊断；然而，也可能出现晚发型[36,37]。甲状腺暴露于 40Gy 以上剂量与 TSH 水平显著升高有关。此外，手术联合放疗、年龄、性别、放疗野、化疗、吸烟等因素也会影响甲状腺功能减退的发生。

甲状腺损伤的主要机制包括小血管上皮的血管作用、包膜结构纤维化的发展和滤泡上皮细胞的损伤[37, 38]。有研究表明放疗过程中血管和腺体回声均发生改变，继发急性甲状腺炎的发展与血管改变[39] 有关。晚期主要的形态学改变包括萎缩、伴有淋巴细胞浸润的慢性炎症（甲状腺炎）、血管纤维化和局灶性不规则滤泡增生。低剂量照射可导致局灶性和不规则滤泡增生、血管内皮下透明化和纤维化、淋巴细胞浸润、单发和多发腺瘤、甲状腺癌[38]。

（五）治疗

甲状腺功能减退症的生物化学特征是高血清 TSH 和低血清游离甲状腺素（serum free thyroxine，fT_4）浓度。亚临床甲状腺功能减退以高血清 TSH 和正常 fT_4 为特征，通常无症状。在评估亚临床甲状腺功能减退患者时，应考虑抗甲状腺过氧化物酶抗体（anti-thyroid peroxidas antibody，TPOAb）的测定。

指南一般推荐终身激素替代治疗（左甲状腺素），如果至少连续 2 次甲状腺功能检查后，TSH 水平高于 10mU/L，则应接受甲状腺功能减退症治疗[40]。目前甲状腺功能减退开始治疗的建议见表 3–6。应定期监测血清 TSH 和 fT_4，以诊断亚临床甲状腺功能减退，并随访替代治疗效果[37, 38]。

表 3-6　目前甲状腺激素替代治疗甲状腺功能减退的建议

组　织	推　荐	处　理
美国甲状腺协会[41]	• TSH ＞10mU/L，考虑治疗 • TSH ＜10mU/L，如果症状提示甲状腺功能减退，甲状腺过氧化物酶抗体阳性，或有动脉粥样硬化性心血管疾病的证据，心力衰竭，或这些疾病的危险因素，考虑治疗	• 当对患有显性甲状腺功能减退的年轻健康成人开始治疗时，应考虑开始使用完全替代剂量的治疗。初始治疗时50—60岁以上显性甲状腺功能减退患者，没有冠心病的证据，亚临床甲状腺功能减退症患者，应考虑甲状腺素每日剂量为50μg，初始剂量甲状腺素通常是低于显性甲状腺功能减退症所需的剂量。根据TSH升高的程度，考虑每日25～75μg剂量。进一步的调整应以临床反应为指导，并跟踪包括TSH值在内的实验室测定结果
欧洲甲状腺协会[42]	• 年龄≤70岁 　－ TSH ≥10mU/L，用LT₄治疗 　－ 有症状的TSH ＜10mU/L，开始LT₄治疗3个月的试验，然后评估治疗反应 　－ TSH ＜10mU/L无症状，观察并在6个月内重复TFT治疗 • 年龄＞70岁 　－ TSH ＜10mU/L，观察并在6个月内重复TFT 　－ TSH ≥10mU/L，如果症状明显或心血管风险高，考虑LT₄	• 典型的 *L*－甲状腺素治疗方案以每日25μg或50μg开始，随后每月或2个月调整剂量，使血清TSH维持在参考范围内（0.4～2.5mU/L）

（六）处方示例

治疗的目标是改善甲状腺功能减退症状，TSH水平正常化，治疗甲状腺肿（如果存在）而不导致医源性甲状腺功能亢进。TSH血清应保持在正常参考值范围内（通常为0.5～5.0mU/L）。

对于无心脏疾病的患者，应使用与体重相关的左旋甲状腺素，剂量约为1.5μg/（kg·d）（例如，女性75μg/d或100μg/d，男性100μg/d或125μg/d）。对于心脏病患者和老年患者，应开始服用小剂量甲状腺素，每日25μg或50μg。左旋甲状腺素的剂量应每14～21天增加25μg/d，直至达到完全替代剂量。甲状腺素应空腹服用，或晨起即服，进食前1h，或睡前、最后1次进食后2h，或更晚服用。应避免服用干扰左旋甲状腺素吸收的药物（钙、铁盐、质子泵抑制剂等），或服用左旋甲状腺素片后4h或更晚服用。开始左旋甲状腺素治疗2个月后应复查血清TSH，并相应调整剂量。对于老年人，任何治疗都应因人而异。对于轻度亚临床甲状腺功能减退患者（血清TSH＜10mU/L），治疗反应应在血清TSH达到参考范围3～4个月后进行评估。如果症状无改善，一般应停止左旋甲状腺素治疗[42]。

四、臂丛神经

（一）解剖学

颈丛是位于头颈部的复杂神经系统结构。它由上四颈神经的前分支组成；除第一根神经外，每一根神经又分成上下两支，这些支联合起来形成3个神经环。臂丛位于上四颈椎相对，肩胛提肌和中斜角肌前面，并被胸锁乳突肌覆盖。

（二）勾画

美国放射肿瘤协助组（The Radiation Therapy Oncology Group，RTOG）已经批准了一种已经开发和验证的用于描绘臂丛（brachial plexus，BP）的图谱。我们设计了[43]（图 3-6）在轴位非对比增强扫描 CT 上勾画臂丛神经轮廓的分步技术。

- 识别并勾画 C_5、T_1、T_2，等高线。
- 识别并勾画锁骨下和腋窝神经血管束并画轮廓。
- 识别并勾画从 C_5 插入到第一肋骨的前斜角肌和中斜角肌。
- 使用直径 5mm 的绘画工具绘制臂丛神经的轮廓。
- 从神经孔 C_5 开始至 T_1；这应该从椎管外侧延伸到前斜角肌和中斜角肌之间的小间隙。
- 对于没有神经孔的 CT 层面，只绘制前斜角肌和中斜角肌之间的空间轮廓。
- 继续勾画前、中斜角肌之间的空间轮廓；最终中斜角肌将终止于锁骨下神经血管束区域。
- 将臂丛作为神经血管束的后侧，下至锁骨头下一至两个 CT 层面。
- 第一和第二肋作为 OAR 轮廓的中间界限。

（三）剂量限制

RTOG 头颈部肿瘤治疗方案的臂丛神经剂量限制总结见表 3-7。

（四）病理生理学

臂丛神经支配上肢的感觉和运动功能，头颈区淋巴结阳性的治疗可能会影响臂丛神经。放疗引起的臂丛神经病变可能因单次剂量、总剂量、BP 受照体积以及同步化疗[44]而不同。

Bowen 将放射引起的 BP 病变分为急性臂丛神经病变和典型迟发性损伤。放疗结束后数天至 6 个月发生急性损伤。急性损伤的主要病理表现为放射直接神经毒性所致的炎性水肿。迟发性损伤发生在 6 个月或更晚。臂丛周围结缔组织的血管病变和纤维化最终可能导致缺血和神经脱髓鞘[45]。这种类型的放射损伤被认为是晚期纤维改变的结果，在这种情况下，肌肉纤维持续被纤维组织取代，随着肌肉变弱和萎缩，其运动性随之降低。纤维化的特征是去血管化和基质无序，破坏了界限分明的分隔结构。过多的胶原沉积最终会束缚神经干或改变神经束间或神经束内的血管网络，导致神经功能缺损（如神经病、肌病）[46, 47]。

（五）治疗

放射引起的臂丛神经病是头颈部癌（head and neck cancer, HNC）患者中一个显著的不良反应，其定义为受累神经的短暂或永久性神经损害。症状为感觉异常、疼痛、无力和运动功能障碍，影响胸部、肩部和上肢[44]。治疗是对症的。最好的方法是通过减少总放射剂量、分次剂量和靶区体积来预防放射损伤，并确定患者有无严重的合并症。对症状的处理见表 3-8。

维生素 B_1～B_6 经常被常规使用，但缺乏详细的数据。物理治疗对于维持关节功能和预防关节并发症具有重要价值。重要的是要避免因纤维化而固定神经丛的任何伸展，避免负重和剧烈运动，

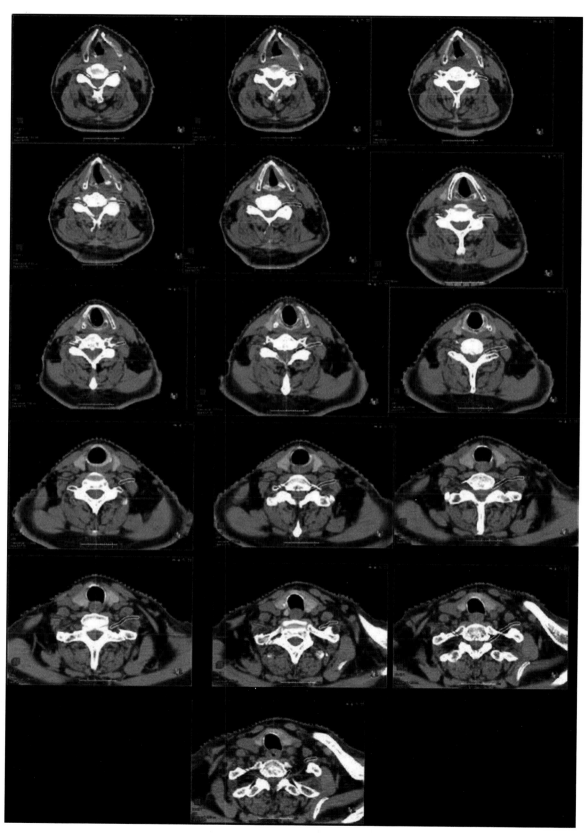

▲ 图 3-6　臂丛的勾画（彩图见书末）

表 3-7　美国放射肿瘤协作组（RTOG）头颈部肿瘤治疗方案臂丛神经剂量限制规定

研　究	剂量限制
RTOG 0435	$D_{max} \leqslant 60Gy$
RTOG 0522	$D_{max} \leqslant 60Gy$
RTOG 0615	$D_{max} \leqslant 66Gy$
RTOG 0619	$D_{max} \leqslant 66Gy$, $D_{05} \leqslant 60Gy$
RTOG 0912	$D_{max} \leqslant 66Gy$ 到放射源至少 $0.03cm^3$
RTOG 1008	若未累及低位颈部淋巴结，$D_{max} < 60Gy$；如累及低位颈部淋巴结，$< 66Gy$

表 3-8　症状的处理

症　状	处　理
疼痛	非阿片类镇痛药、苯二氮䓬类、三环类抗抑郁药和抗癫痫药
感觉异常	苯二氮䓬类药物
痉挛、绞痛	奎宁
神经兴奋过度	膜稳定化药物（卡马西平）
神经压迫相关疼痛	手术（机械分离）

这可能导致突然的神经失代偿[48]。

去除刺激有助于控制神经病变的进展[49]。首先，通过控制糖尿病和高血压等综合措施消除共发病因素；停止酗酒，避免纤维生成药物和他汀类药物（潜在的神经肌肉毒性）；并通过局部措施，包括避免任何照射野内的局部创伤，如新的手术或活检（血肿、感染）。其次，用糖皮质激素控制急性炎症，糖皮质激素对减少放射性纤维化（radiation-induced fibrosis，RIF）相关的急性炎症有价值，尽管在减少纤维化和神经损害方面缺乏任何客观疗效，但应首先用于限制纤维化体积和密度[49]。

高压氧（hyperbaric oxygen，HBO）对纤维化有益的证据尚不清楚。HBO 可减少组织水肿，刺激辐照缺氧组织中的血管生成、成纤维细胞增殖和胶原形成，而这反而可能增强纤维化特性[48]。针对血管改变和缺血，肝素和华法林常被用来试图阻止放射性坏死的进展[50]。

虽然 RIPN 的发病机制最初涉及血管机制，但纤维化和萎缩是干预治疗的主要靶点。20 年来，人们已经知道联合戊酮可可碱 - 生育酚（pentoxifylline-tocopherol, PE）可显著降低 RIF，因为它们具有协同的临床和生物学特性[51, 52]。

（六）处方示例

- 加巴喷丁（Neurontin）：一种抗惊厥药，具有抗痛觉作用。需要连续几天滴定该剂量（第 1 天 300mg，第 2 天 300mg，每日 2 次，第 3 天 300mg，每日 3 次）。

- 普瑞巴林（Lyrica）：初始：75mg，口服，每 12 小时 1 次（150mg/d）；可在 1 周内增加至 300mg/d，口服每 12 小时 1 次。如果 2～3 周后疼痛缓解不足，且可耐受剂量 300mg/d，可再次增加剂量至 600mg/d，口服，每 12 小时 1 次。

- 三环类抗抑郁药：阿米替林是一种用于某些类型的慢性和神经性疼痛的镇痛药。每日服用 65～100mg，至少 3 周。

- 选择性 5- 羟色胺 / 去甲肾上腺素再摄取抑制药：度洛西丁（欣百达），60mg /d，初始口服（单次每日给药或每 12 小时 1 次）；如果耐受性差需要考虑降低剂量。每日不要超过 60mg。

第 4 章　胸部肿瘤放疗的毒性管理

Toxicity Management for Thorax Tumors in Radiation Oncology

Teuta Zoto Mustafayev Banu Atalar　**著**

王银霞　李　莉　刘　澳　**译**　巩合义　韩安勤　**校**

一、肺

（一）解剖学

肺是填充大部分胸腔的两个海绵状结构，构成呼吸系统的实质部分，而气管和支气管形成气道。解剖学上，包括肺尖（位于第一肋上方的一部分）、三个边界和三个表面。左右肺解剖结构不对称，通常右肺较大，由三个肺叶（上、中、下叶）组成，左肺由两个肺叶（上、下叶）组成。肺叶再分为数个段。肺门位于 $T_5 \sim T_7$ 椎体水平，是血管、支气管、淋巴管和神经进出肺的汇聚处[1]。

鉴于立体定向消融放疗（sterotactic ablative radiotherapy，SABR）中已观察到的毒性类型和严重程度，描述病变位置时，除了根据上述解剖，位于中央还是周边位置也很重要。虽然不同的研究对中央型病变的定义有所不同，国际肺癌研究协会（International Association for the Study of Lung Cancer，IASLC）的定义可能更合适，其定义为中央型病变是距气道（支气管树）、食管、臂丛神经、脊髓、膈神经、喉返神经、大血管和心脏各个方向均 < 2cm 的肿瘤（图 4-1）[2]。虽然对周围型病变没有明确的定义，一般被认为是位于中央型区域以外肺部的肿瘤。

从放射肿瘤学家的角度来看，肺是并联器官，每个亚单位可以独立发挥作用，平均剂量和特定体积的剂量是毒性的决定因素，而不是最大剂量。

（二）勾画

肺癌临床试验采用的 RTOG 靶区指南[3] 强调，肺轮廓勾画需要注意以下几点。

1. 应使用肺窗勾画，以减少肺叶边缘因不同窗宽而导致的差异。

2. 左右肺可以分开勾画，但评估肺受量时应作为一个整体结构。在原发性肺癌放疗时，需要评估总肺体积的剂量，乳腺放疗时仅需评估同侧肺体积。

3. 所有膨胀、塌陷（肺不张）、纤维化和肺气肿均应勾画为肺轮廓。手动勾画耗时，且由于肺具有均匀的密度，因此非常适合自动勾画。但自动勾画不能很好地区分肺不张和软组织，因此，应手动检查和添加这些区域。也有研究发现，勾画时去除肺气肿体积是放射性肺炎更好的预测指标[4]。

4. 应包括延伸到肺门区域以外的小血管。同样是因为密度的差异，在自动勾画时通常不包括这些结构。添加小血管可以手动完成，在某些系统中也可以通过"填充"完成。

放射肿瘤学急性与晚期毒性的防治：放射肿瘤学中的毒性管理

Prevention and Management of Acute and Late Toxicities in Radiation Oncology:Management of Toxicities in Radiation Oncology

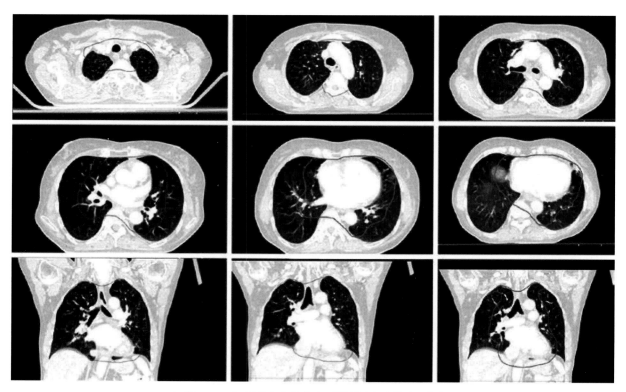

▲ 图 4-1　中央型病变的定义（粉圈内）（彩图见书末）

5. 肿瘤靶区（gross tumor volume，GTV）肺门、气管 / 主支气管不应包括在肺轮廓勾画中。如"解剖学"部分所述，气管和主支气管形成呼吸系统的气道部分，与肺具有不同的毒性特征、不同的剂量限制，因此，不应将其算作肺。GTV，但不是整个计划靶区（planning target volume，PTV），应从肺体积减掉 [5]。如果减掉 PTV，则受照的肺体积可能会明显减少（因为 PTV 内的正常肺将被减掉）。但在一项调强放疗肺癌患者的小型研究中，当总肺体积减掉 PTV 而不是 GTV 时，与肺相关的剂量学数据对于放射性肺炎（radiation pneumonitis，RP）预测性更强 [6]。图 4-2 显示了根据上述原则确定的正常肺轮廓。

（三）病理生理学

早在一个世纪以前，已经有了辐射与其在双肺和肺叶损伤之间的关系阐述，包括急性 RP（通常在 RT 后 6 个月内发生）及随后的慢性期放射性肺纤维化（radiation pulmonary fibrosis，RPF，多发生在 RT 后 1 年）[7]。然而，随着组织学的进步，辐射引起肺损伤的生化和免疫学机制逐渐被发现 [8]。

放射性肺炎：RP 开始于辐射暴露后 1～6 个月。影像学上被定义为与照射范围和牵拉性支气管扩张相符合的边缘锐利的肺实质片状影 [9]。大多数 RP 患者无症状，但有的患者可能有呼吸困难、干咳或低热。体检无异常，偶可闻及啰音和摩擦音。可在 1 个月自发消失或进展为纤维化 [10]。

根据不同肿瘤协作组的放射性肺炎分级总结见表 4-1。

肺泡和相邻的血管内皮细胞中 Ⅰ 型和 Ⅱ 型肺泡细胞的损伤，细胞之间的连接被破坏，表面活性

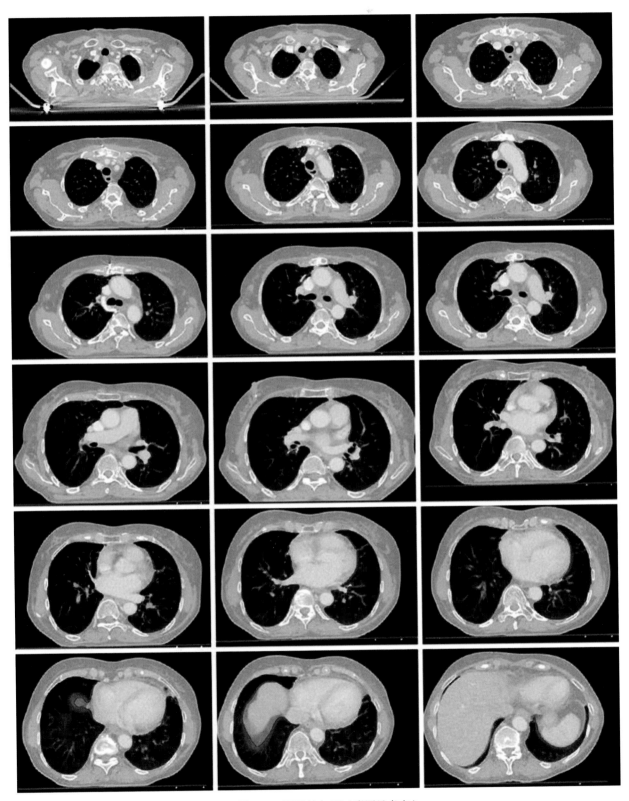

▲ 图 4-2　双肺的勾画（彩图见书末）

表 4-1　不同肿瘤研究组放射性肺炎的分级

	1 级	2 级	3 级	4 级	5 级
CTCAE v5.0	无症状；仅限临床或诊断所见；不须干预	有症状；需要治疗；影响借助于工具的日常生活活动	重度症状；影响自理性日常生活活动；需要吸氧	危及生命的呼吸障碍；需要紧急治疗（如气管切开或插管）	死亡
RTOG	轻微干咳或活动时呼吸困难	持续咳嗽需要麻醉性镇咳药 / 轻度活动时呼吸困难，但静息时无呼吸困难	症状严重，可能需要间断吸氧，或类固醇激素治疗	严重呼吸功能不全 / 需持续吸氧或辅助通气	死亡
EORTC	无症状，或症状轻微；轻微影像学改变	中度症状；斑片状影像学改变	严重症状；影像学表现为高密度影	症状严重，需持续吸氧或辅助通气	死亡
SWOG	影像学改变；症状轻微，不须激素治疗	有症状，需激素治疗，或渗出样改变	需吸氧	需辅助通气	死亡
LENT/SOMA	无症状或轻微（咳嗽）；轻微影像学改变	有症状的中度纤维化；影像学为高密度影；偶尔吸氧	有症状的纤维化或严重肺病；影像学为融合性高密度影，需持续吸氧，间断应用激素	严重的呼吸衰竭，辅助通气，持续应用激素	无

CTCAE. 通用不良反应术语标准；RTOG. 美国放疗肿瘤协作组；EORTC. 欧洲癌症研究与治疗组织；SWOG. 美国西南肿瘤协作组；LENT/SOMA . 正常组织的迟发反应 / 主观，客观，治疗，分析

物质生成减少，同时，这些受损的细胞分泌促炎细胞因子，血管通透性增加并扩张，细胞因子升高，共同造成大量渗出物和炎性细胞堆积在照射区域。

在急性期，辅助 T 细胞 1 型（Th1）分泌具有抗纤维化作用和免疫调节作用的 IFN，抑制 Th$_2$ 的分化、起效和产生细胞因子。这个阶段就是放射性肺炎或急性期[11, 12]。

直到 3D 时代之前，放疗导致 RP 的预测都不能被清晰的定义。典型的或"野内"RP 可以描述为"大体积肺"照射后的损伤，但在体积的概念被引入到临床实践之前，无法准确定义"大"。并且从长期的放射生物学研究、剂量学研究、回顾性数据和实验模型可以得出结论，当超过特定比例的肺接受超过特定剂量时，即接受 20Gy（V$_{20}$）或更高剂量的肺体积超过总肺体积的 30%，或接受 5Gy（V$_5$）或更高剂量的肺体积超过总肺体积的 60%，即可以认为是大体积。本质上来说，确定 RP 的风险是一个剂量 - 体积关系。一般认为，当 V$_{20}$ 高于 30% 时，则发生 RP 的风险超过 30%[13]。

辐射诱发的肺纤维化：RPF 始于辐射暴露后 6～24 个月。影像学检查可观察到不规则或边缘锐利的纤维化，有或无牵引性支气管扩张征的瘢痕。肺功能检查结果、症状与 RP 相似，具体取决于肺纤维化的严重程度。在重症患者中，可能会导致肺动脉高压，引发肺心病、发绀、杵状指和肝大。

RPF 是一种永久性实质性损伤，可在辐射暴露后两年内稳定下来[11, 12]。

辅助 T 细胞 2 型（Th2）在持续损伤和促纤维化的 IL-4、IL-13 释放过程中逐渐取代 Th1。IL-4 特异性抑制 Th1，且在放射性肺损伤（radiation induced lung injury, RILI）和肺间质纤维化（interstitial pulmonary fibrosis, IPF）患者中通过刺激成纤维细胞增加 I 型、Ⅲ型胶原蛋白和纤连蛋白表达，而 IL-13 会促进肝、肺和皮肤纤维化[11, 12]。

IL、TNF、PDGF 和 TGF 的释放增多激活巨噬细胞和成纤维细胞，同样地，活化的肺泡巨噬细胞分泌 TGF-β1 升高，这是肺纤维化的主要介质之一。因此，成纤维细胞、肌成纤维细胞的激活与增殖，上皮或内皮转化成间质，导致促纤维化细胞的聚集，引发不可控的细胞外基质沉积、纤维化、肺结构和功能的破坏。以上原因导致了自发性、不可逆转的慢性肺纤维化 [12]。

致命的急性放射性肺炎（fatal acute radiation pneumonitis，FARP）：有时被称为"散发性"，是一种罕见的、但致命的放疗并发症。而"经典"RP 需要一个潜服期并且仅限于辐照区域。这种 FARP 发生更早，并迅速进展到纤维化阶段，更不幸的是，病变并未局限于放疗区域，有时会扩散到双肺。

尽管回顾性数据和病例报告表明，在立体定向和常规分割放疗时，特发性肺纤维化或肺间质疾病是 FARP 主要的易感因素之一，但其机制仍不明确 [14-18]。慢性炎症状态（如慢性心脏病），或细胞因子的基因异常，或与免疫反应和纤维化相关的基因异常可能起一定作用 [19-21]。

（四）剂量限制

为了研究 RP/RPF 的影响，并区分其截止剂量（cut-off dose），需要对该病有一个明确定义。表 4-1 列出了许多种分级，除了明确合理的限量，还应确定截止毒性。在许多研究中，临床上有意义的 RP/RPF 被随意地确定为 2～3 级或更高级，大多数量表对症状的严重程度也进行了相似的分级。在不同综述和 Meta 分析 [22, 23] 中，有意义的症状性 RP 最多见的是肺癌（发生率 5%～50%，致命性占 1.9%），其次是其他恶性肿瘤的纵隔照射（发生率 5%～10%）、食管癌（发生率 6.6%）、乳腺癌（发生率 1%～5%），这在综述和 Meta 分析 [22, 23] 中有粗略报道。

1. 常规分割放疗肺毒性的文献综述

在原发性肺癌 [13, 24-29]、食管癌 [23] 和乳腺癌 [30-35] 根治性放疗的临床试验中，关于剂量学数据对 RP 和 RPF 发病率的影响，有许多文献提供了回顾性数据和前瞻性分析。

(1) 肺癌放疗：非小细胞肺癌（non-small cell lung cancer, NSCLC）放疗后 RP 是一种剂量限制性毒性，已有广泛研究。由于很难总结所有相关的文献，我们将重点关注该领域中一些最重要的研究。

2013 年，Palma 等报道了一项国际多中心肺癌患者放化疗后 RP 预测因素的数据 Meta 分析。在该研究中，836 名患者接受了中位剂量 60Gy 的放疗（大部分为 2Gy/ 次）和同步化疗（顺铂 + 依托泊苷，或卡铂 + 紫杉醇）。中位随访 2.3 年，症状性肺炎（>2 级）总体发生率为 29.8%，致命性肺炎为 1.9%。>2 级肺炎在 >65 岁患者、应用卡铂 + 紫杉醇的患者较高（风险 >50%）。致命性肺炎与 V_{20} 和肿瘤位于下叶相关 [13]。

在 Marks 等 2010 年的研究中，运用 Meta 分析和数据模型进行肺炎预测，由于所纳入研究的异质性，无法确定明确的阈值。但作者建议将 V_{20} 限制在 30～35Gy，平均肺受量（mean lung dose, MLD）< 20～23Gy，以便将 RP 风险限制在 20% 以下 [27]。

在 Vogelius 和 Bentzen 的 Meta 分析中，除了剂量参数外，还使用了其他风险因素，纳入了至少有一个危险因素的 31 项研究。位于中叶或下叶、存在并发症和年龄较大增加 RP 的发生风险，吸烟对 RP 有保护性作用。序贯化疗比同步化疗的 RP 更高，但作者认为是由于数据偏倚 [34]。

在 Zhang 等 2012 年的系统回顾分析中，发现了类似的风险因素，对于＞2 级 RP：放疗前未手术、肿瘤位于中下叶、慢性阻塞性肺病（chronic obstructive pulmonary disease, COPD）、同步放化疗之后 / 之前的 TGF-β_1 比值＞1、大体肿瘤体积。对于所有分级 RP：除上述因素外，剂量学数据包括 V_{10}＞34Gy、V_{20}＞25Gy、V_{30}＞18Gy，V_5 和 MLD 是预测指标[24]。

（2）乳腺癌：是女性最常见的癌症，由于广泛采用保乳手术，而且淋巴引流区预防性照射获益良多，因此，乳腺放疗比率很高，再加上总生存期较长，乳腺放疗后的 RP 成为应关注的重要问题。幸运的是，与原发性肺癌的 RT 相比，乳腺癌 RP 发生率低得多[36]。

在 RT 的 2-D 时代，一项纳入 613 名患者的研究显示，与单纯胸壁局部放疗（0.9%）相比，淋巴引流区放疗出现更高的 RP（4.1%）。虽然多因素分析无显著性差异，化疗（3.9%）比无化疗（1.4%）RP 发生率更高[36]。

2001 年，同一研究组确定三维计划剂量体积直方图（dose volume histogram, DVH）的同侧肺 V_{20} 为预测 RP 高发的重要参数，淋巴引流区域照射 RP 发生率为 11%，仅胸壁局部放疗＜ 1%[37]。他们还确定了年龄较大和 RT 前肺功能水平较低作为 RP 的危险因素。随后进行了前瞻性研究，将剂量限制在同侧肺 V_{20}＜ 30%，这一点至今有其重要性[30]。66 名患者中有 3 名轻度和 1 名中度 RP。RP 的平均 V_{20} 为 29%，非 RP 人群的平均 V_{20} 为 24%。

调强放疗（intensity modulated radiotherapy，IMRT）并不是常规推荐用于乳腺癌，但是，若把内乳淋巴结（internal mammary nodes，IMN）包括在照射野内，如果不用 IMRT，则很难达到良好的靶区覆盖并兼顾肺和心脏限制剂量的平衡。最近对 113 例接受逆向 IMRT 的淋巴结阳性患者进行研究，显示良好的 IMN 覆盖率，经 53.4 年的随访，3 级 RP 的发生率为 0.96%[38]。

通过使用 Lyman 正常组织并发症（normal-tissue complication，NTCP）模型，类似的截止值在另一项研究中发现 IMRT 患者 V_{20}=29.03%[35]。

START A 和 START B 试验中使用的大分割放疗是把 25 次 50Gy 的剂量与 13 次 41.6Gy 或 39Gy 的剂量、15 次 40Gy 的剂量进行比较，确诊的 RP 均小于 1.7% 和 0.7%[39]。

表 4-2 显示了与症状性、致命性 RP 相关的正常肺组织的剂量参数。

2. 立体定向消融放疗（stereotactic ablative，SABR）肺毒性的文献综述

作为不能手术的 I 期非小细胞肺癌（non-small cell lung cancer, NSCLC）的替代治疗，在可手术的患者中也与手术疗效相当，立体定向放疗（stereotactic body radiation therapy, SBRT）已成功扩大到寡转移灶的治疗[40-42]。

在 Zhao 等 2016 年的研究中，汇总了 88 项研究数据，以便区分与 RP 和 RPF 相关因素[43]。发现在老年患者和较大体积肿瘤患者的 2、3 级毒性较高，同时也发现＞2 级患者的 MLD 和 V_{20} 明显更高。

前瞻性 RTOG 试验和回顾性研究对 SBRT RP 的限制参数在许多研究和指南中都有总结[44-46]。表 4-3 是总结最近公布的采用 SABR 时肺组织的剂量限制。

（五）处理

对于放射性毒性，预防和选择毒性最小的治疗方案比任何治疗都更有效。因此，剂量限制是减

表 4-2 常规分割放疗时正常肺组织限量

器 官	分割剂量	剂 量	体 积	症状性 RP	致命性 RP
双肺	2Gy	>20Gy	<20%	18.4%	0%*
双肺	2Gy	>20Gy	20%~30%	30.3%	1%
双肺	2Gy	>20Gy	30%~40%	32.6%	2.9%
双肺	2Gy	>20Gy	>40%	35.9%	3.5%
双肺	2Gy	>5Gy	60%		
双肺	2Gy	>10Gy	30%		
双肺	2Gy	>30Gy	18%		
双肺	2Gy	>18Gy	MLD		
单侧肺（乳腺癌）	2Gy	>20Gy	30%		
单侧肺（间皮瘤全肺切除术后）	2Gy	>5Gy	60%		
单侧肺（间皮瘤全肺切除术后）	2Gy	>20Gy	10%		
单侧肺（间皮瘤全肺切除术后）	2Gy	<8Gy	MLD		

MLD. 平均肺受量；RP. 放射性肺炎

少放射毒性负荷的第一步，因为这是目前公认的 RP 的原因。但是，在治疗前也应考虑患者和疾病的特点，如果需要，应选择更严格的剂量限制，如果风险超过获益，放疗就不应该实施。

- 鼓励使用调强放疗代替三维适形放疗，在可及的情况下使用呼吸门控 / 屏气技术，因为它们与降低 RP 发生率有关 [47-49]。
- 合并肺不张的患者，治疗和复位计划时应考虑到肺组织和 GTV 的变化 [50]。
- 下叶肺病变、同时化疗和老年患者是 RP 发生率高的相关因素 [13, 24, 34]。吸烟、放疗前手术、放疗前肺功能、慢性阻塞性肺病、慢性心脏病、糖尿病、性别、一般状况、放疗前后 TGF-β$_1$ 比值、体重下降和组织学类型等其他特征在一部分研究中被证明是危险因素 [24]。

1. 特别注意

(1) 在肺间质纤维化（interstitial pulmonary fibrosis，IPF）患者中，无论选择哪种放疗（常规或 SBRT）都有很高的有临床意义的 RP 发生率。在这些患者中，任何剂量限制都不安全。因此不建议对此类患者进行放疗，可能需要多学科联合会诊中心进行讨论，以决定对这些患者的最佳选择 [51]。如果需要放疗，质子治疗可能是一个更安全的选择 [52]。

(2) 同样道理，虽然周围型肺癌再程放疗相对安全，但中央型肺癌再程放疗的不良反应发生率可能会增高，因此应采取更谨慎的治疗方法。

表 4-3　SABR 时正常肺组织限量

	限量参数	单 次	60Gy/3 次	50Gy/4 次	50～55Gy/5 次	60Gy/8 次	后果
双肺	V_{20}		＜10%	＜12%	＜10%	＜10%	＞3 级肺炎
双肺	V_{25}			＜4.2%			2 级 14.8%
肺	V_{25}		＜4%				2 级 7% 3 级 2% 4 级 0.4%
肺	MLD			6Gy			2 级 11% 3 级 1% 4～5 级 0%
肺	MLD		4Gy				2 级 7% 3 级 2% 4 级 0.4%
肺	MLD	4.7Gy	≥2 级				
肺	V_5	26.8%	≥2 级				
	V_{10}	12%	≥2 级				
	V_{20}	5.8%	≥2 级				
肺	1500ml	7Gy	10.5Gy	11.6Gy	12.5Gy		肺功能
肺	1000ml	7.4Gy	11.4Gy	12.4Gy	15.5Gy		肺炎

V_{20}. 受量 20Gy 的肺体积；V_{25}. 受量 25Gy 的肺体积；V_{10}. 受量 10Gy 的肺体积；V_5. 受量 5Gy 的肺体积；MLD. 平均肺受量

（3）记忆性肺炎：免疫治疗、靶向治疗（厄洛替尼、奥希替尼）和一些已知会增加放射毒性的药物（紫杉醇、阿霉素、吉西他滨、mTOR 抑制药）可能会增加 RP 严重程度或导致 RP 再激活[53-58]。

2. 预防药物

放疗期间可使用降低 RP 的发生率和严重程度的化学药物。

（1）阿米福汀：是唯一被批准用于预防辐射不良反应的药物。在 Antonadou 等的一项研究中，接受放疗的晚期肺癌患者使用阿米福汀与 ≥2 级肺炎的低发生率相关[59]。但其不良反应限制了其在因放化疗所致类似症状（如恶心、呕吐和低血压）的患者中的应用。

（2）己酮可可碱：已证实预防性服用该药每次 400mg，每日 3 次可预防乳腺癌和肺癌患者的放射性肺炎[60]。

其他被考虑的药物如皮质类固醇和硫唑嘌呤没有显示出任何预防作用[61]。

除了传统药物外，中草药治疗也被用于预防 RP。在一项研究草药配方疗效的 Meta 分析中，RT+ 草药配方组的总体和严重 RP 发生率均较低，且生活质量更好。但由于所用方法的质量不高，无法得出明确的结论[62]。

3. 治疗

当有胸部放疗史的患者出现呼吸困难、干咳和前述影像学特征时，应在鉴别诊断中考虑放射性肺炎。其他情况，如疾病进展、感染、慢性阻塞性肺病加重和化疗所致肺炎可能与 RP 混淆，应予以排除。

皮质类固醇 一旦感染或肿瘤进展被排除，有症状的 RP 可以用泼尼松 1mg/kg 治疗 2～4 周，在接下来的 6～12 周逐渐减量。因为停药后 RP 可能会加重，需要在停药后进行监测。

但是，根据肺炎等级的对症支持治疗以及专业肺科医生的仔细随访也是非常必要的。

4. 临床前研究

至少在阐明了 RP 发生的部分病理生理学机制之后，有学者又研究了导致 RP 形成级联反应的分子靶向机制。超氧化物歧化酶（superoxide dismutase, SOD）、谷胱甘肽、染料木素（大豆异黄酮）、环氧化酶 -2 抑制药、他汀类、血管紧张素转化酶（angiotensin converting enzyme, ACE）抑制药[63]、质子泵抑制药、刺激先天免疫的药物、靶向 IL-1、IL-13、IL-17、STAT3、TNF、TGF-β 的药物都做了临床前研究，也许将来联合放疗使用可以减轻 RP[64, 65]。

5. 正在进行的研究

(1) 细胞内酪氨酸激酶抑制药尼达尼布（Nintedanib）被证明具有预防 RP 和 RPF 并降低其发生率的潜力[66]，且由于其能抑制支气管扩张的发生和发展（例如炎症、激活成纤维细胞和细胞外基质的沉积）而被批准用于 IPF 的治疗[67]。

两个正在进行的临床研究（ClinicalTrials.gov）旨在比较其在减少放射性肺炎方面的功效。NCT02452463 是一项针对不能手术并接受放化疗的 NSCLC 患者中尼达尼布与安慰剂对抗放射性肺炎的研究（https://clinicaltrials.gov/ct2/show/NCT02452463）。NCT02496585 是另一项对尼达尼布（BIBF 1120）结合泼尼松治疗放射性肺炎的疗效和安全性研究（https://clinicaltrials.gov/ct2/show/NCT02496585）。

(2) 在一项初步研究中，口服抗纤维化药物吡非尼酮（pirfenidone）证实了其治疗放射性纤维化的潜力，该研究中 7 名主要照射头颈部的患者得到了 25% 的改善[68]。

尼达尼布和吡非尼酮这两种药物都被用于治疗 IPF。在一项关于其作用机制的研究中，在有或没有转化生长因子 β_1（TGF-β_1）的情况下，分别用两种药物作用于成纤维细胞，结果表明，这两种药物都能抑制 I 型胶原的形成，其中尼达尼布能更有效地下调前胶原基因表达、 I 型和 V 型胶原、纤维粘连蛋白和 FKBP10[69]。

（六）治疗示例

一位 74 岁男性患者，有 50 包 / 年吸烟史，合并冠状动脉性心脏病、COPD，诊断为局限期小细胞肺癌，接受适形放疗（conformal radiotherpy, CRT），V_{20} 为 29%，MLD 为 18Gy。疗效非常好，最后一周的 CRT CBCT 显示 GTV 缩小了 70%。CRT 后进行化疗和 PCI。放疗后 9 个月，患者出现干咳和呼吸困难，无其他症状。胸部 CT 检查发现单侧胸腔积液和高剂量区相对应的模糊影。为了排除疾病进展，进行了 PET-CT 检查，在局部胸腔积液和模糊影处，FDG 摄取量有轻微升高，未观察到复发或转移灶。每日服用 48mg 甲泼尼龙（相当于 60mg 泼尼松，依据当时的体重），持续 2 周，4 周内逐渐减量。5 天后临床症状好转。6 周后胸部 CT 检查示胸腔积液消退，肺部模糊影减轻。

轻度症状 2 级：必要时镇咳。

中度症状 3 级：泼尼松 1mg/（kg·d），持续 2 周，1～3 个月后缓慢减量，相应镇咳。

4 级：请呼吸科医师收住院治疗及随访。

二、心脏

（一）解剖学

心脏是一个肌性器官，位于纵隔，2/3 位于中线左侧。由三层组成：心包（包围心脏的浆膜，分为壁层和脏层）、心肌（肌肉部分）和心内膜。心脏有四个腔：右心房（right atrium, RA）、右心室（right ventricle, RV）、左心房（left atrium, LA）和左心室（left ventricle, LV），四个瓣膜：三尖瓣（在右心房和右心室之间）、二尖瓣（在左心房和左心室之间）、主动脉半月瓣（在左心室和主动脉之间）、肺动脉半月瓣（在右心室和肺动脉干之间），均是心脏的主要组成部分。起源于升主动脉的冠状动脉分为右冠状动脉（right coronary arteries, RCA）、左冠状动脉主干，后者又分为左前降支（left anterior descending, LAD）和左回旋支（circumflex CA, Cx）。

放疗计划是借助于断层图像来完成的，因此，仅仅根据心脏的实际解剖分区来描述心脏可能还不能满足要求，还需要确定放射断层的分区。为了统一心脏解剖的命名，美国心脏协会临床心脏病学委员会心脏成像委员会于 2002 年提出了一种标准化心肌分区方法[70]。根据他们的描述，心脏被分成 17 个节段来评估心肌和左心室，并确定每个节段的血供。

（二）勾画

关于肺癌放疗时心脏轮廓勾画，可遵循 RTOG 11-06 试验方案的勾画建议，心脏应与心包囊同时勾画，心包囊从底部（穿过中线的肺动脉的下部）延伸到心尖。图 4-3 显示了根据该定义绘制的心脏轮廓图。对于乳腺癌放疗，Feng 等[71]提出了详细的心脏轮廓勾画。2017 年，Duane 等发表了放疗专用心脏图谱，图 4-4[72]显示了心脏及其组成部分的更详细描述和轮廓。除 RA、LA、RV 和 LV 以外，该图谱细分了 5 个左心室分区（前、下、外侧、间隔和心尖）和 10 个冠状动脉段（左冠状动脉主干、近端 LAD、中段 LAD、远端 LAD、近端回旋支、远端回旋支、近端 RCA、中段 RCA、远端 RCA、后降支）。

（三）病理生理学

放射性心血管疾病（radiation induced cardiovascular disease,RICVD）包括心包炎、心肌病、瓣膜病和冠心病等不同的疾病。RICVD 的分级见表 4-4。尽管其临床、预后和治疗策略不同，但放疗是其发生的共同原因），其病理生理学变化大致相同，急性炎症期后转为不可逆转的纤维化。

- 急性炎症和氧化应激：辐照后，内皮细胞立即发生第一个可识别的变化，数分钟内，内皮细胞变得高渗，开始表达吸引免疫细胞的趋化因子和分子，并诱导免疫细胞迁移。被募集来的中性粒细胞分泌促炎性介质，如 IL-8、TNF，与内皮细胞自身产生的趋化因子一起，形成急性炎症反应。同时，辐射引起的氧化应激也会影响巨噬细胞，从而增加促炎介质的产生。2 型辅助性 T 细胞受

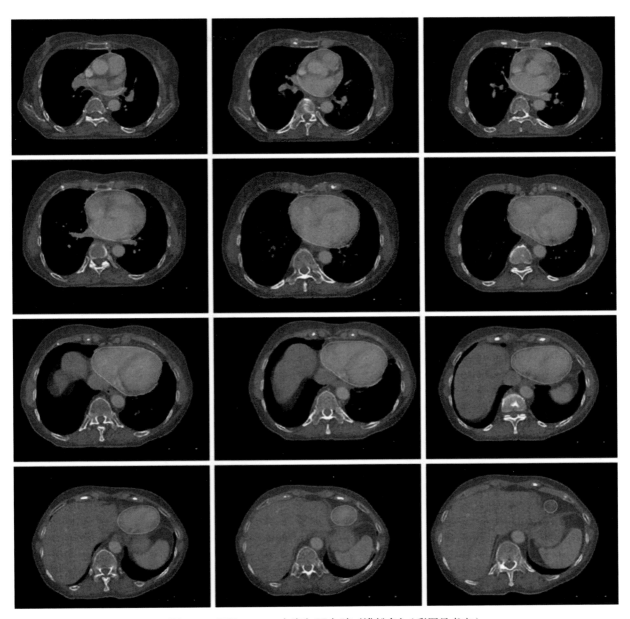

▲ 图 4-3　根据 RTOG 方案勾画心脏（浅粉色）（彩图见书末）

到过度刺激，优先分泌 IL-4、IL-13、TGF-β 等化学信号，以刺激成纤维细胞形成纤维化 [73, 74]。

- 纤维化：促纤维化细胞因子的增加导致结缔组织增生因子（CTGF）的产生，其诱导成纤维母细胞转化为肌成纤维细胞 [75]，即使 TGFβ 不再存在，它也能模拟产生细胞外基质（ECM）[76]。与正常的伤口愈合不同，转化的成纤维细胞在照射后不会凋亡，其持续存在导致纤维化不断进展。成纤维母细胞持续存在的机制可能是由于 RT 期间导致的表观遗传变化所致 [77]。

（四）剂量限制

心脏毒性通常被认为是放疗的晚期并发症，因此，主要发生在生存期相对较长的患者中，如乳腺癌和霍奇金病。但它对肺癌患者的不利影响也是放疗后 2 年内生存率下降的因素之一。与乳腺癌

放射肿瘤学急性与晚期毒性的防治：放射肿瘤学中的毒性管理

Prevention and Management of Acute and Late Toxicities in Radiation Oncology:Management of Toxicities in Radiation Oncology

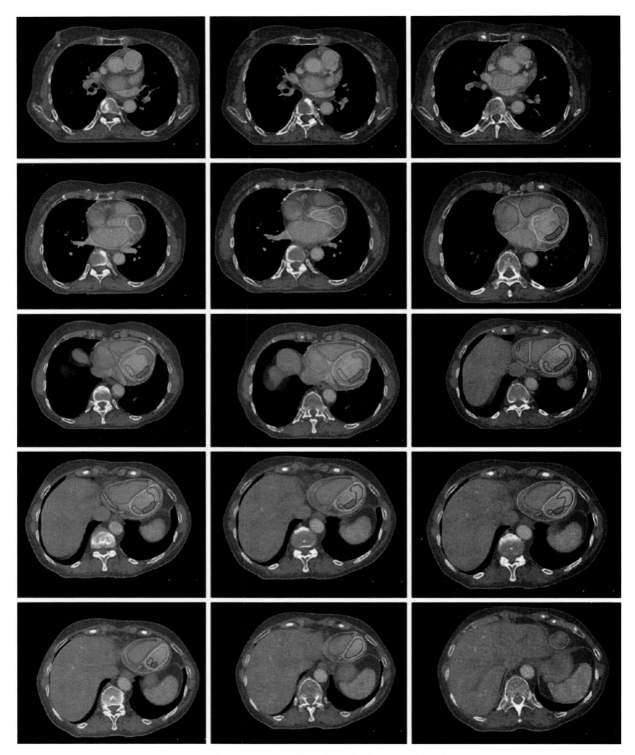

▲ 图 4-4　Duane 团队勾画的心脏（彩图见书末）

升主动脉 . 绿色；肺动脉 . 浅蓝色；左心房 . 军绿色；右心房 . 浅紫色；冠状动脉外周远端 . 浅绿色；近端环冠状动脉 . 浅青色；左前降支远端 . 柠檬色；左中前降支 . 浅紫色；左冠状动脉左前降支近端 . 黄色；左主干 . 深粉色；左静脉 . 深黄色；右冠状动脉远端 . 枣红；右中冠状动脉 . 棕色；右冠状动脉后降支 . 深粉色；右冠状动脉近端 . 浅粉色；右心室 . 不透明蓝绿色；下腔静脉 . 橙色；上腔静脉 . 深蓝色；前心室 . 不透明深绿色；左心尖部 . 深枣红色；左下心室 . 透明深绿色；左心室侧壁 . 蓝色；左室间隔 . 浅蓝色

表 4-4　放射性心血管疾病毒性分级（RICVD）

CTCAEv5	1 级	2 级	3 级	4 级	5 级
心包炎	无症状，与心包炎相符的心电图或体征改变（如心包摩擦音）	有症状的心包炎（如胸痛）	生理性改变的心包炎（如心包缩窄）	危及生命，需紧急干预	死亡
瓣膜病	无症状，影像学提示瓣膜增厚，伴或不伴轻度瓣膜反流或狭窄	无症状；影像学检查提示中度反流或狭窄	有症状；影像学检查提示严重的反流或狭窄；需通过医疗干预控制症状	危及生命；需紧急干预（如瓣膜置换、瓣膜成形术）	死亡
限制性心肌病	仅影像学发现	无心力衰竭表现	有心力衰竭或其他心脏症状，对干预有反应；新出现的症状	难治性心力衰竭或其他控制不良的心脏症状	死亡

相比，非小细胞肺癌相对预后不良，放疗时对心脏的剂量限制相对宽松。应该注意的是，肺癌和心脏病有着同样的高危因素，所以这些患者更容易受到心脏相关疾病的影响。超过心脏剂量限制，即使在肺癌中也不适宜，因为，现在认为心脏毒性也是重要的死因之一。

1. 常规分割放疗放射性心血管病（RICVD）的文献综述

(1) 肺癌：RTOG 0617 对于放疗引起的心脏毒性的研究最令人瞩目[78]。试验设计为双因素随机Ⅲ期研究，比较标准剂量（60Gy）和高剂量（74Gy）放疗同步卡铂 / 紫杉醇 ± 西妥昔单抗[78]。试验结果并不符合预期，标准剂量组比高剂量组的总生存期长（28.7 个月 vs. 20.3 个月）。研究者的解释是高剂量组的心脏受量（特别是 V_5、V_{30}）高得多，导致心脏相关毒性和死亡。在随后的队列分析中，注意到心脏 V_{40} 是影响整体生存率的因素之一[47]，与三维适形放疗相比，IMRT 可显著降低心脏 V_{40}。在随后的几年里，其他研究开始关注心脏受量，在 RTOG 1106 试验中，对心脏的剂量限值为：$D_{max} < 70Gy$，$D_{mean} < 30Gy$，$V_{30} < 50\%$，$V_{40} < 35\%$。来自同一研究组的类似的单臂 Ⅱ期试验表明，治疗中期根据 PET-CT 代谢反应进行自适应 RT 增加了局控率[79]。与 RTOG 0617 试验相比，该项研究收集的 42 名患者病情更严重，一般状况更差，并发症更多，心脏相关毒性发生率为 28%。虽然未出现心脏相关性死亡，但大血管侵犯可能与 4 例大出血死亡有关（2 例来自肺部，1 例在内镜检查中，1 例未知）。在一项与 RICDV 相关的研究中，$V_{50} > 25\%$ 的患者 2 年 OS 为 26%，而 $V_{50} < 25\%$ 的患者为 45.9%[80]。在另一项研究中发现心脏平均剂量与 3 级以上心脏毒性有关[81]。心脏特定隔室的特定剂量与不同类型的毒性有关：全心、RA 和 LA 的 V_{30} 与心包炎相关，LV 和全心 V_{30} 与缺血性发作相关[82]。同样，在一个小型队列研究中，63Gy 和 69Gy 的左心房受量与死亡率显著相关[83]。

(2) 乳腺癌：心脏毒性被认为是影响乳腺癌患者死亡率的重要因素，尤其是左乳照射[84-87]。根据多年来进行的不同研究，最近的一份指南就乳腺放疗对心脏各组成部分的影响进行了综述[88]，值得一提的是 2013 年 Darby 等、2017 年 van den Bogaard 等、2005 年 Marks 等、2012 年 Nilsson 等、2015 年 Moignier 等、2011 年 Erven 等的研究[89-93]。表 4-5 总结了他们的研究结果以及对心脏毒性很重要的限制因素。简要地说，Darby 等、van den Bogaard 等发现心脏平均受量增加 1Gy，也

表 4-5　常规分割放疗的心脏组织剂量限制

组织结构	分割剂量	剂　量	体　积
全心（乳腺癌放疗）	2Gy	< 2.5Gy	平均
左心室（乳腺癌放疗）	2Gy	< 3Gy V_5 V_{23}	平均< 17% < 5%
冠状动脉左前降支（乳腺癌放疗）	2Gy	< 10Gy V_{30} V_{40}	平均< 2% < 1%
全心脏（肺癌放疗）	1.8Gy	60Gy	33%
全心脏（肺癌放疗）	1.8Gy	45Gy	67%
全心脏（肺癌放疗）	1.8Gy	40Gy	100%
全心脏（肺癌放疗）	2Gy	70Gy	D_{max}
全心脏（肺癌放疗）	2Gy	30Gy	平均
全心脏（肺癌放疗）	2Gy	>30Gy	50%
全心脏（肺癌放疗）	2Gy	>40Gy	35%
全心脏（肺癌放疗）	3Gy	47Gy	D_{max}
全心脏（肺癌放疗）	3Gy	45Gy	< 30%

D_{max}. 最大剂量

会引起重大冠状动脉事件的增加；2012 年 Nilsson 等、2015 年 Moignier 等研究得出结论，冠状动脉受照射会致其狭窄；2005 年 Marks 等、2011 年 Erven 等研究发现左心尖受照射后，心脏成像可观察到对心肌功能的影响。2015 年 Skytta 等测量了放疗期间的肌钙蛋白水平，发现对心脏、左心室、冠状动脉左前降支照射剂量与肌钙蛋白水平增加相关[94]。大剂量分割照射不会增加心脏毒性[95, 96]。

2. SABR 放射性心血管疾病（RICVD）的文献综述

SABR 对心脏的影响认知尚不充分，但在一些研究中有关于其毒性的数据。Stam 等 2017 年分析了 803 例接受 SABR 的早期 NSCLC 患者后发现，90% 上腔静脉受照剂量（中位数 0.6Gy）和左心房最大受照剂量（中位数 6.5Gy）与非癌症死亡相关[97]。在两个较小的队列研究中，心脏或其组成部分没有观察到特定的剂量与死亡率或毒性相关[98, 99]。

表 4-6 总结了 SBRT 的心脏组织剂量限制。

表 4-6　SBRT 时心脏组织剂量限制

	限　制	1 次	60Gy/3 次	4 次	（50～55）Gy/5 次	60Gy/8 次
心脏	D_{max}	22Gy	30Gy		35% 或 105%PTV	50Gy
心脏	15cm³	16Gy	24Gy		32Gy	
左心房	D_{max}		6.5Gy			

D_{max}. 最大剂量

（五）预防

预防的关键在于将心脏受量和暴露体积限制在尽可能低的水平，并遵守剂量限值。使用先进技术缩小外放（IGRT，在肺癌和食管癌中使用吸气门控和深吸气屏息 –DIBHT 技术），根据风险进行剂量递减和缩小射野（霍奇金病和非霍奇金淋巴瘤），有目的地将射野中的心脏避开（左乳照射中使用 DIBH 技术），使用调强技术以增加适形度（肺癌），以及在儿童肿瘤采用质子治疗，在可行的情况下，上述都是放射肿瘤医师应当了解并在涉及胸部的治疗中采用的技术。除基线超声心动图检查外，在放疗前请心脏病专家会诊，识别其他高危因素（如高血脂、高血压、糖尿病、吸烟、肥胖、久坐的生活方式）并迅速而积极地处理可能有帮助。

（六）随访和筛查

不同指南提出了几种不同类型的 RICVD 筛查方法[100-104]，总结如下：①每年入院就诊并控制血压；②每年 2 次血脂监测；③没有其他高危因素的患者：放疗后 10 年行经胸超声心动图（transthoracic echocardiography，TTE）检查，其后每 5 年重复 1 次；④高危因素＞1 项的患者：放疗后 5 年起，每 5 年行 TTE 检查，每 5 年行 1 次无创负荷显像；⑤有慢性心力衰竭（chronic heart failure，CHF）、心绞痛和新发心脏杂音的患者：立即进行 TTE 检查和负荷显像事宜。

放射防护剂　目前尚无批准用于缓解和预防 RICVD 的放射防护药物。他汀类、血管紧张素转化酶抑制药、氨磷汀和褪黑素在一些动物试验中显示出良好效果[74, 105-108]。

（七）治疗

在出现与 RICVD 有关的症状后，除了为患者介绍心脏病专家，放射肿瘤医生无能为力。其后，治疗方法会根据疾病类型而有所不同。

- 急性心包炎：由于心脏剂量的严格限制，急性心包炎的发病率很低，但是，若曾接受过高剂量照射或本身肿瘤负荷重、侵及心包或位于心包附近者，若出现了心包炎症状，如胸膜炎性胸痛、发热、心包摩擦感等，应立即想到可能发生了急性心包炎。这些症状通常在放疗后几周内或之后立即出现。即使该综合征可为自限性，也应谨慎地为患者介绍心脏病专家并行 TTE 或 ECG 检查，这些检查可能会显示心包积液征象。应记住，即使非甾体抗炎药（NSAID）或秋水仙碱治疗可能已足够，但仍有可能发展为心脏压塞，因此，心脏病专家的评估至关

放射肿瘤学急性与晚期毒性的防治：放射肿瘤学中的毒性管理

Prevention and Management of Acute and Late Toxicities in Radiation Oncology:Management of Toxicities in Radiation Oncology

重要[74]。

- 慢性心包炎：通常表现为放疗后数月或数年出现的心包积液，但症状与急性心包炎类似。由于其慢性特点，鲜少发展为心脏压塞。TTE 由于可行性高成为首选的影像学检查方式。但磁共振（MRI）在无法进行鉴别诊断的情况下可能有用，因为 MRI 可区分缩窄性心包炎、由炎症引起的短暂性缩窄和积液性缩窄性心包炎。如果诊断为症状性缩窄性心包炎或复发性症状性积液，则宜选择心包切除术进行治疗[74]。不幸的是，由于手术难度高或其他 RICVD，慢性心包炎发病率高，死亡率高，预后很差，尤其在接受放疗的患者中[109-111]。

- 放射诱发的心肌病（RICM）：表现为典型的心力衰竭症状，如运动不耐受、容量负荷过重、气促。TTE 或 MRI 检查分别能发现射血分数降低或心肌纤维化和炎症。治疗措施与其他原因引起的心力衰竭类似，取决于患者的症状，诸如 ACE 抑制药、血管紧张素受体抑制药、β 受体拮抗药、利尿药、硝酸异山梨酯和地高辛等药物。应当记住，这些药物是为了缓解症状，不能治愈疾病本身。在更严重的情况下，需要心脏复律除颤器（ICD）和心脏移植。同样，由于 RICM，接受移植手术后的患者预后不是很好，移植后 5 年生存率低至 47%[112, 113]。

- 瓣膜性心脏病（valvular heart disease, VHD）：体检发现新发的心脏杂音伴心力衰竭症状应警惕 VDH 的发生。首选多普勒 TTE 检查，经食管超声心动图（TEE）保留用于非诊断性 TEE[100]。接受过放疗者 VHD 发生率更高，主动脉瓣受影响最大[114]。VHD 修复术效果差，1/3 患者在术后发生病情恶化[114]。因此，在 RIVHD 中选择瓣膜置换术可能更好。除手术外，经股动脉经导管主动脉瓣置换术在中、高危患者中的疗效也获得认可，且与手术疗效相同[115-117]。

- 冠心病（CHD）：接受过胸腔照射的患者出现心绞痛需引起注意，建议立即行冠状动脉造影，因为放疗是 CHD 的另一个危险因素。由于放疗后狭窄往往发生在冠状动脉近端，因此仅通过经导管支架置入很难解决问题。在较早的研究中，多达 86% 的患者在支架置入后出现再狭窄，而 67% 的患者在每次血管造影后都需要行球囊血管成形术[118, 119]。即使是外科血管重建手术（旁路手术）效果也不是很满意。回顾性数据显示术后的死亡率和发病率是呈剂量依赖性的，乳腺癌患者预后要优于霍奇金淋巴瘤患者[120, 121]。

三、胸壁

由于多种原因，识别放疗对胸壁（CW）的毒性，如胸壁疼痛和肋骨骨折，可能具有挑战性。首先，肋骨骨折在多数情况下是无症状的，患者可能不会察觉或主诉。有两项回顾性研究显示，多达 61% 和 65.9% 的肋骨骨折是仅由影像学发现的[122, 123]。其次，在接受放疗数月后可能会出现症状，因此很难确定放疗为诱发因素。此外，在影像学检查时，很容易忽略骨骼结构的细微变化。

由于上述原因，且常规分割放疗后发生率较低，在 SBRT 研究中才逐渐意识到胸壁毒性。随着 SBRT 在胸腔肿瘤中的广泛应用，胸壁和肋骨因毒性发生率高，并能需要满足一定的剂量限制条件，而被列入"危及器官"。

（一）解剖

根据定义，胸壁是胸部重要结构周围的保护结构，有助于支撑呼吸和上肢运动，由皮肤、脂肪、其他结缔组织、肌肉和骨骼组成。胸壁的骨骼包括肋骨、胸骨和椎体。但在传统意义上，皮肤、胸骨和椎体不被认为是胸壁的一部分，不包括在勾画范围内，且这些结构的毒性也不认为是胸壁毒性。

（二）勾画

胸壁勾画一直存在争议。在不同研究中，使用的胸壁定义也不尽相同。同样，为了剂量学的目的并不勾画胸壁单根肋骨（图 4-5）[122-126]。

RTOG 研究中的胸壁勾画方法与 Mutter 等和 Kong 等提出的勾画方法类似 [3, 124]。

- 胸壁可以在 PTV 3cm 范围内，由同侧肺向外、前、后方向各外扩 2cm 自动生成。
- 向前、内方向止于胸骨边缘，向后、内方向止于椎体边缘，包括脊神经根出口，不包括椎体、胸骨和皮肤。

（三）病理生理学

1. 肋骨骨折的病理生理学

2013 年，Pacheco 和 Stock 回顾了放疗对骨骼的总体影响 [127]。与对其他部位的影响类似，对骨骼的辐射引起内皮细胞通透性增加、水肿和炎症细胞迁移 [128]。随后的纤维化，尤其是骨纤维化，导致血管腔狭窄，血供减少 [129]。总的来说，SBRT 和大剂量低分割而不是常规分割会导致肋骨骨折这一事实可能是最合理的假设。同时，放射导致成骨细胞周期停滞，使其数目减少 [130]。即使在低剂量照射下，由于放射导致炎症介质和细胞因子的激活，以及破骨细胞的参与，导致成骨细胞和破骨细胞在数量及功能上的不平衡 [130]，由此引起骨吸收增加、骨小梁转换，类似于骨质疏松症。放射的影响在分裂活跃的细胞中更为明显，例如骨小梁，尽管转换率更高，且重塑支持骨髓，但更易受放射影响，致骨髓纤维化。尤其是在绝经后的女性患者中，这些作用尤为明显，因为雌激素缺乏会导致成骨细胞过度生成白介素 -6，进而刺激破骨细胞和骨吸收 [131]。

2. 胸壁疼痛的病理生理学

骨折后骨痛可能是胸壁疼痛最直接的解释，但文献中约 60% 骨折患者无症状，且许多胸壁疼痛者无明显骨折。因此，我们需要寻找与骨折无关的疼痛的其他解释，一个可能的原因是胸壁神经损伤，类似的情况也发生在乳腺照射锁骨上区引起臂丛神经病变。在 Nambu 等的研究中，4 例无骨折但胸壁疼痛者在 PTV 接受高剂量照射后出现邻近胸壁部位的水肿，对这一现象的解释是由于潜在的纤维化引起慢性炎症或挛缩 [123]。表 4-7 展示了根据 CTCAE（不良事件通用术语标准）v5.0 进行的胸壁和肋骨毒性分级系统。

（四）剂量限制

尽管已经意识到放疗后的胸壁毒性主要发现于立体定向放疗，但常规分割放疗后胸壁疼痛和肋

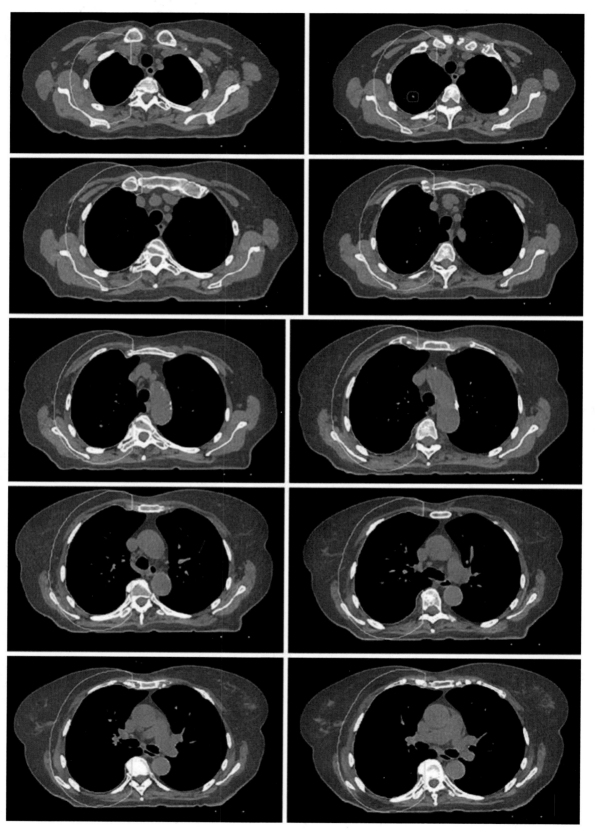

▲ 图 4-5　胸壁勾画（黄色）（彩图见书末）

表 4-7　胸壁和肋骨毒性分级系统

	1 级	2 级	3 级	4 级	5 级
CTCAE v5.0 胸壁疼痛	轻度疼痛	中度疼痛；影响借助于工具的日常生活活动	重度疼痛；自理能力受限	–	–
CTCAE v5.0 骨折	无症状；仅临床或诊断性观察；未指明干预措施	有症状但无移位；需制动	严重症状；有错位或骨骼暴露的开放性伤口；自理能力受限；需手术干预	威胁生命的后果；需紧急干预	死亡

CTCAE v5.0. 不良事件通用术语标准

骨骨折的发生率很低。在早期乳腺癌放疗研究中，肋骨骨折发生率在 6 MV 射线常规分割放疗中约为 0.4%，而在大分割放疗约为 19%[132, 133]，估算的 α/β 值为 1.8～2.8[133]。与之前的研究相似，术后利用气囊导管对瘤床行部分乳腺加速放疗，胸壁毒性比预期的发生率高[134]，认为绝经后状态、化疗和骨质疏松是胸壁毒性的危险因素。

- SABR 对胸壁和肋骨毒性的文献综述

在海量文献中查阅到了与胸壁毒性、剂量预测因子和其他危险因素有关的研究，2018 年 Ma 等总结了 57 个这样的研究（含 5985 例患者）[135]。

任何级别的胸壁疼痛、2 级以上疼痛、3 级以上疼痛分别占 11%、6.2%、1.2%。肿瘤到胸壁的距离小于 16～25mm（在毗邻肋骨的病例中，肋骨骨折的风险升至 36.7%）、BMI＞29、$0.5cm^3$ 的最大剂量（D_{max}）＞60Gy、$5cm^3$ 的最大剂量（D_{max}）＞40Gy、胸壁或肋骨＞30Gy 受量的体积与胸壁疼痛、肋骨骨折高风险相关。肋骨骨折发生率为 6.3%，女性为肋骨骨折的重要危险因素。表 4-8 列举了总结研究所得出的主要剂量推荐。

所有这些建议都不是强制性的，因为胸壁毒性的发生率和严重性不足以说明应放弃根治性放疗或减少剂量以满足这些限制，即不应损害局部控制，但应考虑到这一点，且在可行时应遵循毒性较小的原则。Chipko 等 2019 年的一项研究注意到，100 名患者中 36% 已出现的胸壁疼痛从未消失，且超过 60% 的骨折伴有组织纤维化或异位骨化。

（五）治疗

无移位、无症状的肋骨骨折不需要进一步治疗。胸壁疼痛或由骨折引起的疼痛根据其严重程度可能需要抗炎药物。2 级疼痛使用非处方药即足够，但 3 级疼痛应使用更强的镇痛药物，如阿片类药物。4 级肋骨骨折的情况下需手术干预，但该情况非常少见。

（六）处方示例

- 轻度症状：布洛芬 1 片，每天 2 次或萘普生或双氯芬酸。
- 中度症状：上述 NSAID+ 芬太尼透皮贴剂或曲马多。

表 4-8　SABR 的胸壁毒性剂量限制

	限量参数	3 次	4 次	5 次	8 次	后　果
肋　骨	D_{max}	50～54Gy				
胸　壁	$D_{0.5cm^3}$	60Gy				50% RF
胸　壁	$D_{0.5cm^3}$			＜ 39Gy	＜ 39Gy	
胸　壁	D_{2cm^3}	21Gy 27.3Gy 50Gy				0% RF 5% RF 50% RF
胸　壁	D_{5cm^3}	40Gy				10% CWT
胸　壁	D_{15cm^3}	40Gy				30% CWT
胸　壁	V_{30}	＞30cm³	＞35Gy			3 级 13.3% 2 级 17.3%
胸　壁	V_{30}	＞70cm³				3 级 15.1% 2 级 27.8%

RF. 肋骨骨折；CWT. 胸壁毒性

四、食管

（一）解剖

　　食管是消化道的管状部分，从咽部下界（平 $C_{5～6}$ 椎体水平的环状软骨下缘）延伸到胃（平 T_{11} 椎体水平的胃食管连接处）。成人 18～26cm 长，由 4 层构成，分别是黏膜层、黏膜下层、固有肌层和纤维膜层。与胃肠道的其他区域不同，食管外没有浆膜覆盖，这使得管腔破裂的修复更加困难，同时也使肿瘤更易扩散并更加难以手术。食管分为三段：颈段（从咽 - 食管交界处到胸骨上切迹，长 4～5cm）、胸段（从胸骨上切迹到 T_{10} 椎体水平膈肌裂孔处）、腹段（从膈肌裂孔处到胃的贲门，约长 1cm）。

　　食管大部分走行于椎体前、气管后，从 T_8 椎体到膈肌裂孔，则走行于主动脉前 [136]。

（二）勾画

　　RTOG 11-06 试验 [137] 将食管的勾画定义为："食管应从环状软骨下缘水平开始勾画，直到食管 - 胃连接部，这样才能确定食管的整个长度，要求在放疗定位时的 CT 扫描时包括部分颈部和上腹部"。在一些研究中，不包括上段（颈段）食管时，其绝对体积较完整勾画时减小约 20% [138-140]。使用 CT 纵隔窗勾画食管，包括黏膜层、黏膜下层及所有肌层直到脂肪外膜。

　　当不收缩或无食物通过时，食管管腔是闭合的，因此更难以辨别。少量稀释的非钡对比剂可改善可视性（图 4-6）。

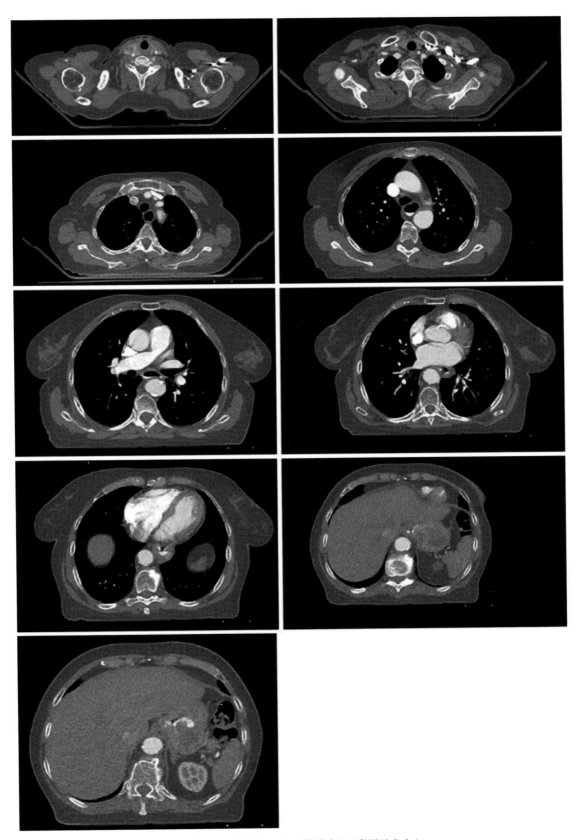

▲ 图 4-6　食管的勾画（浅棕色）（彩图见书末）

即使无食物通过时食管也存在轻微蠕动。一项研究发现，应用 4DCT 期间，上段、中段和下段食管分别可在横向和背腹方向移动 5mm、6～7mm 和 8～9mm[140]。

（三）病理生理学

• 急性食管炎

辐射诱发的急性食管炎是胸部或下颈部放疗常见的毒性。根据定义，急性反应是指放疗后 3 个月内发生的毒性反应，一般在常规分割放疗开始后 2～3 周出现，且放疗完成后可持续达 4 周[141, 142]。

通常是自限性的，但根据其严重程度，可能会影响治疗过程，导致治疗延迟、住院治疗或放疗中断。急性毒性分级见表 4-9。

食管炎发生率取决于观察的时机和方法，可以是患者自行报告、通过生活质量调查问卷量化或医生报告[143, 144]。在关于肺癌根治性照射后发生放射性食管炎（RIE）的研究中，发生率分别为 2级 32.2%，3 级 17.1%，4 级 0.9%[145]。在非小细胞肺癌的姑息性治疗中，发生率更高。在高分次放疗方案中，3～4 级食管炎的平均发生率为 25.7%（0～56%）[143]。

放射性食管炎的机制尚不清楚，与 RIE 有关的研究显示其为一个与基因和转录相关的多步骤、多因素的过程[146]。Epperly MW 报告 ROS、SOD/ 脂质体引起的促炎症细胞因子如 TGFβ1、IL-1、TNFα、IL-18 和干扰素 γ 升高能减少放射性食管炎的发生[147]。另一方面，有研究显示放疗降低 EGF，建议将 EGF 作为降低 RIE 发生的靶标[148]。食管照射导致 398 个基因上调，包括与炎症和免疫反应、细胞生长、增殖以及细胞凋亡相关的基因，支持辐射导致严重炎症反应和轻微致癌性的假说。但是，Fgfr3、Hgf 和 Bcl2l14 等被下调，表明致癌基因可能对辐射更敏感。同样，也发现了在辐照后，长的非编码 RNA 的上调或下调以及其他表观遗传学改变[146]。

组织病理学发现包括基底区凋亡小体的出现、鳞状上皮层的脱落、黏膜腺的变性和减少、黏膜下内皮肿胀和毛细血管扩张、上皮和基质细胞的非典型性[149]。血管床还显示出诸如闭塞性血管炎、硬化和内膜泡沫细胞动脉病的改变。急性食管炎和炎症反应通常在放疗后 3～4 周消退。

晚期毒性：根据定义，"晚期"是指放疗完成后 >3 个月。食管晚期损伤的中位发生时间为 6 个月，有些病例在 1 年或更晚时才被诊断[144]。

评估食管晚期毒性的发生率更具挑战性，无论是否积极随访，或患者自行报告，肿瘤复发都会影响其发生率评估的准确性。

在急性食管炎消退或症状缓解后，在某些患者会发生新的变化。黏膜下增厚、水肿、成纤维细胞和炎细胞浸润肌层并发生肌纤维化，导致狭窄形成[144]。

食管壁坏死、穿孔或瘘也属于晚期毒性。晚期毒性的分级见表 4-10。

表 4-9　CTCAE v5.0（不良事件通用术语标准）急性毒性进行分级

	1 级	2 级	3 级	4 级	5 级
CTCAE v5.0 食管炎	无症状；仅临床或诊断性所见；不需干预	有症状；饮食 / 吞咽改变；口服营养补充剂	重度饮食 / 吞咽改变；需管饲、TPN 或住院	威胁生命的后果；需紧急手术干预	死亡

表 4-10　根据 CTCAE（不良事件的通用术语标准）的晚期毒性分级

	1 级	2 级	3 级	4 级	5 级
RTOG/EORTC 晚期食管炎	轻度纤维化；吞咽固体食物有轻微困难；吞咽无痛	无法正常食用固体食物；可吞咽半固体食物；可能需扩张	严重纤维化；只能吞咽流食；吞咽时可能会有疼痛；需扩张	坏死 / 穿孔，瘘	死亡
CTCAE v5.0 食管狭窄	无症状；仅临床或诊断性所见；无须干预	有症状；胃肠道功能改变	重度胃肠道功能改变，需管饲或住院；可选择手术干预	威胁生命的后果；需紧急手术干预	死亡
CTCAE v5.0 食管瘘、穿孔、坏死		无须有创性干预措施（不适用于坏死）	需有创性干预措施	威胁生命的后果；需紧急手术干预	死亡

在一项研究中，急性食管炎的严重程度可用以预测晚期毒性[139]，这可能是一个有争议的假设，因为两种毒性都有炎症背景，但许多内镜检查所见更明显的患者并没有表现出严重的症状[150]。

这可能导致症状严重程度与食管实际损伤之间的不一致，后者继续发展为晚期毒性。同样，某些患者（年轻、女性）的重度症状可能是疼痛感变化的指标，而非毒性指标。

（四）剂量限制

1. 常规分割放疗食管毒性的文献综述

（1）NSCLC：Emami 等研究了食管对放疗的晚期耐受性，如食管特定体积的最大剂量[151]。以 $TD_{5/5}$（放疗后 5 年所造成的严重放射损伤不超过 5%）和 $TD_{50/5}$（放疗后 5 年所造成的严重放射损伤不超过 50%）为毒性终点指标，则当 1/3 的食管受量 60Gy、2/3 的食管受量 58Gy、整个食管受量 55Gy 时，发生狭窄和穿孔的概率为 5%，$TD_{50/5}$ 可在 1/3 的食管受量 72Gy、2/3 的食管受量 70Gy、全食管受量 68Gy 时观察到。与此相同，在较早的研究中，食管对晚期毒性的耐受性建议为 6000rad（每周 1000rad）[152]。

但这些研究并未提及急性毒性的问题。

化疗的加入会导致毒性比预期的更高。Hirota 等的研究显示，单纯放疗者内镜下 3 级食管炎 0%，而同步放化疗者则高达 27%[150]。该团队的另一项研究发现，食管炎的最佳预测参数是环周剂量＞ 40Gy 或 45Gy（V_{40} 和 V_{45}）的食管长度[153]。其他早期研究显示，每周接受多西紫杉醇联合卡铂化疗者，46% 会发生 3～4 级的食管炎[154]。不同的化疗方案也会影响食管毒性的发生，紫杉醇联合顺铂比长春瑞滨联合顺铂的毒性更大[155]。研究还发现 V_{40} ＞23% 可使 2 级食管炎的发生率从 33% 提高到 89%，V_{50} ＞26.5% 可致 3 级食管炎的发生率从 6.7% 提高到 38.7%[155]。

超分割放疗也可增加食管毒性。在一项有 57% 的患者采用超分割治疗的研究中，超过 10% 发生了急性或晚期食管炎。剂量学数据显示 100% 食管体积的环周剂量＞50Gy 的食管长度是毒性最佳预测指标[156]。Bradley 等的研究结果表明，无论在 "化放疗组" 还是 "放疗组" 受量 60Gy 的食管长度和受量 55Gy 的食管表面积均与急性食管炎的发生有关[157]。在 Wemer-Wasik 等的研究中，单纯放疗、化疗序贯放疗、同步放化疗（每天 1 次）、同步放化疗（每天 2 次）的 3 级急性食管炎的发生率分别为 6%、0%、18%、43%[158]，后两组食管炎的恢复时间也更长，分别为 14 天、19 天、29 天、87 天，未发现可预测食管炎的剂量学参数。

同样，在另一项研究中也发现同步化疗和 V_{35} 是增加食管毒性的最重要因素，根据 Lyman-Kutcher-Burman 正常组织并发症概率模型，非同步组中 TD_{50} 为 47Gy（41~60Gy）[159]。但 Chapet 等使用同一模型计算发现，TD_{50} 为 51Gy，剂量 - 体积参数 V_{40}（P=0.001）~ V_{70}（P=0.024）与食管炎的发生显著相关[138]。

在 Wang 等的研究中，低 IL-8、< 70 岁及等效生物剂量 41.4Gy 均是 2 级以上食管炎发生的高风险因素[160]。

Wemer 和 Wasik 等的综述认为，确定体积参数的临界值是不可能的，但认为如 RTOG 0617 试验所建议的，食管的受量不能高于处方剂量（60Gy），且食管平均剂量应 < 34Gy，还强调了一个事实，即根据研究回顾，毒性与接受剂量 > 40~50Gy 有关。鼓励各机构分析并确定各自的限制剂量，因为食管炎可能会随着化疗方案、放疗计划和顺序以及研究人群而变化[161]。

在一项接受 CRT 的 NSCLC 患者的 Meta 分析中，V_{60} 是食管炎发生的最佳预测参数，该研究通过回归分析确定了发生 2 级以上和 3 级以上食管炎的 3 个风险组：低风险组（V_{60} < 0.07%）、中风险组（V_{60} 0.07%~16.99%）和高风险组（V_{60} 17%）[145]。与之相似，在另一项采用超分割放疗（64Gy/40 次，每天 2 次）的 NSCLC 研究中，V_{60} ≥ 15% 者发生 3 级 RIE 的风险为 37.8%，而 V_{60} < 15% 者仅 6.1%[162]。在一项诱导化疗后给予超分割治疗 [（73.8~90）Gy/1.8Gy，每天 2 次，中位剂量 79.2Gy] 的研究中，35% 发生了 2 级以上的食管炎，V_{38} 是最好的预测参数。当 V_{38} 不超过 34% 时，> 2 级食管炎的发生率 ≤ 30%[163]。

在 IMRT 时代，食管炎仍是值得关注的问题。在 Uyterlinde 等的研究中，153 例 NSCLC 患者接受了每日小剂量顺铂联合 66Gy/24 次方案的治疗，其中 37% 发生了 2 级食管炎，20% 发生了 3 级食管炎。食管 V_{50}、非高加索种族及顺铂给药次数 >20 均与 3 级毒性的发生显著相关[164]。在另一项仅使用 IMRT（IMRT 或 VMAT）的 193 例 NSCLC 患者的研究中，放疗方案为 60Gy/30 次，2 级和 3 级食管炎的发生率分别为 23.7% 和 5.1%，女性、同步与序贯化疗、平均剂量和食管位于上段是发生 >2 级食管炎的危险因素[165]。

研究发现，保护对侧（V_{45} < 2.5ml，V_{55} < 0.5ml）有利于预防 >3 级的食管炎（试验组未发生严重的食管炎）[166]。同样地，2015 年 Kao J 等研究发现，保护对侧肺和食管可减少 >3 级食管炎的发生[167]。另一项研究显示，与遵循 NCCN 指南建议的限制条件者相比，保护整个食管（D_{max} < 65Gy，V_{50} < 30%）可以改善患者的营养状态、降低 >3 级食管炎的发生率（4.5% vs. 30.2%）[168]。

(2) 小细胞肺癌（small-cell lung cancer, SCLC）：在一项局限期 SCLC 研究中，所有患者均接受超分割放疗（45Gy，每次 1.5Gy，每日 2 次）同步化疗，26% 接受三维适形放疗和 11.5% 接受 IMRT 者发生了 3 级食管炎[169]。值得注意的是，除了证实 IMRT 对食管的保护作用外，发生急性 3 级食管炎者 26% 出现了晚期毒性（食管狭窄），而急性毒性较轻者仅 2%。食管平均剂量和 V_{45} 是晚期毒性的最佳预测指标，V_{45} > 37.5% 者有 13.7% 会出现食管狭窄，受量为 V_5~V_{40} 低至中剂量的食管体积与急性食管炎的关系更大，$V_5 > 74\%$ 者急性食管炎的风险为 44.4%。在两种不同放疗方案（40Gy/15 次，或 45Gy/30 次，每日 2 次）的研究中，Guliani 等发现 >3 级食管炎的最佳预测指标是食管平均剂量和食管最大点剂量（D_{45}）[170]。

（3）食管癌：自从实施新辅助放化疗方案后，由于放疗剂量较低（41.4Gy），可能引起中、下段食管急性或晚期毒性的高剂量照射已较少见。颈段食管癌手术的并发症高，生活质量低，根治性放化疗是最好的选择，但食管的大部分及其周围组织受到高剂量照射时不可避免地会引起急性和晚期毒性。Kim 和 Atsumi 等后期的研究发现，除了剂量学参数外，食管周围组织受累程度（在两项研究中均为完全受累）、肿瘤消退、T 分期、肿瘤区域的食管壁厚度也与食管狭窄的发生相关[171, 172]。

姑息性放疗：如前所述，姑息性放疗后发生食管炎的风险高得令人无法接受，正如 Stevens 等的一篇大型综述所指出的，高达 56% 的患者患有食管炎[143]。在一项多中心爱尔兰癌症试验（ICORG）06-34 中，姑息性治疗的三维适形放疗方案为 39Gy/13 次、20Gy/5 次或 17Gy/2 次[173]。虽然样本量少，但 2 级急性毒性发生率 14%，5 次分割方案的平均 D_{max}、平均 D_{mean} 分别为 18.3Gy、12.9Gy，13 次分割方案的分别为 38.2Gy、23.3Gy。食管保护调强放疗（Esophagus spearing IMRT）食管穿刺调强放疗可以将食管最大剂量限制在 24Gy（处方剂量 30Gy/10 次的 80%），从而使食管毒性从 13% 降低到 2%[174]。基于该数据，开展了一项晚期中央型肺癌姑息性放疗的Ⅲ期随机研究（PROACTIVE），有意识地主动避开食管，目的是评估 30Gy/10 次和 20Gy/5 次 ES-IMRT 的临床获益。

表 4-11 总结了常规分割放疗的正常食管组织剂量限制。

2. 立体定向消融放疗（SABR）食管毒性的文献综述

纵隔的立体定向放疗也会导致食管毒性的发生，Grimm 等的研究[44]提供了 RTOG 和其他研究中有关剂量限值的基本回顾，随着立体定向放疗经验和认识的积累，对于更保守的剂量限制进行了重新审视[175]。后来的研究发现，以 5 次分割的等效剂量进行分析，D_{1ml} 32.9Gy、D_{max} 43.4Gy 可导

表 4-11　常规分割放疗的正常食管组织剂量限制

结　构	剂量 / 分割	剂　量	体　积
食管	1.8Gy	34Gy	均　值
食管	1.8Gy	60Gy	10cm
颈段食管	2Gy	30Gy	均　值
食管（照射处）	3Gy	23.3Gy	均　值
食管（姑息性 10 次）	3Gy	24Gy	最大值
食管（照射处）	4Gy	18.3Gy	均　值
食管	4Gy	12.9Gy	最大值
食管	1.8~2Gy	60Gy	17%

致 2 级毒性发生率 50%。Yao 等的最新研究认为，对食管的剂量限制可能太保守了，因为在其包含 632 例患者的大样本研究中，仅 1 例发生 3 级食管炎，2 级或以下者 21 例。值得注意的是，研究使用的是针对中央型病灶的 60Gy/8 次、隔日 1 次的治疗方案。作者发现，15% 的食管毒性发生风险与 D_{max} 141.6Gy、D_{1ml} 123.61Gy 和 D_{2ml} 117.6Gy 的 EQD_2 有关，分别对应 48Gy/4 次、44Gy/4 次和 42.8Gy/4 次以及 64Gy/8 次、59Gy/8 次和 57.6Gy/8 次放疗方案[176]。在另一项大样本研究中未观察到 3～5 级的食管毒性，D_{max} 56Gy 的 EQD^{10}_2 和 D_{5ml} 35.5Gy 的 EQD_2 可引起 17% 的 2 级食管炎发生风险，1～2 级食管炎与 D_{5ml}、女性明显相关[177]。

在 Wu 等的研究中，食管 D_{5ml} 分别保持 < 16.8Gy/3 次、18.1Gy/4 次和 19.0Gy/5 次时，可使急性毒性的发生率 < 20%，相当于 D_{5ml} 26.3Gy 的 BED_{10}[178]。

晚期毒性食管瘘的发生与 D_{max} > 51Gy、D_{1ml} > 48Gy 和抗 VEGF 药物的使用有关[179]。

表 4-12 总结了 SABR 的正常食管组织剂量限制。

（五）治疗

1. 预防

(1) 氨磷汀：毫无疑问，氨磷汀是研究最多的预防放射毒性的药物之一，预防 SCLC、NSCLC 放疗后食管毒性的研究包括 3 个 II 期和 5 个 III 期试验[59, 180-186]，除了其中 3 项[59, 183, 185]，其他研究均未观察到应用氨磷汀者和其他患者之间食管炎的差异。Movsas 等进行的 RTOG 98-01 是最大、最新的研究，包括诱导化疗后接受同步超分割同步放化疗（69.6Gy，每次 1.2Gy，每日 2 次）的 243 例 NSCLC 患者，发现氨磷汀除了不能降低 3 级食管炎的发生率，还与恶心、呕吐、心血管毒性、感染或发热性中性粒细胞减少症的高发生率有关[182]。同一研究的小样本分析发现，氨磷汀可能会减轻疼痛和减少体重下降[187]。尽管氨磷汀确实有一些作用，但其在 NSCLC 放化疗引起的食管炎的预防作用并未得到证实，有一家指南反对使用该药[188]。

(2) 麦卢卡蜂蜜：根据一项研究，麦卢卡蜂蜜不能预防肺癌 CRT 引起的食管炎，但可能在第 4 周减少阿片类药物的使用[189]。

表 4-12 SABR 正常食管组织剂量限制

	限　制	1 次	3 次	4 次	5 次	6 次	8 次	EQD_2 (α/β=10)
食　管	最大值	14Gy	20Gy	20.8Gy	29Gy		64Gy	56Gy
食　管	0.5ml					30Gy		
食　管	1ml				25Gy		59Gy	
食　管	2ml						57.6Gy	
食　管	5ml	11.9Gy	16.8Gy	18.1Gy	19Gy			35.5Gy
食　管	10ml		16.2Gy		19.5Gy			

(3) 谷氨酰胺：文献对谷氨酰胺在预防头颈部和胸部恶性肿瘤口腔炎、食管炎中的作用进行了系统回顾[190]。有关 NSCLC 或食管癌患者放化疗的五项随机对照试验表明，谷氨酰胺（10g，每天3 次）可减少食管炎的发生率或淋巴细胞的耗竭[191-195]。

(4) 大豆黄酮：大豆异黄酮在不同动物癌症模型研究中被认为是放疗增敏剂和放射防护剂[196]。Fountain 等进行的一项动物研究中，大豆异黄酮可减轻 10Gy 和 25Gy 单次照射所引起的组织损伤[197]。

2. 治疗 / 预防的建议

(1) 避免刺激性食物并考虑改变生活习惯（戒烟戒酒，避免咖啡、酸性和辛辣食物）[144, 198-200]。

(2) 考虑营养师的建议，鼓励少食，多餐，软食。

(3) 每日服用 30g 谷氨酰胺。

(4) 食管炎症状初期，考虑使用抗酸药以减少胃酸反流和质子泵抑制药（PPI）。

(5) 制霉菌素溶液可作为预防措施，难治性病例可能需要口服抗真菌药。

(6) 食管炎确诊后需要通过口服、静脉输注以补充营养。

(7) 抑酸药（无恶心和呕吐者优先使用硫糖铝）和局部镇痛药（黏性利多卡因）联合使用。

(8) 阿片类镇痛药（曲马多、芬太尼、吗啡针剂）。

(9) 对于长时间有症状者，可能需要肠内或全胃肠外营养。

（六）处方示例

• 无症状患者

谷氨酰胺 10g，每日 3 次。

抗酸药，每日 2 次。

考虑制霉菌素治疗。

• 轻度症状患者

谷氨酰胺 10g，每日 3 次。

PPI（例如兰索拉唑 30mg），每日 1 次。

含有制霉菌素和等量的 2% 黏性利多卡因、氢氧化铝 - 碳酸镁、苯海拉明的混合物。

• 中度症状，体重减轻＞5% 者

谷氨酰胺 10g，每日 3 次。

PPI（如兰索拉唑 30mg），每日 1 次。

含有制霉菌素和等量的 2% 黏性利多卡因、氢氧化铝 - 碳酸镁和苯海拉明的混合物。

口服曲马多，10 滴，每日 3 次。

最低剂量的芬太尼贴剂（12μg/h）。

口服肠内营养品。

• 重度症状，无法进食者

芬太尼贴剂。

胃造瘘术或 TPN。

放射肿瘤学急性与晚期毒性的防治：放射肿瘤学中的毒性管理

Prevention and Management of Acute and Late Toxicities in Radiation Oncology:Management of Toxicities in Radiation Oncology

● 狭窄

请胃肠科医生行食管扩张术，以达口径 13mm。

继续 PPI 治疗。

如果多次扩张失败，请考虑胃造瘘术。

● 穿孔 / 瘘管 / 坏死

手术。

五、大血管

（一）解剖学

循环系统由心脏和血管组成，因其位置、大小、结构和功能，有些血管需要特别关注。大血管是从心脏或向心脏输送血液的动脉和静脉，即主动脉、肺动脉（PA）、肺静脉（PV）、下腔静脉（IVC）和上腔静脉（SVC）。

● 主动脉：起源于左心室，两者之间有主动脉瓣。按其所在位置，分为胸主动脉（从起始部到 T_{12} 椎体水平的横膈膜）和腹主动脉（T_{12} ~ L_4 椎体水平，分叉成左右髂总动脉）。胸主动脉分为升主动脉、主动脉弓和降主动脉。升主动脉是第一部分，左右冠状动脉始自该部分并延伸到 T_4 椎体水平，然后，升主动脉向后弯曲，并从主动脉弓开始向左弯曲，形成头臂动脉、左颈总动脉和锁骨下动脉，此后，形成降主动脉，发出膈上动脉、肋间后动脉、肋下动脉和供应心包、支气管、纵隔和食管的动脉。

从结构上看，血管由内而外分三层。①内膜，单层鳞状上皮层；②中膜，由弹性蛋白和平滑肌组成的结缔组织层；③外膜，厚的胶原组织层。此外，不同于其他动脉，主动脉的中膜、外膜均含有平滑肌、胶原蛋白和弹性蛋白，为体内最粗的动脉。这种强健的结构需要良好的血液供应，仅依靠单纯的血液渗透是不够的，供应主动脉的血管形成两个网络，即位于外膜层的内腔和外腔滋养血管。静脉血管多位于外膜。交感神经和副交感神经纤维支配这些血管，分别引起其收缩和舒张[201, 202]。

● 肺动脉：起源于右心室，分为右肺动脉（RPA）和左肺动脉（LPA）。直径 2~3cm，长约 5cm，位于升主动脉左侧，分叉处在平 T_4 椎体的隆突水平，RPA 和 LPA 以直角分叉。RPA 位于升主动脉和降主动脉之间，右主支气管之前。LPA 位于降主动脉前方和左主支气管上方。结构、血管供应与主动脉类似，但外膜没有平滑肌[203]。

● 上腔静脉：引流胸腔、上肢、头部和颈部的静脉血。左、右两条头臂静脉在右侧第一肋软骨后下方形成 SVC。奇静脉是另一条静脉，汇入 7cm 长的 SVA，然后在右侧第三肋软骨水平进入右心房。与其他静脉不同，与 IVC 一样，奇静脉没有瓣膜。结构上类似于大动脉，但肌肉组织少得多[204]。

● 下腔静脉：下腔静脉引流腹部和下肢的静脉血，在胸腔内的部分很短，大部分位于腹膜后区。因此，在胸部放疗中，通常不被认为是危险器官。

● 肺静脉：肺静脉（PV）是体内唯一比对应动脉携带更多含氧血液的静脉。每个肺有两条 PV，总共四条[205]。据我们所知，胸部放疗尚无 IVC 和 PV 损伤的报道。

（二）勾画

即使在 RTOG 系列研究中，也没有形成如何勾画以及勾画哪条大血管的共识。根据一项常规分割放疗的 RTOG 1106 研究，方案规定应该勾画所有的大血管，而在一项 SABR 相关的 RTOG 0813 研究中，只勾画了主动脉和腔静脉。鉴于文献报道的 RT 所致腔静脉损伤的病例很少，而与 PA 毒性相关的报道更多，我们建议在 SABR 计划中应添加 PA 的勾画[206-209]。根据 RTOG 1106，应在纵隔窗勾画血管轮廓，应包括血管壁、外延到脂肪外膜的所有肌层（距对比剂强化显示的血管壁 5mm）。右侧的肿瘤应勾画 SVC，左侧的肿瘤应勾画主动脉，无论左右都应勾画同侧的 PA。大血管应在 PTV 上界以上至少 3cm 处开始勾画，并在每层 CT 上连续勾画，直到 PTV 下界以下至少 3cm 处。根据另一项 RTOG 0813 研究方案，大血管的勾画应从 PTV 上界以上方 10cm 处开始，并持续到 PTV 下界以下 10cm。另外，在 SABR 时，与 GTV 或 PTV 不直接接触的半周管状结构相对应的不相邻的管壁也应勾画。综上所述，大血管勾画如图 4-7 和图 4-8 所示。

（三）病理生理学

很多文献综述关于放疗对正常组织的损伤进行了深入的研究和总结，除了细微的差异，放疗损伤的机制一般被解释为祖细胞丢失、氧化应激、血管内皮功能障碍、炎症发生和失控，最终导致纤维化[210]。血管，尤其是动脉，在结构上与心脏非常相似，都是高度灌注的器官，主要由肌肉组织和内皮细胞组成。用于解释心脏损伤的机制可能也适用于动、静脉损伤。根据 CTCAE 第 5 版标准对大血管毒性的分级见表 4-13。

（四）剂量限制

1. 常规分割放疗大血管毒性文献综述

(1) 肺癌：在立体定向放疗时代以前，很少有关于大动脉损伤的报道[207, 208]。由于放疗剂量及患者存活率均较低，未发现剂量毒性关系。在随后的研究中，常规分割放疗对血管的影响逐渐引起关注，一项前瞻性高剂量放化疗试验晚期毒性研究发现，大多数 5 级毒性是由与血管毒性无关的原因引起的，其中之一是支气管损伤引起的咯血[211]。一项 Ⅱ 期单臂研究在治疗中期进行 PET-CT 检查以指导加量放疗，发现 42 例患者中有 4 例由于确定原因而出现了致命的咯血，但均为伴有肺动脉受侵的 T4 期患者[79]。这一解释虽然看似合理，但并不全面，因为根据另一项回顾性调查大血管（主要是肺动脉）受侵者毒性的研究显示，致命的咯血与血管受侵无关[212]，在这项研究中，37 例患者中有 2 例出现咯血，均与血管侵犯无关。Han 等 2014 年和 Ma 等 2017 年的研究分别回顾性调查了 100 例和 141 例患者，肺动脉受侵程度和 $V_{40} \sim V_{60}$ 与总生存期相关[213, 214]。在随后的研究中，肺动脉 $V_{40} > 80\%$、$V_{45} > 68\%$、$V_{50} > 45\%$ 和 $V_{55} > 32\%$ 是 OS 的独立预测因子，根据肺动脉受侵等级分别为：0 级 41.8 个月、1 级 27.8 个月、2 级 12.7 个月、3 级 7.5 个月。根据这些研究，对肺动脉受侵等级划分为：①0 级（无受侵），无血管受侵证据，距最近肺血管壁 ≥ 1mm（肿瘤与血管壁之间存在脂肪间隙）；②1 级（微小受侵），肿瘤浸润距最近肺血管壁 0mm，无脂肪间隙，未见血管狭窄或截断，无血管壁损伤征象（不规则、间断或管腔内肿块形成）；③2 级（中度受侵），环周受侵伴血管狭窄

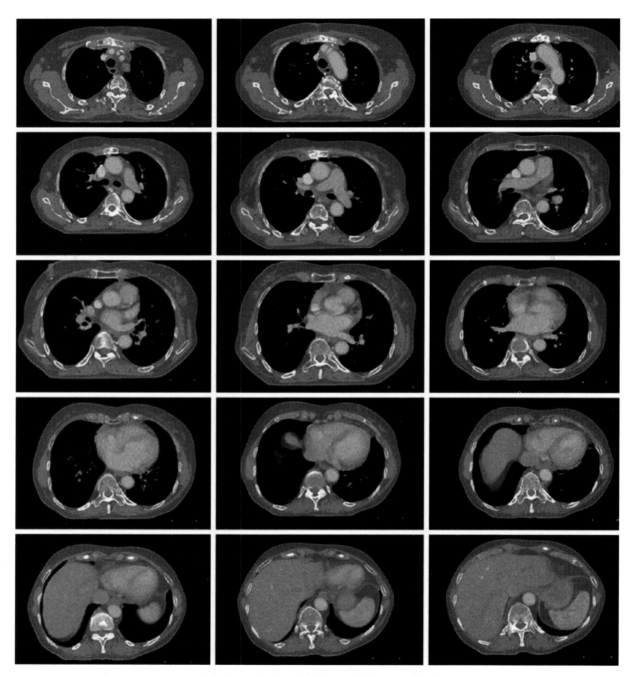

▲ 图 4-7　主动脉的勾画（绿色）（彩图见书末）

或截断；④ 3 级（广泛受侵），肿瘤广泛侵犯肺血管，伴血管壁损伤表现（不规则、间断或腔内肿块形成，或者肿瘤侵犯肺动脉导致大出血）。

　　(2) 再程放疗：即使未接受过 SABR 的中央型肿瘤再程照射也不是没有毒性的，回顾性研究发现，主动脉可承受累计剂量高达 120Gy，大部分患者超过这个剂量可能有毒性。为避免不可逆转的致命毒性，大多数作者建议保持主动脉剂量少于 120Gy，因为更高剂量可能导致主动脉严重毒性的风险达 25%[215–217]。

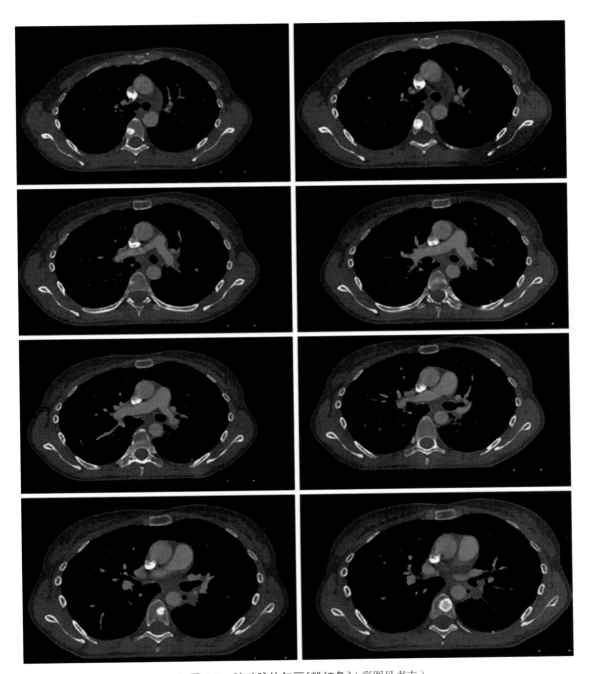

▲ 图 4-8 肺动脉的勾画（粉红色）（彩图见书末）

表 4-13 根据 CTCAE 第五版标准对大血管毒性的分级

	1 级 [a]	2 级	3 级	4 级	5 级
CTCAE V_{5.0} 血管损伤	无症状；临床检查发现；不需要干预	有症状；不推荐进行修复或修补	严重症状；影响自理性日常生活活动；推荐进行修复或修补	危及生命；存在外周器官损伤证据；推荐紧急手术干预	死亡

a. 动脉损伤没有对应 1 级标准

2. 立体定向放疗（SABR）大血管毒性文献综述

2006 年 Timmerman 等发表了一项重要研究，发现应用 SABR 时，中央型位置是影响致死性毒性的主要因素之一[218]，在接下来的 10 年中，出现了更多关于中央型肿瘤放疗对气管、支气管高剂量所致毒性的数据，2019 年 Bang 和 Bezjak 对这些研究进行了细致的总结[219]。在前瞻性和回顾性研究中，咯血似乎是 5 级毒性最常见的原因之一。除单次分割剂量外，支气管内病变（超中央型）、抗 VEGF 药物使用和医源性照射支气管的操作是主要的危险因素。大气道毒性比血管毒性发生更多。2014 年 Nishimura 等的研究分析了涉及 398 个危及器官、133 例患者的中央型病变，采用 SABR，5 次分割，剂量 60Gy[206]，未发现任何与主动脉、腔静脉或肺静脉有关的毒性，但有 2 例 5 级咯血，其肺动脉和支气管受量较高（分别为 59.2Gy 和 54.4Gy，61.3Gy 和 59.6Gy）。

2016 年 Xue 等验证了基于主动脉和大血管安全受量的 SABR 剂量限制方案[220]，发现在临床试验中使用的剂量限制方案可降低主动脉或大血管损伤风险，即使运用到 3 次分割方案中，风险也低于 3%。

2019 年发表的 RTOG 0813 试验是关于 5 次分割 SABR 治疗中央型 NSCLC 的最大规模的前瞻性试验，共 6 例出现 5 级毒性，大部分为支气管肺出血，未发现与大血管相关的毒性[221]。

剂量限制方案总结见表 4-14。

（五）治疗

若既往曾接受高剂量胸部放疗，表现为血流动力学不稳定或咯血，则应考虑大血管损伤，属于需立即诊疗的紧急情况。

六、大气道

（一）解剖

气道是呼吸系统的一部分，通过呼吸达到气体交换。上气道位于头颈部，不包括胸段大气道。下气道由气管、主支气管（左、右）、叶支气管（右 3、左 2）、段支气管、细支气管、终末细支气管、呼吸性细支气管、肺泡组成。尽管段支气管到肺泡是呼吸道的一部分，但被看作肺实质，而气管、主支气管和叶支气管则作为大气道组成部分[222]。气管和支气管组成气管支气管树，由软骨、平滑肌和黏膜层组成，其中软骨可防止气道在呼吸过程中因压力变化而塌陷，黏膜层由纤毛假复层柱状

表 4-14　常规分割放疗和 SABR 大血管剂量限制

	限制条件	1 次、3 次、4 次	5 次	8 次	10 次	常规分割
大血管，非相邻管壁	D_{max}	不推荐治疗中央型病变	105%PTV		75Gy	120Gy
大血管，非相邻管壁	1ml				50Gy	
大血管，非相邻管壁	10ml		47Gy	47Gy		

上皮组成。支气管动脉（BA）向气道供应含氧血液，左支气管动脉起源于主动脉，右支气管动脉可能起源于上肋间动脉或左支气管上动脉的共同干。

（二）勾画

常规分割放疗和 SABR 都会对大气道造成放疗相关损伤，但需要特别注意，后者会造成更大损害。尽管气道轮廓勾画在两种情况下都很重要，但 SABR 试验有最精确的描述。最新开展的 SABR 治疗中央型肿瘤的 RTOG 0813 试验研究要求 [221] 如下。

- 利用 CT 纵隔窗，将气管和支气管近端分别勾画成两个独立的结构，以对应与之相关的黏膜、黏膜下层、软骨环和气道通道。
- 将气管分为两段：近端气管和远端 2cm 气管。
- 近端气管：勾画开始层面时应至少比 PTV 高 10cm，或比隆突高 5cm（以更高为准），并继续向下延伸至近端支气管树的上侧。
- 近端支气管树：包括气管远端达 2cm 和两侧的近端气管。
- 根据标准解剖关系将包括以下气道：气管的远端 2cm、隆突、左右主支气管、左右肺上叶支气管、中间部支气管、中叶支气管、舌叶支气管、左右肺下叶支气管。
- 在段支气管分支处立即结束叶支气管的勾画。
- 如果有部分近端支气管树在 GTV 中，则应单独勾画，作为"近端支气管树 GTV"，而不是作为"近端支气管树"的一部分。

根据以上描述，气管和近端支气管树勾画如图 4-9 和图 4-10 所示。

（三）病理生理学

放疗引起的正常组织炎症、内皮损伤、坏死和纤维化的病理生理学在其他章节已经详细阐述。

气管和支气管纤维化和坏死的会导致咯血、气道狭窄、瘘、穿孔和感染风险增加，根据不良事件通用术语标准（CTCAE）第 5 版的分级如表 4-15 所示。

（四）剂量限制

1. 大气道支气管内近距离照射治疗的文献综述

对于这种逐渐被淘汰的治疗方式，我们不进行深入的文献综述，但作为特殊情况下的一种可能的治疗选择，该治疗方式值得一提。

在一个大型回顾性研究中，189 例患者接受近距离治疗 3～4 次，每次 8～10Gy，辐射半径以源为中心 10mm，3 级以上毒性如大咯血（$n=13$）、支气管狭窄（$n=12$）、软组织坏死（$n=8$）和支气管瘘（$n=3$）发生率达 17%[223]。

为了降低这种高毒性率，正在开发新的技术，Nomoto 等 2017 年的一项后续研究，经过 36 个月的中位随访后，未发生慢性支气管炎或咯血[224]，15 例患者采用外照射 40Gy/20 次和近距离照射 18Gy/3 次相结合的方案，达到很好的局部控制（100%）和 79% 的 3 年总生存。其使用施源器，将源放置在支气管中间，并根据支气管直径（5～7mm）计算剂量。

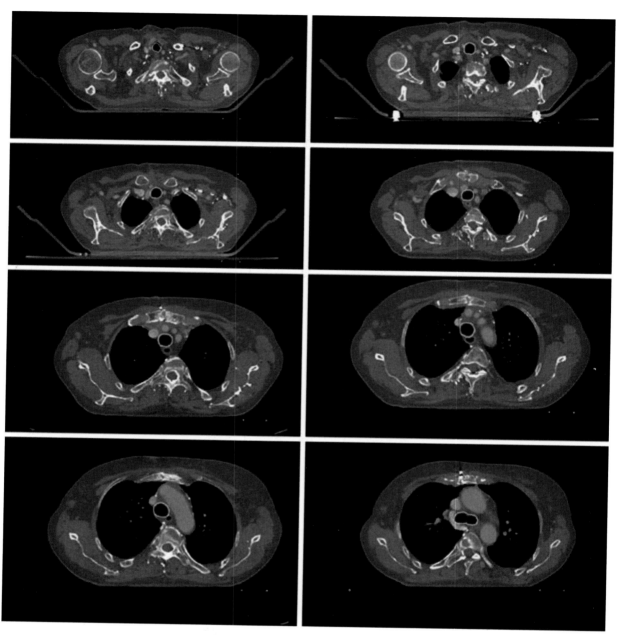

▲ **图 4-9　气管勾画**（彩图见书末）

　　一项姑息性支气管内近距离放疗的系统性回顾分析发现，单独外照射治疗优于单独近距离放疗，缺乏数据支持两者联合治疗，但对于选择性病例，如既往外照射治疗有不良反应症状者，可以考虑近距离放疗[225]。

　　2. 大气道常规分割放疗的文献综述

　　由于肺癌和食管癌患者生存时间较短，以及放疗剂量相对偏低，气道的毒性在很长一段时间内被忽视。

　　1995 年 Mehta 和 Dweik 报道了 4 例鳞状细胞癌患者在 50～64Gy 治疗后出现支气管坏死，导致致命性咯血或肺炎[226]。

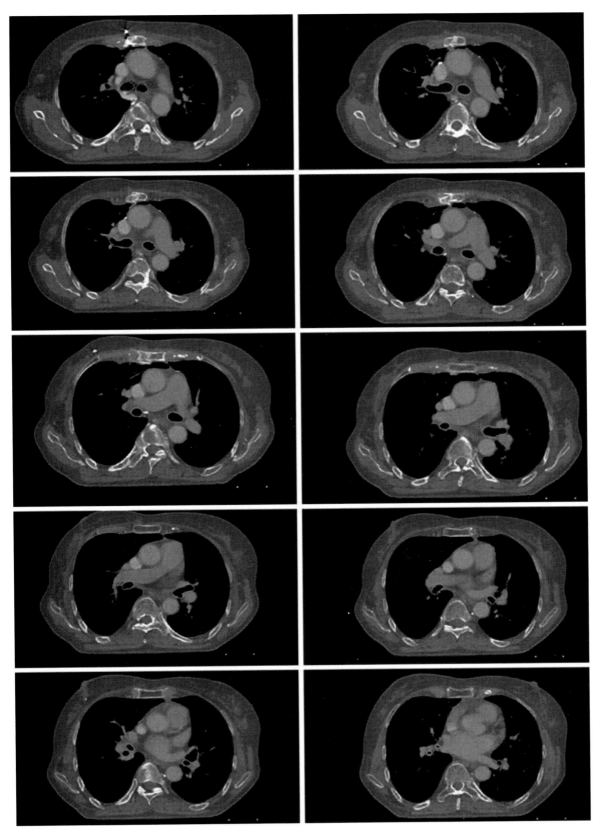

▲ 图 4-10 近端支气管树勾画（彩图见书末）

表 4–15　常见不良反应事件评价标准（CTCAE）第 5 版分级标准

	分级 1	分级 2	分级 3	分级 4	分级 5
CTCAE 5.0 版 支气管狭窄	无症状；仅为临床或诊断所见；无须治疗	有症状（如干啰音或喘鸣）但没有呼吸困难；需要医学干预（如甾体类或支气管扩张药）	呼吸短促，伴喘鸣；需要内镜治疗（如激光，放置支架）	危及生命的呼吸系统或血流动力学障碍；需要插管或紧急治疗	死亡
支气管瘘	无症状	有症状；不需要有创性干预	需要干预；需要住院治疗	危及生命；需要紧急手术治疗	死亡
支气管 - 肺出血	轻度症状；无须治疗	中度症状，不需要有创性干预	需要输血；需要有创性干预；住院治疗	危及生命；需要插管或紧急治疗	死亡

在肺癌临床试验中探索放疗剂量递增后，毒性报告开始增多，相关病例报道和研究也开始出现。Miller 等研究显示，74Gy 发生支气管狭窄的风险为 4%，86Gy 为 25%[227]。在一项类似的研究中，发现放疗引起的支气管狭窄随着放疗剂量和同步化疗的增加而增加，且长期随访发现，>73.6Gy 者支气管狭窄比气管狭窄更明显[228]。对 88 例 NSCLC 患者接受>66Gy 放疗的前瞻性研究的晚期毒性进行联合分析[211]，21 例（24%）发生了 28 项晚期并发症中，致命咯血（2 项）和支气管狭窄（3 项）可考虑为气道毒性。晚期毒性发生在放疗剂量 66～90Gy 者，但 82Gy、86Gy 和 90Gy 者毒性发生更多。

3. 大气道立体定向放疗文献综述

如 "肺毒性" 部分所述，病变是根据其与气道关系、是否中央型、是否在气管支气管树 2cm 内或外周来描述的。中央型的定义已经更新，国际肺癌研究协会（IASLC）包括了接近其他纵隔结构的病变[2]。无论定义如何，中央型相关治疗毒性的研究大多记录了与气道相关的不良反应，如出血、肺炎、支气管狭窄等最常见的 3～5 级不良反应[229-232]。2006 年 Timmerman 等发现中心位置为 SABR 的一个重要的毒性易感因素，随后的许多前瞻性和回顾性研究也发现了类似的结果[218,221,233-238]。

总的来说，这些研究表明，与外周病变相比，中央型患者>3 级毒性更多，3 次分割方案比更多次数分割方案毒性更多。

为了达到良好的局部控制和提高生存率，生物有效剂量（BED10）应高于 100Gy。虽然短时高消融剂量放疗可成功治疗周围型病变而无明显的不良反应，但中心气道附近的病变则需要一种更长治疗期的方案，许多研究团队进行了不同的尝试，包括 70Gy/10 次、60Gy/8 次、（50～60）Gy/8 次、50Gy/4 次，并达到了同周围病变类似的局控效果[229,231,237,239]。

基于这些研究和许多其他已发表的试验结果，2017 年 ASTRO 循证指南早期非小细胞肺癌 SABR 指出以下几点[240]。

- 中央型早期肺癌应避免使用 3 次分割方案。
- 中央型肺癌的 SABR 治疗应为 4 或 5 次分割。
- 对于 SABR 过高风险的中央型病灶，可考虑采用 6～15 次的大分割放疗。

在该指南中，除了其他高危因素外，邻近或累及纵隔结构和胸壁也被提及。最重要的是，靠近或累及支气管树有时被称为"超中央位置"。与中央位置的定义类似，超中央的定义在不同研究中也具有主观性和差异性，通常指的是 GTV 或 PTV 与支气管树相交。在大多数研究中，SABR 对超中央病灶的毒性超过了一般中央病灶，3 级以上毒性高达 38%，而一般中央病灶的毒性为 10%～20%[241-244]。在一项早期的北欧 HILUS 临床试验报告中指出，主支气管与叶支气管相比更容易发生较高毒性[245]。值得注意的是，尽管使用了 5～8 次分割的治疗方案，但超中央病灶 SABR 治疗的毒性仍然明显增加。为了确定对超中央病变毒性最小的方案，SUNSET 试验的结果值得期待[246]。除了确定靠近或累计支气管树的超中央病变的最佳剂量外，该研究还将研究 PTV 与肺动脉、肺静脉、食管相近的病变。

最近一项关于 SABR 治疗中央病灶的前瞻性试验报告了其研究结果[221]。在该研究中，中央病灶在 1.5～2 周内接受 5 次分割，总剂量 10Gy、10.5Gy、11Gy、11.5Gy 或 12Gy 的治疗。最大耐受剂量为 12Gy/ 分，该组患者第 1 年 3 级以上毒性为 7.2%。

在中位随访时间 37.9 个月后，其余 71 例患者，包括 11.5Gy 组和 12Gy 组的 2 年局部控制分别为 89.4% 和 87.9%，总生存率分别为 67.9% 和 72.7%，治疗结果与周围病变相似。在这项研究中，剂量限制毒性被定义为"在第一年发生的任何与治疗相关的 3 级或更严重的预定毒性"。在第一年给予 11.5Gy 和 12Gy 组治疗的患者中只有 4 名患者（12.1%）表现 3 级以上毒性，没有患者表现出 5 级定义的毒性。然而超过 1 年以后，11.5Gy 组和 12Gy 组中有 4 例出现 5 级毒性，3 人大出血，1 人"因其他未知原因死亡"。临床研究中使用的剂量限制见表 4-16。

（五）治疗

除了调整放疗剂量和分割方式，遵守剂量限制条件，并重视毒性相关危险因素外，还没有已知的可以减轻和预防措施来减少大气道毒性。

单次分割的高剂量，总照射范围和总剂量，支气管侵犯，VEGF 抑制药（贝伐珠单抗）的使用，

表 4-16　大气道毒性剂量限制

	限制条件	1～3 次分割	4 次分割	5 次分割	8 次分割	10 次分割	传统分割
气管和同侧支气管，非相邻管壁	D_{max}	不推荐治疗中央病变	15.6Gy	105% PTV 剂量			74Gy
气管和同侧支气管，非相邻管壁	4ml	不推荐治疗中央病变		18Gy	18Gy		
中央气道	0.5ml	不推荐治疗中央病变		21Gy			
中央气道	1ml	不推荐治疗中央病变	35Gy			50Gy	

鳞状细胞癌类型，病变中空洞的存在是传统分割放疗或 SABR 出血相关的已知风险因素 [247-250]。此外，在受照射支气管使用有创或有创性操作可能导致 5 级严重毒性 [231]。

据我们所知，没有任何指南建议积极监测高危患者放疗后引起的毒性。患者需要接受随访，并应该被告知放疗的高风险，并发现毒性反应发生后及时就医。出现咯血、呼吸困难加重、咳嗽、喘鸣、反复感染等，不应未经检查清楚就任其发展。当患者被怀疑发生放疗相关的毒性反应后，应转诊给专业的呼吸科和胸外科医生处理。一旦发生毒性反应，需要根据其严重程度进行处理。最好能进行多学科讨论。大多数有症状的患者需要手术治疗，并且其中一些是急症手术。

1. 手术治疗

在 Dickoff 等的一项研究中，15 名患者接受 66Gy 放疗后因不同类型的毒性进行手术，报告显示 90 天死亡率 27%，中位生存期 19 个月 [251]。研究者的结论是，放疗后进行手术由于并发症和死亡率高，在技术上具有挑战性，应该在有经验的三级专业医疗中心进行。

2. 非手术治疗

- 支架置入术：在一篇关于因恶性或良性原因而在狭窄支气管内放置支架的综述中，并发症发生率高达 34% [252]。
- 球囊扩张：在一个小型回顾性研究的 10 例患者中，6 例（60%）在没有任何其他治疗的情况下完全恢复，2 例重复进行球囊扩张，其他患者进行支架置入或切割球囊扩张 [253]。

咯血：大咯血是癌症患者的急症，即使患者没有放疗史，大咯血的死亡率高达 80% [254]。由于死亡是由窒息和失血引起的，所以必须保持气道通畅。Khalil 等介绍了治疗咯血的详细方案 [255]。

住院治疗（最好是在重症监护室），请呼吸科医生和胸外科医生会诊，保持气道开放，补充丢失体液，并立即进行多探头 CT 血管造影和支气管镜检查确定出血部位。作为一线治疗的动脉栓塞，以及外科干预（当动脉栓塞失败或不可行时）是可能挽救生命的治疗选择 [256]。

第 5 章　上腹部肿瘤放疗的毒性管理
Toxicity Management for Upper Abdomen Tumors in Radiation Oncology

Zumre Arican Alicikus　Barbaros Aydin　**著**

井绪泉　丁行晨　**译**　王世江　朱昆莉　**校**

一、肝脏

（一）解剖

肝脏是人体最大的器官，一个健康成年人肝脏的质量是 1.2～1.5kg。胚胎学上，肝脏作为腹侧憩室从前肠和中肠交界处生长到腹侧胃系膜。肝憩室的前部形成肝内胆管树，后部形成肝外胆管和胆囊。肝脏是一个腹膜内器官，位于腹腔的右上角，膈肌下方，位于胃、右肾、肠的顶部，延伸到左肋，部分由胸廓保护。它被一层纤维结缔组织膜所覆盖，这层结缔组织被称为 Glisson 囊（Glisson's capsule）。

1. 肝脏有两个面：①膈面，即肝脏的前上表面；②脏面，即肝脏的后下表面。

2. 肝脏大致分为以下 4 个叶。

- 右叶：它是肝脏最大的叶，以肝中静脉与左叶分开。由右叶中点前后向下腔静脉沟的斜线将功能性右叶分为右内侧区和右外侧区。

- 左叶：体积小于肝右叶，以肝圆韧带和静脉韧带裂为界，与方叶和尾叶相邻。

- 方叶：位于脏面、胆囊与肝圆韧带之间。

- 尾状叶：位于脏面、下腔静脉及肝圆韧带之间。

3. 肝脏分段如下。

- 根据 Couinaud 分区标准，通过门静脉的分支，肝脏被划分为 8 个独立的段[1]。每个肝段均有其独立的肝门蒂，包括肝动脉分支、肝门静脉分支及肝内胆管。尾状叶为第 I 肝段。肝左叶包括第 II、III、IV 段，其中左叶的前、后部分为第 II、III 肝段，左叶内侧部分为第 IV 肝段。肝右叶则包括右前叶（V、VIII）及右后叶（VI、VII）。

4. 肝脏的血供：肝脏拥有肝门静脉及肝动脉两组供血系统。

- 肝门静脉：由肠系膜上静脉和脾静脉汇合而成，为肝脏主要的供血系统（提供 70%～75% 的血流）。

- 肝动脉：自腹腔干发出，为肝脏提供约 25% 的血流。

- 肝静脉：收集肝脏静脉血流。多条肝静脉构成了每个肝小叶的中央静脉，引流肝小叶的静脉

放射肿瘤学急性与晚期毒性的防治：放射肿瘤学中的毒性管理

Prevention and Management of Acute and Late Toxicities in Radiation Oncology:Management of Toxicities in Radiation Oncology

血并汇入腔静脉。

（二）肝脏的勾画

- 肝门是门静脉、肝动脉、胆管的入口，也是肝神经丛和淋巴管的入口。
- 肝动脉是腹腔动脉的一个分支。在某些病例中，存在血管变异，发自肠系膜上动脉（superior mesenteric artery，SMA）。
- 右、中、左肝静脉从肝脏收集血液汇入膈肌下的下腔静脉（inferior vena cava，IVC）。
- 垂直穿过胆囊窝和肝中静脉的镰状韧带矢状面为肝左右叶的分界。

自尾状叶起，在冠状面按顺时针将肝脏划分为 8 个段（图 5-1）。

肝左叶包括 Ⅱ 段（左外上段）、Ⅲ 段（左外下段）、Ⅳa 段（左中上段）、Ⅳb 段（左中下段）。

肝右叶包括 Ⅴ 段（右前下段）、Ⅵ 段（右后下段）、Ⅶ 段（右后上段）、Ⅷ 段（右前上段）。

垂直穿过肝静脉的平面将肝右叶分为右前叶和右后叶，其中 Ⅴ 及 Ⅷ 段属于右前叶，Ⅵ 及 Ⅶ 段属于右后叶。镰状韧带则是肝左叶内侧叶（Ⅳ 段）及外侧叶（Ⅱ、Ⅲ）的分界。垂直穿过左右肝门静脉的水平面为右上叶（Ⅶ、Ⅷ）及右下叶（Ⅴ、Ⅵ）的分界。胆囊不属于任何一个肝段。下腔静脉独立于肝脏的部分也不属于任何一个肝段。当门静脉左侧出现 Ⅰ 段（尾状叶）时，勾画时应将门静脉纳入肝脏范围内。

门静脉由肠系膜上静脉及脾静脉汇合而成，位于胆总管和肝动脉的后方。门静脉分支形成门静脉右后支、门静脉右前支和门静脉左支。胃左静脉汇入邻近脾静脉及肠系膜上静脉合流处的门静脉中。

（三）病理生理学

由于肝脏体积大且靠近胃肠道等器官，在胃肠道肿瘤的放疗中，容易发生肝脏的照射损伤。

放射性肝损伤（radiation-induced liver injuries，RILD）的发生涉及放射生物复杂的级联过程，可能是出现在放疗期间或放疗后几周内的急性放射性损伤，也可能是出现在放疗后的几个月至几年后的远期反应。健康的肝脏组织受照后可能造成细胞损伤，继而导致肝功能丧失。

Ingold 等首次报道了 RILD 的剂量 - 损伤关系[2]，但到目前为止还未对该结果进行进一步探究。RILD 仍是目前肝转移瘤或肝癌放疗的主要剂量限制因素，可以导致肝硬化，临床表现为乏力、体重迅速增加和腹水。但是，却很少有患者在接受了肝脏放疗后发展为肝功能不全或引起治疗相关的死亡。

照射引起肝实质损伤后，肝脏随即会生成生长因子及其他细胞因子，如肿瘤坏死因子 α（tumor necrosis factor alpha，TNF-α）和转化生长因子（transforming growth factor beta，TGF-β）。这种级联反应刺激成纤维细胞迁移到肝损伤区域，导致胶原沉积。早期受累部位星形细胞增殖及肌成纤维细胞转化被认为是放疗后血管闭塞症的主要发病机制[3-7]。静脉闭塞性疾病则导致肝窦状内皮细胞损伤，最终导致肝纤维化和肝血流受阻[8, 9]。

典型的 RILD 的症状和体征是肝脏放疗后出现腹痛、肝大、疲劳、无黄疸性腹水、腹围增加、碱性磷酸酶（alkaline phosphatase，ALP）增加两倍以上，而转氨酶和胆红素水平 1～3 个月内保

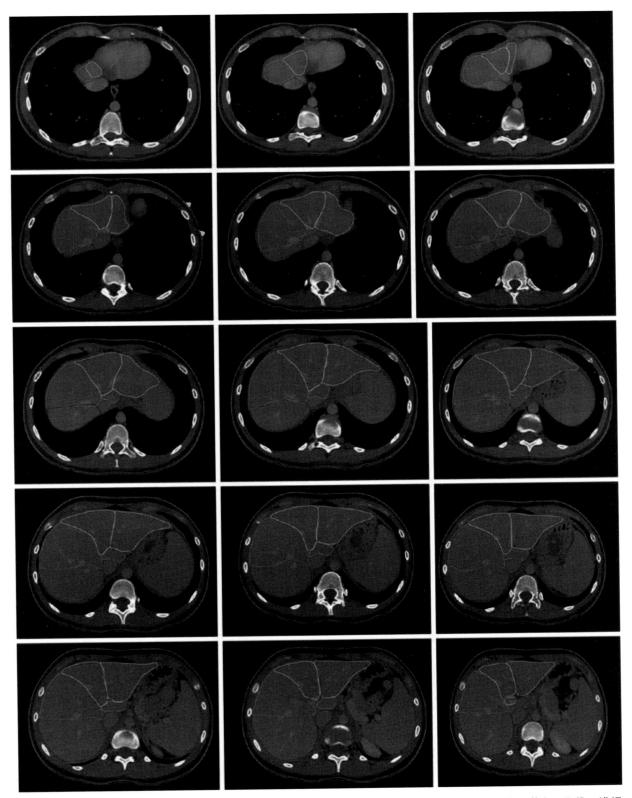

▲ 图 5-1　CT 图像中不同肝段的勾画：白色 . 胆囊、门静脉；暗粉色 . 下腔静脉；粉色 . Ⅰ 段；黄色 . Ⅱ 段；浅绿色 . Ⅲ 段；浅蓝色 . Ⅳ a 段；橘色 . Ⅳ b 段；深蓝色 . Ⅴ 段；紫色 . Ⅵ 段；深绿色 . Ⅶ 段；浅绿色 . Ⅷ 段（彩图见书末）

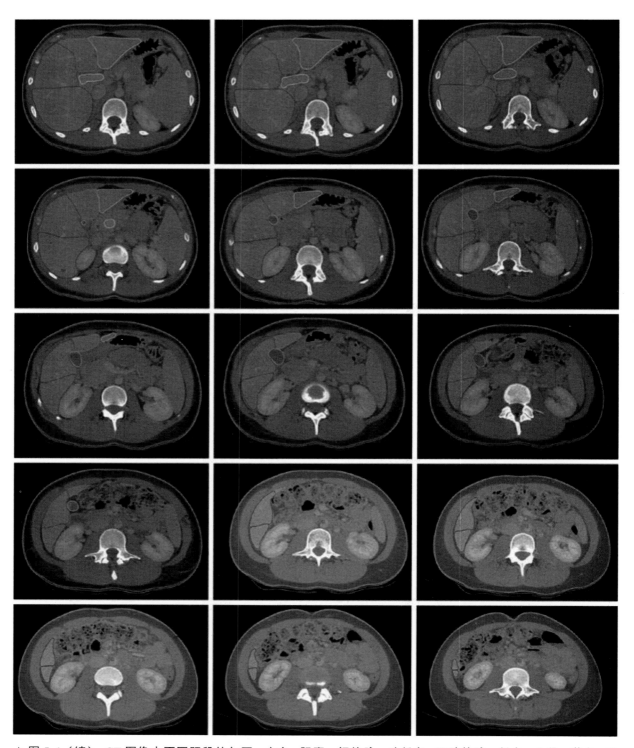

▲ 图 5-1（续） CT 图像中不同肝段的勾画：白色 . 胆囊、门静脉；暗粉色 . 下腔静脉；粉色 . Ⅰ 段；黄色 . Ⅱ
段；浅绿色 . Ⅲ 段；浅蓝色 . Ⅳ a 段；橘色 . Ⅳ b 段；深蓝色 . Ⅴ 段；紫色 . Ⅵ 段；深绿色 . Ⅶ 段；浅绿色 . Ⅷ 段
（彩图见书末）

持正常[10]。带有网状蛋白和胶原纤维的红细胞完全闭塞中央静脉，继而出现典型的 RILD 特征性肝静脉闭塞病（veno-occlusive disease，VOD）[11, 12]。静脉闭塞引起肝脏中心区供氧减少，导致小叶中心肝细胞（centrilobular hepatocytes，HCs）死亡和内肝板萎缩，从而导致肝功能障碍和肝纤维化[13]。

非典型 RILD 患者通常患有慢性肝病，例如各种原因引起的肝硬化或乙型肝炎，并伴有肝细胞丢失、肝功能障碍、肝窦内皮细胞死亡、再生肝细胞丢失，并表现出更多的肝功能异常并伴有黄疸，如血清转氨酶升高（可以高于正常值 5 倍以上）而不是 ALP 升高[14, 15]（表 5-1）。

如果不能及时发现，对这些患者进行肝脏照射后则会导致肝细胞再生能力破坏，最终导致不可逆的肝衰竭[16]。

Child-Pugh 评分有助于临床医生评估非典型 RILD 患者的预后。一些已发表的研究确定了肝功能的各种剂量阈值，其中肝硬化患者最常用的标准是 Child-Pugh 评分升高≥ 2。

（四）剂量限制

由于肝的血供丰富，容易发生转移，系统治疗往往是首选的治疗方法。在某些特定的患者和某些特定情况下，如肝脏局部受累，可以考虑手术切除、局灶消融或局部放疗。

Ingold 等报道了接受 30～35Gy 照射的 8 例患者中有 1 例（12.5%）出现典型的 RILD，接受 35Gy[2] 照射的 27 例患者中有 12 例（44%）出现典型的 RILD。对于肝功能正常的患者，接受常规分割放疗的患者，全肝照射高于 30Gy 时发生典型 RILD 的概率为 5%～10%[14, 17]。随后几年的文献显示，只要保留足够体积的正常肝脏不受大剂量照射，仅部分肝脏接受大剂量照射是安全的[18, 19]。Emami 等评估了常规分割放疗时，1/3、2/3 和全肝脏照射后出现 RILD 的 TD5/5 分别为 50Gy、35Gy 及 30Gy。

通过限制肝脏的平均受照剂量，限制胆管和静脉血管聚集的肝中央区的放疗剂量，并保留足够体积的肝实质不受照射，或可降低发生 RILD 的风险[20-22]。Osmundson 在 2015 年进行的剂量学分析表明，在 96 例接受肝脏立体定向放疗（stereotactic body therapy doses，SBRT）的患者中，中央肝胆管（central hepatobiliary tract，cHBT）受照体积与≥ 3 级肝毒性之间存在显著的剂量依赖关系。胆道狭窄或感染是本研究中观察到的最常见的 G3 毒性，多因素分析显示 V_{66} 和 V_{72} 值是 RILD 的预测因子[23]。在 Toesca DA 等对 130 例患者进行的另一项研究中，再次发现肝细胞癌（hepatocellular carcinoma，HCC）和胆管癌（cholangiocarcinomas，CCA）患者的放疗中，只有 cHBT 的受照剂量与 RILD 存在显著的剂量 – 效应关系。$V_{40} < 37ml$、$V_{30} < 45ml$、cHBT 平均剂

表 5-1　放射性肝毒性的临床表现

典型 RILD	非典型 RILD
• 临床表现：体重增加、疲劳、右上腹部疼痛 • 碱性磷酸酶升高 • 腹水 • 无黄疸的肝大	• 临床表现：总胆红素升高、低蛋白血症 • 转氨酶升高（升高达 5 倍） • Child-Pugh 评分升高≥ 2 分 • 缺乏典型特征

量< 25Gy 是 RILD 的预测因素，而多因素分析显示肝脏平均受照剂量并不具有预测作用。在该研究中，为了预测≥ 3 级肝毒性发生率，研究者建立了一个列线图以计算肝癌放疗出现肝毒性的评分，其中评估因素包括白蛋白 – 胆红素（albumin–bilirubin，ALBI）评分、原发性肝癌组织学类型（HCC vs. CCA）及 cHBT15、V_{40}。与 Child–Pugh 分级相比，ALBI 分级已被证实能更准确地预测 HCC 患者行 SBRT 的肝功能恶化程度和生存期[24]。在治疗计划评估中，中央肝胆管区域需要特别注意。肝脏照射剂量应保持在 20～30Gy，并在考虑其他危及器官限量的同时应保留更多的正常肝脏。Stanford 放疗组推荐肝癌 SBRT 中央胆管区域限制剂量为 $V_{BED10,\ 40} < 37ml$，$V_{BED10,\ 30} < 45ml$[24]。在许多研究中，当采用 SBRT 治疗肝转移癌时，如果处方剂量>15Gy/3 次，至少保留 $700cm^3$ 的肝实质不受照射被认为是保证低毒性率的安全阈值[25, 26]。低剂量的照射可导致潜在肝功能障碍患者的肝毒性反应[24-27]。在 109 例接受大分割 3D–CRT 治疗的原发性肝癌患者中，16 例 Child–Pugh B 级患者中有 9 例（56%）发生了 RILD，相比而言，93 例 Child–Pugh A 级患者中只有 8 例（9%）发生了 RILD，在多因素分析中，患者肝功能障碍的严重程度是唯一的独立预测因素[28]。此外，一项研究发现，慢性肝炎病毒感染患者的肝功能恶化与放射毒性增加有关[29-31]。表 5–2 列出了研究中危及器官的剂量 – 体积限量及生物等效剂量。

增加 RILD 发生率的其他可能因素包括：全身治疗如免疫治疗或化疗，既往的肝脏局部治疗史，如经动脉化疗栓塞（TACE）或经动脉放射栓塞（TARE），肝脏储备不足和门静脉血栓形成[28, 35-37]。一项研究发现，静脉闭塞性疾病的风险增加与健康肝实质内出现肿瘤有关[38]。SBRT、剂量处方和局部控制率见表 5–3、表 5–4 和表 5–5。

对于原发性肝癌和肝脏转移癌的治疗，SBRT 是除局部手术或化疗栓塞外的一种有效的治疗方式。SBRT 联合图像引导放疗（IGRT），采用严格的剂量限制标准，可以有效保护周围正常器官，达到较高的治疗效果。

上述数据及已发表的研究结果证明，如果对正常组织受照剂量及患者的选择方面严格限制，肝内肿瘤的立体定向治疗似乎在急性和晚期毒性方面都是安全的，并且具有长期局部控制的潜力。然而，最合适的处方剂量和分割方案尚不明确。

表 5–2　危及器官（肝脏）的剂量 – 体积限量及生物等效剂量（biologic equivalent dose, BED）

危及器官	研　究	剂量 – 体积限制（VGy）	BED
肝　脏	Herfarth[32]	$V_{12} < 30\%$	$V_{60} < 30\%$
	Wulf[33]	$V_7 < 30\%$	$V_{29.3} < 50\%$
	Mendez Romero[34]	$D_{30} < 7Gy$	3 次
		$D_{50} < 5Gy$	$V_{12.4} < 30\%$
		$V_{21} < 33\%$	$V_{7.8} < 50\%$
		$V_{15} < 50\%$	

表 5-3　立体定向放疗剂量，局部控制率，毒性率

研　究	样　本	剂　量	处方要求	局部控制率	毒性反应
Blomgren 等[39]	14 例转移灶	7~45Gy	ICRU 点	50% 有效率	1 例出血性胃炎
Herfarth 等[32]	37 例转移灶	1×（14~26Gy）	等中心 80% 等剂量线包绕 PTV	•1 年 LRR: 71% •2 年 LRR: 68%	无
Scheffer 等[40]	63 例转移灶	3×（12~20Gy）	等剂量包绕 PTV	2 年 LRR: 92%	—
Wulf 等[33]	39 例转移灶, 5 例 HCC	3×10Gy 3×12.5Gy 1×26Gy	65% 等剂量	•HCC 患者末次随访时 LRR: 100% 转移癌患者 2 年 LRR: 66%	无
Mendez Romero 等[34]	34 例转移灶, 5 例 HCC	3×12.5Gy; 高风险患者 5×5Gy	65% 等剂量线	2 年 LRR: 84%	•1 典型 RILD •1 例门静脉高压症伴便血 •2 例 GGT3 度升高
McCammon 等[41]	81 例转移灶及原发灶	3×10~3×20Gy	等剂量线包绕 PTV（80%~90%）	•100%（54~60Gy） •89%（31.1~53.9Gy）	无
Rusthoven 等[42]	47 例患者（63 个转移灶）	3×12~20Gy	80% 或 90% 等剂量线	2 年 LRR: 92%	1 例 3 度软组织毒性反应
Goodman 等[43]	26 例患者（40 个病灶）	单次剂量 18~30Gy 赛博刀	等剂量线包绕 PTV	1 年 LRR: 77%	无剂量限值毒性反应
Tse 等[44]	47 例 HCC 及肝内胆汁淤积	6×9~0Gy	无特殊要求	1 年 LRR: 65%	10 例 3 度转氨酶升高；1 例肿瘤十二指肠交界处出血（致命性）；1 例小肠梗阻（致命性）
Andolino 等[45]	60 例 HCC	•3×14 (CTP) •A5×8 (CTP B)	80% 等剂量	2 年 LRR: 90%	3 个月内 20% 的 CTP 进展期无血液毒性≥3 例
Andratschke 等[46]	74 例（91 个转移灶）	(5~12.5) Gy（3~5）次	60%~95% 等剂量线	1 年 LRR: 74.7%	—
Bujold 等[47]	102 例 HCC	6×6Gy (24~54Gy)		1 年 LRR: 87%	36% 出现 3 度及以上毒性反应

放射肿瘤学急性与晚期毒性的防治：放射肿瘤学中的毒性管理

Prevention and Management of Acute and Late Toxicities in Radiation Oncology:Management of Toxicities in Radiation Oncology

（续表）

研　究	样　本	剂　量	处方要求	局部控制率	毒性反应
Samuki 等[48]	185 例 HCC	5×（30～40Gy）	—	1 年 LRR：99%	13% 出现 3 度及以上毒性反应
Jang 等[49]	108 例 HCC	3×17（33～60Gy）	—	2 年 LRR：87%	10% 出现 3 度及以上毒性反应
Bujold 等[47]	56 例 HCC（伴脉管癌栓）	6×6（24～54）中位剂量 36Gy	—	1 年 OS：44%	—
Yoon 等[50]	412HCC（伴脉管癌栓）	·2～5Gy/次 ·总剂量 21～60Gy	—	中位生存期 10.6 个月	10% 出现 3 度及以上毒性反应
Lee 等[51]	68 例转移瘤	中位剂量 41.8Gy 共 6 次，2 周	最大剂量为 140% 等剂量线包绕 PTV	1 年 LRR：71%	·1 例 5 度小肠梗阻 +4 度出血（肿瘤进展相关）·1 例 小肠梗阻（腹部胀气）+3 度胃炎 /2 度食管炎

表 5-4　根据照射剂量的 RILD 发病汇总

	分　割	RILD 风险 5%			RILD 发生例数	病例数
		全肝脏（Gy）	2/3 肝（Gy）	1/2 肝（Gy）		
Austin- Seymour[18]	2～3Gy/d	—	—	35	1	11
Emami[19]	2Gy/d	30	35	50	27	407
Burman[52]	2Gy/d	30	34	43	27	407
Lawrence[53]	1.5Gy，bid	35	45	72	9	79
Jackson[21]	1.5Gy bid	35	52	—	9	93
Dawson[54]	1.5Gy bid	31	47	90	19	183

bid. 每日 2 次

表 5-5　肝细胞肝癌的肝脏剂量限制推荐

	适形放疗	SBRT	
Child–Pugh 分级	A	A	B
肝 –GTV 平均剂量	≤ 28Gy，1.8～2Gy/ 次	< 13Gy（3 次照射） < 13Gy（处方剂量为 50Gy 分 5 次照射） < 15Gy（处方剂量为 40Gy 分 5 次照射） < 16Gy（处方剂量为 30Gy 分 5 次照射）	• < 6Gy，4～6Gy/ 次
临界体积模型		800ml 肝脏受照剂量＜ 18G，3 次照射	

（五）治疗

SBRT 是一种针对许多原发或继发肿瘤的以治愈为目的的治疗方式。对于肝转移瘤，SBRT 可以在保证安全性的前提下通过 1～5 次照射完成治疗，总剂量可达 20～60Gy，并可获得良好的局部控制。对于原发性肝癌，SBRT 疗效同样优异，但必须考虑肝脏既有疾病对相关放疗毒性的反应。

综上所述，Child-Pugh 分级为 B 或 C 的患者比 Child-Pugh 分级为 A 级者的具有更高的放疗相关毒性反应风险。肝功能受损、肝炎病史、经导管动脉化疗栓塞治疗史、门静脉癌栓形成、同步化疗、肿瘤分期晚[55] 和男性[28] 患者 RILD 的风险更高。

目前研究者们正投入大量精力研究各种能够降低 RILD 风险的方法。干细胞治疗已被证明可以促进放疗后正常组织的再生[56, 57]。转化生长因子 –β（transforming growth factor–β, TGF–β）是一种随着放射剂量提高依赖性增加的细胞因子，有研究称，在动物实验中抑制 TGF–β 信号通路可减少放疗后肝纤维化发生[58, 59]。

此外，肝脏中的 Hedgehog（Hh）通路也可能在 RILD 进展中发挥作用[60, 61]。在小鼠中，阻断 Hh 通路可以通过抑制肌成纤维细胞聚集而降低肝脏毒性和成纤维反应[60]。这些结果表明，Hh 通路可能是 RILD 治疗的潜在靶点。

综上所述，目前尚无可明确有效治疗 RILD 的方法。

（六）处方示例

为了保护健康肝组织免受照射损伤，可在放疗同步使用某些放射保护剂，以保护肝细胞免受照射诱导损伤：氨磷汀[62]；减少氧化应激：褪黑素[63]；减少液体潴留：利尿药；预防腹水：穿刺术；减少肝脏充血：类固醇[20]。

由于患者难以忍受某些放射防护剂的不良反应，在常规临床治疗中其使用仍在探索中。

二、肾脏

（一）解剖

肾脏是泌尿系统的主要器官。肾脏为成对的扁豆状器官，位于腹膜后间隙。它们通常位于 T_{12} 椎体和 L_3 椎体横突之间，但由于肝脏的存在，右肾往往略低于左肾下位。肾脏伴随呼吸运动上下移动数厘米。由于肾脏周围其他器官较多，因此肾脏的位置很重要。双肾被肾上腺（上）、十二指肠降段（右）、胃大弯（左）、脾脏（前）、结肠（下）、膈（后）所包围。腹膜位于筋膜上，有助于将肾脏与腹膜后间隙的后腹壁相连。

肾脏表面被一层纤维膜覆盖，纤维膜起保护肾脏及保持其形状的作用。纤维膜被称为肾脂肪囊的脂肪组织包围，保护双肾免受创伤，脂肪囊外层为相连的纤维筋膜：肾周筋膜。肾内缘中部凹陷处为肾门，是肾血管、肾盂、神经和淋巴管出入肾的部位。从肾门伸出的肾盂是由肾脏的大、小肾盏漏斗状扩张而形成的。尿液通过肾门平滑肌的蠕动输送到输尿管。在肾的纵切面，可见两个主要部分：肾皮质和肾髓质。肾皮质位于肾脏的外层。毛细血管网形成的肾小球位于此处。每个肾脏大约有 100 万个肾小球。肾髓质位于肾脏的内部，呈金字塔状结构。这些被称为肾锥体的结构通向肾小盏。肾髓质由小管组成，肾小管本质上是肾小球的延伸，不含肾小球。肾髓质的血供相较肾皮质差。因此，对缺血性损伤非常敏感。

肾脏具有重要的功能，包括尿素和氨的过滤和排泄，调节液体、电解质、酸碱平衡，刺激红细胞生成，以及某些激素的调节。肾单位是肾脏的"功能单位"，起着净化血液、平衡循环成分的重要作用。须注意的是，肾脏在婴儿期就完全形成了，出生后不会再有新的肾单位生成。每个肾脏的上部都有肾上腺，肾上腺皮质通过产生醛固酮来刺激钠的重吸收，直接影响肾功能。

（二）肾脏的勾画

即使在没有强化的情况下，肾脏在计划 CT 图像上也相对容易识别。每个肾脏都应该被勾画成一个完整的器官。肾盂通常包括在肾脏轮廓中。理想情况下，肾实质应该分开勾画，因为它是肾的"功能"组成部分。图 5-2 中显示了双肾在 CT 图像上的勾画。

（三）病理生理学

肾脏是上腹部肿瘤放疗和全身照射（total body irradiation，TBI）的剂量限制性器官。由于放疗诱导毒性反应的潜伏期和化疗等混杂因素，放疗诱导毒性反应的发生率可能被低估了。

放射性肾病的病理生理机制尚不明确。所有关于放疗后几天到几周内放射性损伤的组织病理学知识都来自动物研究[64, 65]。人体研究有限，且数据均来自照射后数月或数年的晚期或终末期肾病。在过去，"肾炎"一词通常用于放射引起的肾脏毒性的术语。后来，这个术语变成了肾病，因为炎症很少与肾脏毒性相关[66]。在放射性肾病中，肾脏的所有组成部分都会受到影响，包括肾小球、血管、肾小管上皮和间质。肾脏的结构被认为是以互相"并联"的亚单位组成的，同时具有一定的串联功能。肾单位是肾脏的"功能单位"，起着净化血液、平衡循环成分的重要作用。肾单位平行排列，由毛细血管网组成的肾小球、近曲小管和远曲小管组成。虽然肾单位被认为是一个由串联的细胞组成的器官，但如果其中一个细胞受到功能性损害，即便发生显著的剂量累积损害，由于还存在着和其他与之平行排列的肾单位，从而可以不引起临床表现或肾功能的显著损伤。

完整的肾血管系统对肾功能至关重要。肾小球内皮损伤和系膜血管溶解是光镜和电镜下放射性肾病的特征性表现[64, 67]。照射后，首先发生肾小球毛细血管内皮细胞损伤，而肾小球毛细血管内皮细胞损伤在肾病发病中起重要作用。照射后几周内可观察到肾小球毛细血管内皮细胞丢失，残存内皮细胞通透性增加。在这种情况下，大量的蛋白质和大分子血液成分从毛细血管中逸出，导致内皮下漏出。由于血栓性微血管病变，肾小球瘢痕开始演化。另一方面，肾小管间质瘢痕组织中也有 $TGF-\beta_1$ 或肾素 – 血管紧张素系统激活等介质的表达，导致肾小管间质瘢痕形成。此外，还可见系膜细胞增生、肥大、系膜基质增多、系膜硬化等系膜改变。这些内皮细胞改变包括非典型性和暂时性的肾小管坏死。肾小管损伤似乎发生在肾小球损伤后不久。然而，血管周围结缔组织纤维化是一种晚期毒性，且呈进行性。这种进行性纤维化可能导致肾小管萎缩，并反映了间质纤维化的显著程度，这是放疗的远期毒性[68-70]。肾脏的任何损伤都会影响肾小球滤过、水电解质平衡、酸碱平衡、水分代谢、磷和尿酸的动态平衡。直接的肾小球或肾小管损伤可降低肾脏的整体滤过功能。此外，肾脏在红细胞形成和血压调节的反馈控制中起着重要作用。

放射性肾损害分为亚临床型和临床型两类。急性肾损害通常是亚临床型的。亚急性期出现肾小球滤过率（glomerular filtration rate，GFR）降低、血清 β_2- 微球蛋白升高等损害。最后，在晚期（3~18 个月）出现特征性的体征和症状，表现为良性或恶性高血压、肌酐水平升高、贫血和肾衰竭。大多数毒性反应发生在放疗后 18 个月左右。Thompson 等的研究报道了临床肾毒性的长潜伏期[71]。然而，如果放疗后 2 年内肾血流灌注或肾小球滤过率没有变化，那么随后的慢性损伤是很少见的[72, 73]。溶血性尿毒症综合征，以微血管病理性溶血性贫血和血小板减少为特征，在 TBI 后也可出现[74]。

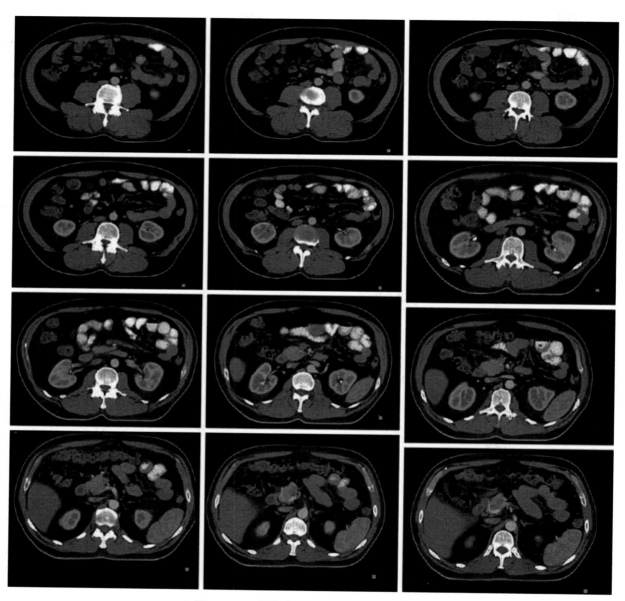

▲ 图 5-2　CT 图像上的双肾的勾画（彩图见书末）

蓝色 . 右肾和左肾

（四）剂量限制

肾脏是对放射高度敏感的器官，在腹部放疗中，肾脏是剂量限制器官。然而，现有的已发表的数据主要来自没有进行基于 CT 扫描计划治疗的患者。此外，在文献中，关于晚期肾毒性的剂量 – 体积参数的数据也很有限。在临床实践中，往往尽量减小受照射的肾脏体积以避免远期毒性反应的发生 [75]。通常，单侧肾及双肾的受照剂量均应评估。在现代基于 CT 图像的计划中，随着呼吸运动或仰卧 / 俯卧姿势的变异，肾脏的移动或移位最多可达 3～7cm，但这是不能确定的 [76, 77]。因此，计划的肾脏受照剂量将不等同于实际的肾脏受照剂量。

肾脏是淋巴瘤、胃肠道和妇科肿瘤以及 TBI 的剂量限制器官 [70]。放射性肾毒性的风险取决于单侧或双侧肾的受照体积。此外，接受肾毒性化疗药物化疗也可能会增加放射性肾病的风险。TBI 也是双肾照射所致放射性肾病的主要危险因素之一。在对 12 项报告成人患者 TBI 后肾毒性的研究的综述中，Cheng 等在多因素分析中发现剂量是唯一与肾毒性相关的因素[78]。化疗也会增加 TBI 或非 TBI 患者放疗所致肾损伤的风险。

放射性肾病以肾脏损伤和肾功能丧失为特征。这将在双肾接受足量照射后发生[79]。在一项较早的研究中，Luxton RW 报告了如果双肾在 4 周内接受 20 次腹部放疗，则放射性肾病的剂量阈值为 23Gy[80]。在 TBI 患者中，单次剂量 10Gy 或 14Gy/3 次被报告为导致肾病的剂量[81]。最近，在 Dawson 等的综述中，在几项关于 TBI 和非 TBI 的研究中，对放射性肾毒性的剂量体积限制进行了评估[70]。对于 TBI 患者的双肾照射，不考虑分割方案，在没有使用肾毒性药物的情况下，9.8Gy 的剂量导致肾脏毒性风险为 5%。在非 TBI 的双肾照射中，$TD_{5/5}$ 及 $TD_{50/5}$ 分别为 18～23Gy 和 28Gy。

单侧肾脏照射，多年后仍有肾毒性风险。肾萎缩、血肌酐升高和临床体征均有剂量反应。放射性改变可以在没有临床症状的情况下发生，这些变化可以在低于 10Gy 的剂量下观察到[82]。如果一个肾≥ 50% 的体积接受≥ 26Gy 的剂量照射，在放疗后 12～18 个月内，将有 10% 的患者肌酐清除率下降[71, 83, 84]。也有研究报道了受照剂量> 20Gy 的肾体积或肾平均剂量与肾毒性风险增加之间的关系。20Gy 的照射后会导致核素扫描显示出的肾脏大小和组织活性明显降低[82]。即使是低剂量〔如（3～6）Gy/（15～30）次〕，在核素扫描中也能检测到部分肾损伤。May KS 等报道，25% 的肾脏体积接受 25Gy 照射和 40% 肾脏体积接受 40Gy 照射的患者相对肾功能下降≥ 5%[85]。当一侧肾脏受到高于阈值剂量的照射时，该肾脏会发生放射性损伤，但不会发生肾衰竭。但是，由于单侧肾瘢痕形成，肾素介导的高血压损伤了未受照射的肾组织[86]。如果总受照肾体积小于双肾的 30%，则在受照肾实质内可能发生导致高血压的小损伤[87]。在调强放疗（intensity modulated radiation therapy，IMRT）等复杂技术中，由于低剂量区的体积较大，监测肾 V_5 和 V_{10} 具有重要的意义。Diavolitsis 等发现，当肾脏 V_5 和 V_{10} > 20Gy 时，肌酐清除率下降的程度超过预期[88]。

关于剂量 – 体积参数预测远期肾毒性的数据有限。各种研究分别定义了不同终点肾脏的耐受剂量。在全身照射的情况下，造成 5% 毒性风险的剂量约为 16Gy/8 次，2 周内完成。早些时候，Rubin 和 Casarett 报道了采用常规分割治疗肾硬化的全肾放疗的 $TD_{5/5}$ 为 20Gy，$TD_{50/5}$ 为 25Gy，而 Cohen 和 Shirter 将 $TD_{5/5}$ 定义为 21～31Gy[89, 90]。Flentje M 等定义的导致远期肾损伤包括贫血、氮质血症、高血压和水肿的 $TD_{5/5}$ 及 $TD_{50/5}$ 中位剂量分别为 17.5～21.5Gy 和 22～26Gy[75]。1991 年，Emami 等发表了一篇关于正常组织耐受剂量的里程碑式的综述。以肾炎为研究终点，他们推荐 1/3、2/3 和全肾照射的 $TD_{5/5}$ 为 50Gy、30Gy 和 23Gy，而 2/3 和全肾照射的 $TD_{50/5}$ 为 40Gy 和 28Gy[91]。1/3 的肾体积照射的 $TD_{50/5}$ 没有推荐剂量，因为在许多临床病例中，这个体积的照射是常规的，并且没有任何严重毒性反应。Milano 等更新了 Emami 正常组织剂量限制[92]。由于发表的数据有限，肾脏剂量耐受限制没有得到修改。在最近的 QUANTEC 综述中，Marks LB 等得出结论，除 TBI 外，在三维适形治疗计划中，双肾平均剂量< 15～18Gy 时临床相关肾功能损伤风险为 5%，< 28Gy 时临床相关肾功能损伤风险为 50%。还有一些其他的剂量 – 体积建议，如果肾脏 V_{12} < 55%，V_{20} < 32%，V_{23} < 30%，V_{28} < 20%，临床相关肾功能障碍的风险将< 5%[93]。

当肾毒性化疗药物与放疗一起使用时，应降低耐受剂量限制。在腹部放疗前后使用顺铂的情况

表 5-6　非 TBI 肾脏剂量限制推荐

放疗技术	危及器官范围	剂量限制	观察终点
3D-CRT/IMRT（常规分割）	双肾（一起评估）	• 单侧肾 D_{mean} < 15~18Gy • 如果一侧肾 D_{mean} >18Gy，则最大程度降低对侧肾受照体积 • V_6 < 30% • V_{12} < 55% • V_{23} < 30% • V_{28} < 20%	肾毒性反应< 5%
SBRT（3～5 次）	双肾	• 肾受照体积< 200ml • D_{max} ≤ 14.4Gy（3 次）、≤ 17.5Gy（5 次）	基础肾功能

3D-CRT. 三维适形放疗

下，当肾 V_{12} < 37.5% 时，顺铂累计安全剂量为 200mg/m²[94]。对于妇科肿瘤调强放疗的主动脉旁照射，肾脏剂量限制为：最大剂量< 45Gy，V_{16} < 35%[95]。May 等观察到放疗前肌酐清除率、肾脏 V_{10}、肾脏平均剂量及化疗与腹部放疗后 1 年内生肌酐清除率下降的相关性[96]。这表明放化疗相关肾病的剂量反应曲线可能比建议的要低。在一侧肾损伤后，备用肾的肾功能通常会出现代偿性增加。未受照射的肾脏的储备能力对于随时间而改善是很重要的[70]。表 5-6 展示了对肾脏的剂量限值的一些建议。

（五）治疗

放射性肾病的临床症状随照射剂量和体积的不同而不同。其表现可以是急性和不可逆的，并在多年后出现进行性功能障碍。在潜伏期时，在临床表现前是无症状的[87]。根据 Luxton 分型，放射性肾病可分为急性、慢性、良性和恶性高血压型[81]。肾照射后的临床症状按照时间可以分为：6～12个月为急性放射性肾病、≥ 18 个月为慢性放射性肾病、12～18 个月为恶性高血压型、≥ 18 个月为良性高血压型。急性放射性肾病的典型临床表现是肾功能下降、蛋白尿、高血压和贫血，血清肌酐和 BUN 水平升高。肾脏接受照射后，患者可出现体液潴留、水肿和高血压。重症病例具有血栓性微血管病的特征。有不同程度的正色素性正细胞性贫血和血管内溶血特征。急性放射性肾病如不及时治疗，可发展为肾衰竭和需要透析。

首先，如果已经观察到放疗引起的肾毒性，患者应该转诊肾脏病专科。目前放射性肾病尚没有治疗指南。因此，治疗应遵循与高血压肾病治疗相同的原则，同时控制血压和代谢性酸中毒。蛋白质饮食和盐摄入的限制可能有助于延缓肾衰竭的进展。此外，处理贫血，继发性甲状旁腺功能亢进和水电解质平衡是有益的。

放射性肾病的治疗可能包括血管紧张素转化酶（ACE）抑制药或血管紧张素 Ⅱ 受体拮抗药（ARB）。ACE 抑制药或 A Ⅱ 阻断药在放射性肾病中的作用机制尚不十分清楚。血管紧张素 Ⅱ 被认为是肾细胞生长的促进剂[73]。血管紧张素转化酶抑制药和 A Ⅱ 阻断药的保护作用可能来自于对放射肾病最初几周发生的肾细胞增殖的延迟或抑制。这些药物的预防性使用可以显著降低管状成分对增殖反应的影响。动物模型显示，血管紧张素转化酶抑制药、地塞米松和阿司匹林可预防和治疗放

疗相关性肾损伤 [97, 98]。ACE 抑制药和 A Ⅱ 受体拮抗药在放射性肾病的预防和治疗中更为有效 [99~101]。血管紧张素转化酶抑制药比其他降压药更能减少肾小球硬化 [102]。因此，ACE 抑制药有助于减缓慢性肾衰竭的进展 [100]。同时，它们可以改善 TBI 患者的肾衰竭，减少肾病或溶血性尿毒症综合征的发生率 [99, 103]。卡托普利是血管紧张素转化酶抑制药，在 TBI 后 3.5～10 周用药后，成功缓解了18.8Gy/6 次引起的放射肾病。放疗后 4～10 周的间隔是放射性肾病发病的关键；在这一时期之前和之后，受益较少 [101, 104, 105]。此外，高血压会加重大多数肾脏疾病 [106]。血压的成功控制延缓了肾脏疾病的进展。对于高血压，可选用有效的降压药。

严重者可表现为血栓性微血管病。在这些患者中，血浆置换可能有利于溶血性尿毒症综合征和血小板减少，但似乎对肾脏功能没有好处 [107]。输血和（或）肠外促红细胞生成素可用来治疗贫血。

尽管经过适当的治疗，放射性肾病仍可能发展为完全肾衰竭，需要透析或肾移植（即终末期肾病）。不幸的是，这类透析患者的生存率很低 [108]。肾移植是可能的治疗手段。

（六）处方示例

以下是关于肾毒性的建议摘要：咨询肾脏科医生、饮食蛋白质限制、盐的限制、减少肾小球硬化 [ACE 抑制药（卡托普利）、血管紧张素 Ⅱ 受体拮抗药（氯沙坦）]、抗高血压药物（如存在良性 / 恶性高血压）、血浆置换（例如存在溶血性尿毒症综合征和血小板减少症）、促红细胞生成素（如果存在贫血）、透析和肾移植（如果肾衰竭）。

三、胃

下胸、腹或盆腔恶性肿瘤放疗后，由于胃位于放疗野内，都可能发生早期和晚期胃肠道（GI）损伤。因此，胃的耐受性可能会限制可提供的放疗剂量。

（一）解剖学

胃是腹膜内的肌肉消化器官，位于食管和十二指肠之间，位于上腹部左侧。胃的确切大小、形状和位置因人而异，并随体位和呼吸的不同而不同。它通过称为食管下括约肌的肌肉瓣膜接收食管的食物。

胃在消化过程中有许多功能，如盐酸、胃蛋白酶、内因子和胃脂肪酶分泌。此外，胃分泌胃泌素到血液中刺激胃释放盐酸和胃蛋白酶原，黏液表面和颈细胞分泌一层薄薄的黏液保护胃上皮细胞免受胃酸的伤害。

1. 胃壁由黏膜、黏膜下层、肌层和浆膜组成。其中，肌层由三层（内层为斜行肌，中层为环形肌，外层为纵行肌）组成。

2. 胃有四个主要解剖部分。

- 贲门：围绕胃上开口在 T_{11} 水平。
- 胃底：通常充满气体的胃的一部分。位于贲门左上位。

- 胃体：胃中央的大部分。
- 幽门：胃与十二指肠的连接部分。它包括幽门窦、幽门管和幽门括约肌。

3. 胃大弯及胃小弯：较小和较大的曲率形成胃的内侧和外侧边界。

4. 胃的解剖关系如下。

- 上：食管和左膈穹窿。
- 前：膈肌、大网膜、前腹壁、肝左叶、胆囊。
- 后：网囊、胰腺、左肾、左肾上腺、脾、脾动脉、横系膜。

5. 胃有两个括约肌，位于每个口。它们控制物质进出胃的通道。

- 下食管括约肌：在 T_{10} 水平，食管穿过膈肌下降并在 T_{11} 水平形成食管下括约肌。食管下括约肌允许食物通过贲门进入胃。
- 幽门括约肌：幽门括约肌位于幽门和十二指肠第一段之间。它包含平滑肌，是一个解剖括约肌。

（二）勾画

1. 胃食管交界处（GEJ）

- 食管黏膜的鳞状上皮和胃柱状上皮之间的线，在黏膜表面以 Z 线标出 GEJ。
- GEJ 应包括食管最远端及其与胃贲门的交界面[109-111]。

2. 胃（图 5-3）

- 贲门：从 GEJ 开始，胃的小弯和大弯在这里相交。
- 胃底：最下的部分，紧靠左半侧，左并上于贲门。
- 胃体：中心，最大的部分。
- 胃窦：进入幽门（括约肌与十二指肠的开口）的入口。

（三）病理生理学

放射性损伤涉及一个复杂的级联过程，可在放疗中或几周内发生急性反应期或后期反应可能发生在放疗后几个月到几年。间质纤维化是主要的放疗晚期反应，其与组织照射的体积，总剂量，分割剂量，化疗和手术有关。

据了解，特别是在一些动物研究中，射线照射后，干细胞中肿瘤抑制基因 p53 的表达升高。暴露于低剂量辐射后，可观察到 GI 胃肠隐窝细胞的程序性死亡（凋亡），且呈剂量依赖性（稳定在 1Gy）[112-114]。

一种强效的纤维原性促炎细胞因子 TGF-β 通过在胃肠道基因编码的翻译被电离辐射激活。TGF-β 的激活导致结缔组织肥大细胞增生，白细胞向胃肠道壁迁移。TGF-β 可刺激胶原和纤维连接蛋白基因的表达使成纤维细胞趋化，特别是在放射损伤区域[112-114]。TGF-β 有三种亚型，在辐射后期早期过表达。

放射照射早期，胃肠壁成纤维细胞和上皮细胞中 TGF-$β_1$ 信使 RNA 增多。此外，在放射肠病手术的肠患者的病理标本中发现 TGF-β 水平升高[115]。

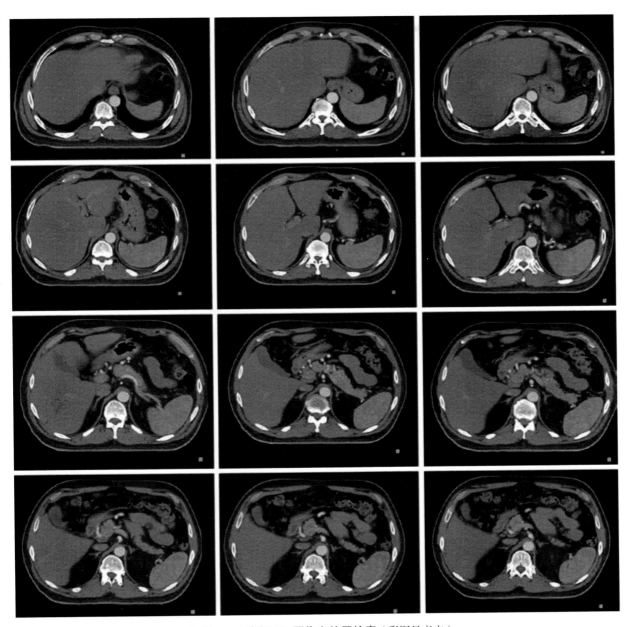

▲ 图 5-3　腹部 CT 图像上的胃轮廓（彩图见书末）

另一种细胞外细胞因子是结缔组织生长因子（connective tissue growth factor，CTGF），它在放射性胃肠道纤维化过程中增加[116]。结缔组织生长因子通过放射胃肠道纤维化的激活而导致放射损伤的发生[116]。放射引起的胃肠道损伤的发病机制仍然是一个活跃的研究领域。

在对消化性溃疡患者进行照射后，有报道称主要表现为壁细胞凝固性坏死，黏膜变薄、水肿和慢性炎症浸润[117, 118]。

照射剂量为 20～25Gy 时，胃黏膜水肿，内皮细胞肿胀，核固缩，毛细血管扩张。高剂量时，这些变化更为严重，可能包括黏膜糜烂和毛细血管血栓形成，导致症状性胃炎或胃溃疡，黏膜损伤引起黏膜丢失，导致黏膜萎缩[119]。

（四）剂量限制

Goldstein 等报道了 121 名接受主动脉旁淋巴结 50Gy 治疗的患者，溃疡发生率约为 8%[120]。

在一些研究中，5 周内放疗剂量为 43～49Gy 时 5 周内常发生急性胃溃疡，在相同时间内放疗剂量更高时溃疡的发生率增加 [121]。

一些研究对霍奇金淋巴瘤或睾丸癌、胃癌或宫颈癌的放疗耐受限度进行了评估 [122-125]。据报道，接受剂量超过 50Gy 的患者分别有 15% 的溃疡和 10% 的溃疡相关穿孔，这些溃疡愈合较差。在 Novak 等进行的一项研究中，对胃照射超过 50Gy 后，8 例患者需要行部分胃切除术 [126]。这些研究的结果是，超过 55Gy 的剂量将导致 50% 的患者胃黏膜损伤。

在 Blomgren 的一项研究中，单次剂量更高，20Gy/4 次或 21Gy/3 次，这些患者均发生了胃溃疡 [127]。特定研究中等效生物剂量（BED）胃的剂量 – 体积限制见表 5-7。

（五）治疗

放疗引起的胃损伤的发生率和严重程度取决于放疗总剂量、放疗分割次数、放疗体积以及是否同步全身化疗等其他治疗方式。放射性胃损伤的标准治疗方法尚未建立。出血性胃炎发生后，抑制分泌药物和 H_2 受体拮抗药均未能控制出血。氩等离子体凝固术曾被报道可成功治疗放疗所致出血性胃炎或结肠炎 [129-132]。如果其他治疗失败，手术可能是必要的，但它与高并发症发生相关。类固醇常被推荐用于治疗放射性直肠炎。Kochhar 等 [133] 报道类固醇成功治疗了放疗引起的乙状结肠炎。但是，只有少数泼尼松龙可以通过一系列不同的机制抑制炎症，包括减少单核细胞和中性粒细胞的趋化性，抑制黏附分子合成，减少类二十烷（类花生酸）生成。

（六）处方示例

- 胃溃疡：抗分泌剂和 H_2 受体拮抗药。
- 出血性胃炎：抗分泌药、H_2 受体拮抗药 + 氩等离子凝固术（argon plasma coagulation，APC）。
- 胃痉挛 / 疼痛：抗胆碱能抗痉挛药。
- 穿孔、瘘管：外科医生会诊。

表 5-7　来自特定研究的等效生物剂量（BED）胃的剂量 – 体积限制

危及器官	研　究	剂量 – 体积限制（VGy）	生物等效剂量
胃（α/β_5）	Herfarth [32]	最大 12Gy	最大 40.8Gy
	Wulf [33]	$D_{100} < 7Gy$	—
	Mendez Romero [128]	$D_{5ml} < 21Gy$	单次最大 16.8Gy，10.3Gy/3 次
	Tse [44]	$V_{30} < 0.5ml$，整个器官照射 50Gy 时	最大 $V_{50.5} < 5ml$，3 次；$V_{38.6} < 5ml$，5 次

四、十二指肠

（一）解剖

包括十二指肠在内的小肠是一个复杂的器官，由黏膜、黏膜下层、肌层和浆膜组成。黏膜是一种快速更新的组织，是放疗早反应毒性的来源。其他的结构，更新缓慢，是晚期反应毒性的起源。

（二）勾画

十二指肠（图 5-4）

- 第一部分：位于腹膜后，开始于幽门后伸展 5cm 后由肝十二指肠韧带悬吊。
- 第二部分（降部）：它与胰头相连，起于十二指肠上屈肌，延伸约 7.5cm，位于下腔静脉右侧 $L_1 \sim L_3$ 节段。
- 第三部分（水平部）：在主动脉和下腔静脉前面穿过，在肠系膜上动脉和肠系膜上静脉的后面。长约 10cm，标志着十二指肠 C 环的末端。
- 第四部分（升部）：向上行至与胰体下部相邻，约 2.5cm 长，位于肠系膜下静脉（IMV）前方，直到 IMV 过渡到空肠处向内侧移动。

（三）病理生理学

肠黏膜由隐窝和绒毛组成，每 5 天完全更新 1 次。在隐窝的底部，肠干细胞具有多能性，将产生祖细胞，再转化为分化的肠细胞，沿着隐窝迁移，然后形成绒毛。细胞越具有高增殖潜能，如肠隐窝细胞，它对放疗诱导的有丝分裂死亡就越敏感。

急性肠损伤主要与肠隐窝深层上皮细胞有丝分裂死亡有关。然而，照射并不能抑制细胞从隐窝向绒毛的迁移。这种有丝分裂活性的丧失，加上细胞的持续迁移，导致黏膜表面的剥蚀。黏膜表面的丢失不仅会导致水分、蛋白质和电解质的丢失，还会导致促进抗原和细菌通过的肠道保护屏障的丢失，抗原和细菌易于通过而引起炎症反应[134]。放疗也诱导肌成纤维细胞的活化，导致胶原沉积和黏膜下层纤维化。这种现象加上内皮细胞的损伤，导致血管变性，形成伴毛细血管扩张的新血管，导致肌层和浆膜的慢性缺血[135]。肠道病理生理学的详细信息在前述已有介绍。

（四）剂量限制

立体定向放疗的特点是采用大剂量、小体积的放疗，最初用于颅内病变的治疗，现在扩展到腹部和盆腔病变，原发性和继发性肝、胰、肾上腺、肾、前列腺和盆腹部腺病的治疗目前仍保留来用。对这些部位来说，允许更好地控制肿瘤放疗剂量增加的主要限制是对危及器官的剂量限制，包括小肠的剂量限制。明确这些约束条件可以优化高精度放疗，特别是在调强放疗（IMRT）或立体定向条件下的逆向计划。

十二指肠作为一个连续器官，对照射的最大剂量和最大体积非常敏感。很少有研究关注适形放

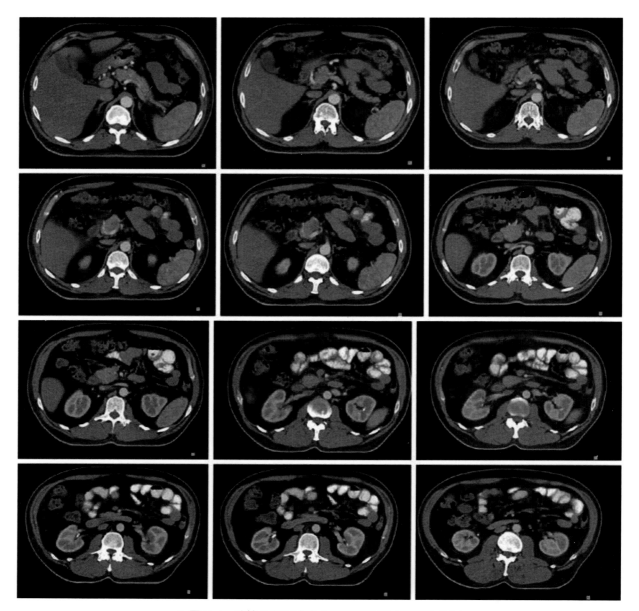

▲ 图 5-4　计算机断层成像十二指肠轮廓（彩图见书末）

疗后十二指肠耐受剂量的报告（表 5-8 至表 5-10）。

在腹部肿瘤的治疗中，肠道毒性仍然是限制放疗剂量增加的主要因素，特别是在 SBRT 治疗技术中[148]（表 5-10）。

（五）治疗

放疗引起的十二指肠毒性是随着立体定向放疗的引入而出现的新概念。以往的研究，在评价放疗引起的胃肠道毒性时，未将十二指肠单独评价。在这些研究中，十二指肠毒性被认为是小肠毒性。因此，十二指肠毒性的治疗方法将在本章下面内容中加以说明。

表 5-8　病理十二指肠损伤的剂量学参数分析及相关统计 [136]

参　数	中位数（范围）	P 值
十二指肠体积（ml）	90（54～107）	0.06
平均十二指肠剂量（Gy）	20（14～27）	0.003
最大十二指肠剂量（Gy）	37（28～44）	0.11
PTV 体积（ml）	113（71～249）	0.69
平均 PTV 剂量（Gy）	37（27～43）	0.03
最大 PTV 剂量（Gy）	39（28～44）	0.03
最低 PTV 剂量（Gy）	33（24～38）	0.07
十二指肠 V_5（ml）	64（45～87）	0.12
十二指肠 V_{10}（ml）	62（42～84）	0.10
十二指肠 V_{15}（ml）	52（40～79）	0.32
十二指肠 V_{20}（ml）	39（26～81）	0.05
十二指肠 V_{25}（ml）	27（10～50）	0.01
十二指肠 V_{30}（ml）	14（0～29）	0.01
十二指肠 V_{35}（ml）	5（0～20）	0.03

PTV. 计划靶区

表 5-9　可获得的十二指肠 DVH 数据的出版物和临床试验队列的详细信息，包括本分析中使用的数据

参考文献	病例数	mFU（个月）	肿瘤位置	放疗剂量计划（EQD25# 如适用）	放疗技术	毒性等级 ≤ 3 级（%）
Wilson[137]	23	14	LAPC	59.4Gy，33 次（EQD25 次 =55.4Gy）	3D-CRT/IMRT	14
Xu[138]	76	19	Gynae（PA nodes）	（45±10）Gy 追加剂量，25 次	IMRT	4
Verma[139]	105	32	Gynae	64Gy，25 次	IMRT	8
Poorvu[140]	53	17	Gynae	54Gy，30 次（EQD25 次 =51.6Gy）	IMRT	7
Kelly[141]	106	12	LAPC	50.4Gy，28 次（EQD25 次 =49.0Gy）	3D-CRT（5）	8

（续表）

参考文献	病例数	mFU（个月）	肿瘤位置	放疗剂量计划（EQD25# 如适用）	放疗技术	毒性等级 ≤ 3 级（%）
Cattaneo[142]	61	19	LAPC	45Gy±15Gy 追加剂量，15 次（EQD25 次 =51.9Gy±17.1Gy）	IMRT	12
Mukherjee[143]	74	12	LAPC	50.4Gy，28 次（EQD25 次 =49.0Gy）	3D-CRT	9
Xia[144]	33	6	Pancreas	PTV:50Gy, GTV: 70Gy，20 次（EQD25 次 =PTV: 53.1Gy），GTV: 75.0Gy	IMRT（31）Tomo	0
Kim[145]	73	11	HCC	36Gy，12 次	3D-CRT	12
Pan[146]	92	7.6	Hepatic	每次 1.5Gy，BD+ 化疗，或每次 1.8~3Gy，QDS	3D-CRT	16

表 5-10　根据放疗分割次数和预估风险，参考 Goldsmith 等的研究数据，对 50% 十二指肠体积 0.035～30ml³ 的剂量限制[147]

次数	低风险（%）					高风险（%）				
	$D_{50\%}$	D_{30cm^3}	D_{5cm^3}	D_{1cm^3}	$D_{0.035cm^3}$	$D_{50\%}$	D_{30cm^3}	D_{5cm^3}	D_{1cm^3}	$D_{0.035cm^3}$
1 次	12.5 32.3%	9.0 6.1%	11.2 0.6%	17.0 6.4%	16.0 5.3%	14.5 48.3%	13.8 11.0%	17.0 14.6%	23.0 21.4%	23.0 8.8%
2 次	14.0 19.3%	12.5 6.3%	16.1 0.9%	21.5 4.9%	25.0 6.2%	16.5 30.2%	18.8 11.0%	24.0 18.8%	31.0 19.5%	31.5 8.7%
3 次	15.0 15.2%	15.0 6.5%	21.0 1.8%	25.3 4.7%	30.0 6.2%	18.0 24.3%	22.3 11.0%	30.0 26.5%	37.4 19.8%	37.0 8.4%
4 次	15.5 12.7%	17.5 6.8%	23.4 1.7%	27.0 3.9%	31.0 5.6%	19.0 20.9%	25.1 11.0%	34.0 26.8%	39.0 14.2%	40.0 7.8%
5 次	16.0 11.4%	20.0 7.3%	25.8 1.8%	28.0 3.4%	32.0 5.2%	20.0 19.3%	27.4 11.0%	38.0 30.2%	40.0 10.9%	42.0 7.3%

（六）处方示例

对十二指肠毒性的建议如下。

- 严重腹泻伴发热，中性粒细胞减少，败血症：抗生素。
- 腹泻：止泻药（洛哌丁胺、奥曲肽）。
- 脱水：足够的水分 35ml/（kg·d）。
- 肠绞痛 / 疼痛：抗胆碱能抗痉挛药。

- 饮食调整：高蛋白、低乳糖、低脂肪、营养支持、全肠外营养（total parenteral nutrition，TPN）。
- 如果出现狭窄、穿孔、瘘管和出血：请咨询外科医生。

五、小肠

（一）解剖学

小肠是胃肠道中的一个器官。它是胃肠道的重要组成部分，因为营养物质和矿物质主要靠小肠吸收。小肠为一空腔脏器，直径约 2.5cm，长 6～7m，从幽门括约肌的胃到大肠，可分为十二指肠、空肠和回肠三部分。小肠与大肠的区别是小肠的管腔直径比大肠小，长度比大肠长。如前所述，十二指肠在十二指肠空肠交界处与空肠连续，该交界处位于 L$_2$ 椎体左侧，并通过 Treitz 韧带与腹膜后固定。空肠和回肠是小肠的远端两部分，位于腹膜内。空肠和回肠之间没有明显的外部分界。回肠是小肠最长的部分，它比空肠更厚，血管更多，有更发达的黏膜皱褶。空肠开始于十二指肠空肠曲，主要位于左上腹部。回肠是小肠最长的部分，约 1.8m 长。它比空肠更厚，血管更多，有更发达的黏膜皱襞。回肠包括小肠的其余部分，主要位于右下腹象限，并在回盲部与大肠（盲肠）连接处终止，回肠凹入盲肠形成回盲瓣。空肠和回肠是腹膜内结构。整个空肠和回肠被肠系膜栓固定到后腹壁。肠系膜是连接在后腹壁的腹膜的双层结构。肠系膜血管和淋巴结位于这两片肠系膜叶之间。

（二）勾画

勾画小肠和结肠轮廓最简单的方法是在不关注肠系膜的情况下，从近端到远端逐层勾画[149]。描绘肠道的第二种方法是 "肠袋" [150, 151]。在没有口服对比剂的情况下，通过这种技术可以简单而快速地勾画肠道轮廓。腹膜腔的所有部分，除了非肠结构，均为一个 "肠袋"。美国放射肿瘤协作组（Radiation Therapy Oncology Group，RTOG）建议在上腹部治疗计划中，特别是 IMRT 计划中，应将小肠和大肠分别勾画，因为小肠和大肠的最大剂量均很重要[149, 150]。理想情况下，鉴别小肠和结肠最好的方法是使用对比剂。从幽门末端到盲肠可见对比剂形成的小襻。小肠的第一部分为十二指肠；如需知道十二指肠剂量，可另作勾画。图 5-5 显示了 CT 显示的小肠轮廓。

（三）病理生理学

在上腹部恶性肿瘤放疗中，小肠和结肠是非常重要的危及器官。肠道相关放射毒性可分为急性和慢性，急性反应常发生在最初的几天或者放疗后 3 个月内；慢性反应常发生在放疗后的 3 个月之后。急性放射相关肠道毒性的症状一般为轻至中度很少有严重反应且病程短暂在放疗结束后便可停止。但是这些急性症状严重影响了患者在放疗过程中的生活质量。对于严重的急性反应可能需要停止或改变治疗方案，但代价是失去控制肿瘤的可能性。放疗相关慢性肠道毒性由于具有渐进性且对于长期发病率与死亡率具有危险性，所以对于治疗后的幸存者来说也应予以重视，但是对于慢性放疗相关肠道毒性目前尚没有有效的治疗方法。

放疗可以通过不同的方式对正常组织造成损伤，包括直接的细胞杀伤作用、功能反应及间接作

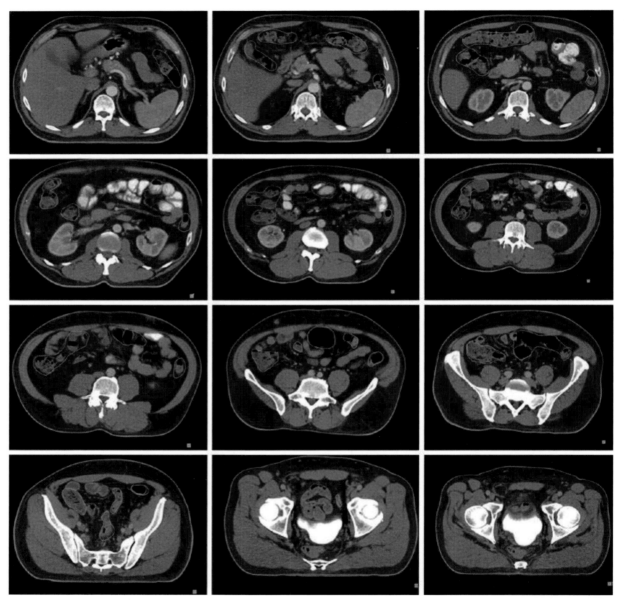

▲ 图 5-5　小肠 CT 图像轮廓（彩图见书末）
绿色 . 结肠；红色 . 小肠

用（反应性）[152-155]。肠道是具有高度放疗敏感性的组织。直接辐射效应的主要机制是对实质细胞产生破坏（实质发育不全）。在放疗开始后的几天内，组织学上便可以检测到肠黏膜的损伤、炎症、水肿和肠壁代偿性反应等组织学变化[156]。急性放射损伤的典型镜下表现为黏膜萎缩、肠壁纤维化、闭塞性血管硬化和淋巴管扩张。肠上皮是单层柱状细胞且包含隐窝绒毛单位，这可以增加小肠的吸收表面面积。放疗损伤后，绒毛的数量和高度均减少，从而导致吸收能力下降。肠隐窝绒毛上皮中细胞的凋亡与克隆性死亡可导致黏膜上皮替换不足，黏膜屏障破裂，黏膜炎和增殖反应[154, 157]。急性炎症反应，白细胞迁移及微血管通透性的增加也可以导致肠道组织损伤，黏膜破裂，形成溃疡[158]，而肠道黏膜功能受到影响会导致蛋白质、电解质和水分的流失[159, 160]。此外，肠黏膜表面积的减少会导致小肠对共轭胆盐的吸收不足，胆盐进入结肠减少。肠道常驻菌群会使胆汁酸盐解合，导致胆源性腹泻[156, 161]。在一些患者中，乳糖吸收不良被认为是放疗相关腹泻的原因之一[162]。此外，在放疗期间上皮受损的情况下，脂肪、碳水化合物、蛋白质和维生素 B_{12} 吸收减少的情况也会发生[163]。放疗过程中小肠运动模式也会因黏膜损伤、水电解质改变和一些神经递质的释放而发生改变[164]。急性小肠毒性的典型表现为腹泻、痉挛、腹痛、脂肪泻或腹胀。在腹盆放疗期间，肠道通透性改变和组织学损伤往往在放疗中期达到最高水平，而肠损伤相关临床症状则在放疗结束时表现明显。

慢性肠毒性的发病机制涉及整个肠壁的改变[165]。羟基自由基是放疗损伤的重要介质，它诱导转化生长因子 $-\beta_1$ 后者作为，一种有效的促纤维化和促炎细胞因子，从而促进纤维化[166, 167]。在组织学上，主要结构特征表现为黏膜萎缩、黏膜下纤维化以及进行性血管硬化[168-170]。在黏膜下层可见典型的慢性毒性镜下征象。肠壁间质组织中的成纤维细胞可见胶原增生，肠壁内胶原增殖，致肠道运动能力降低，肠壁纤维化增加最终导致肠段变窄和肠梗阻。同样，上述原因也可导致肠壁缺血、黏膜溃疡和侧支血管形成。而小肠小动脉的阻塞可导致肠壁溃疡和坏死。如果这种情况持续存在，可能会发生肠穿孔和腹膜炎。这种情况下，吸收不良和运动障碍是主要的功能改变。有一些患者，还可能出现危及生命的情况，如肠出血、梗阻或肠瘘。

（四）剂量限制

腹泻是常见的放疗相关急性小肠毒性症状，其中 12%～34% 为 2 级，7%～25% 为 3～4 级，很少直接导致死亡（1%～2% 的患者）[171, 172]。据报道，迟发性小肠相关毒性的发病率为 7%～9%，而同步放化疗可增加小肠相关毒性发生的风险[173, 174]。

在二维放疗计划时代，急性毒性反应与小肠放疗之间的关系虽然已为人所知，但尚未明确界定。小肠损伤受照射野体积、分次剂量、放射总剂量和治疗技术的共同影响。在大多数研究中，患者采用分次放疗剂量为 1.8～2.0Gy，总剂量 45～50Gy 的治疗方式进行治疗且未见显著的毒性事件发生率，而对于术后患者，这种剂量模式可能会导致约 5% 患者发生严重的甚至可能需要手术治疗的小肠相关毒性事件（如肠梗阻）[175]。当放疗总剂量高于 50Gy 时该发病率可上升至 25%～50%。随着放疗技术的改善，小肠的剂量 - 体积关系已经在 CT 的基础上应用于剂量学研究中。这些研究表明放疗总剂量和肠受照射体积是引起肠相关毒性事件的重要因素。

当放疗剂量＜ 50Gy 时严重的肠病和肠损伤相对少见。小肠照射体积与严重毒性事件之间的剂量 - 体积关系目前已得到证实[176-179]。然而，不同研究中对小肠的剂量限制也各有不同。从Emami 里程碑式的综述中我们可知，导致 5% 的患者在 5 年内发生肠道疾病的剂量（$TD_{5/5}$）被定义为小肠 1/3 的体积受照剂量不超过 50Gy 且小肠总体积受照剂量不超过 40Gy[91]。同样还存在另一种定义，导致 50% 的患者在 5 年内发生肠道疾病的剂量（$TD_{50/5}$）为 1/3 小肠体积的照射剂量不超过 60Gy 且小肠总体积照射剂量不超过 55Gy。在早期的研究报道小肠接受 100% 处方剂量（45Gy）（VolSB, 100）标准全盆腔放疗的平均体积约为 600ml，而使用全盆腔 IMRT 的平均体积约为 300ml[180]。他们使用正常组织并发症概率（NTCP）模型进行分析，标准盆腔放疗下小肠照射体积为 600ml 时发生临床重大急性胃肠道毒性的风险为 77%；盆腔 IMRT 小肠照射体积为 300ml 和 200ml 时分别 27% 和 10% 的风险强度[179]。Roeske 等评估了一些接受了全盆腔调强放疗（IMRT）且发生了 2～5 级急性胃肠道毒性的妇科肿瘤患者的剂量 - 体积关系[179]。在勾画小肠时对比增强的小肠襻的范围被作为独立的结构勾画（既不是单独的肠襻也不是腹膜腔）。他们发现 2 级毒性反应与接受 100% 处方剂量（V_{100}Gy 或 V_{45}Gy）的小肠体积之间存在显著相关性，V_{45}应该小于 195ml。Baglan 等评估接受了 5-FU 化疗及放疗的直肠癌患者的小肠毒性反应[176]。小肠体积通过勾画透明和不透明的肠襻轮廓来确定。他们发现 ≥ 3 级的急性小肠毒性反应与以每 5Gy 为递增剂量接受照射的小肠体积之间存在显著统计学意义。在每个剂量水平上都已证明存在相应的阈值体积，低于该剂量水平时未发现 ≥ 3 级毒性，然而在 50%～60% 的患者中出现了 ≥ 3 级毒性反应。他们进一步分析支持放射体积小于 150ml 时照射剂量应低于 15Gy 这一剂量体积关系。Robertson JM 等证实，接受盆腔放疗的直肠癌患者小肠剂量 - 体积与 3 级腹泻的发生率高度相关[181]。接受术前放疗的患者对比接受术后放疗的患者 3 级腹泻的发生率较低。这种差别在剂量体积为 15Gy、20Gy 及 25Gy 上表现得尤为显著。Huang 等前瞻性的研究了接受盆腔放疗接受或未接受腹部手术的患者 DVH 与急性毒性反应之间的相关性[178]。他们的结果显示腹部手术会增加 ≥ 2 级急性腹泻的发生。此外他们报告 V_{15}（或 40% 剂量）可以预测之前没有接受过手术治疗患者 ≥ 2 级急性腹泻的发生率，V_{40}（或 100% 剂量）可以预测之前接受过手术的患者 ≥ 2 级急性腹泻的发生率。Lee TF 等开发了 NTCP 模型用于分析那些接受或未接受过腹部手术且发生 2 级急性腹泻的妇科肿瘤患者的剂量 - 体积效应[182]。他们通过勾画小肠襻来定义小肠轮廓，并建议当接受 16Gy 照射的小肠体积 < 290ml（未经腹部手术的患者）和接受 40Gy 的小肠体积 < 75ml（经腹部手术的患者）时，2 级急性小肠毒性事件的发生率可以保持在 10% 以下。但是，由于本研究的患者数量有限因此无法获得高预测能力的模型。Kavanagh BD 等回顾了 6 篇文章中有关剂量和毒性数据，评估了剂量 - 体积与急性肠毒性反应的关系。在这篇综述中，临床正常组织反应的定量分析（QUANTEC）建议尽量减少小肠的照射以防止急性毒性反应[183]。QUANTEC 建议，接受 ≥ 1500cGy 的小肠绝对体积应 < 120ml。当每个小肠襻的轮廓都清晰可见时，这一点就更加重要。如果只能看到整个腹膜腔大体轮廓时，建议接受 > 45Gy 照射的小肠体积应 < 195ml。QUANTEC 的评审专家们同样建议上述的剂量限制也可用于降低晚期肠毒性风险。对于立体定向放疗也有一些剂量 - 体积参数，在单次放疗中照射剂量 > 12.5Gy 的小肠体积应 < 30ml，在 3～5 次放疗中，最大点剂量应 < 30Gy。

采用俯卧位、使用有孔定位装置及保持膀胱充盈等治疗方法有助于减少放射野区内小肠受照体积[184]，从而减少肠毒性。也有一些数据表明 IMRT 等技术的使用可以提高照射剂量[177, 185-187]。与 3D-CRT 组相比，IMRT 组出现 2 级腹泻的患者几乎少了 1/3（9.9% vs. 22.4%）[187]。在 Wee CW 等的一项汇总分析比较了接受 IMRT 与 3D-CRT 的直肠癌患者的急性毒性反应，结论是 IMRT 对比 3D-CRT 大大减少 2～3 级急性胃肠道毒性事件的发生率[186]。他们的报道指出患者总的胃肠道 2、3 级急性毒性反应发生率在 IMRT 组分别为 29% 和 3%，在 3D-CRT 组为 55% 和 9%。IMRT 组 2、3 级腹泻分别为 12% 和 12%，而 3D-CRT 组则分别为 36% 和 36%。Tho LM 等研究了新辅助以 5-FU 为基础的化疗同步 3D-CRT/IMRT 放疗的直肠癌患者的受照射小肠体积（volume of irradiated small bowel，VSB）与急性毒性反应之间的剂量 - 体积关系[177]，发现 VSB 在每个剂量水平上均与腹泻的严重程度存在很强的相关性，且在最低剂量时相关性最强。在所有剂量水平下，≥ 2 级腹泻的中位 VSB 显著高于＜ 2 级腹泻者的中位 VSB。在该研究中，逆向调强计划不仅把小肠的中位照射剂量显著降低了 5.1Gy 并且计算出晚期正常组织发生并发症的概率为 67%。作者还提出了一个使用数学方法的分析模型来预测发生在 V_5 和 V_{15} 的急性腹泻概率。然而，由于一些混杂因素（如手术）的存在他们尚无法确定腹泻的 VSB 阈值。

NRG 肿瘤 /RTOG 0822 的 II 期研究评估了应用 IMRT 新辅助放化疗的肠道毒性。在本研究中，小肠剂量限制为 V_{35} ＜ 180ml，V_{40} ＜ 100ml 及 V_{45} ＜ 65ml，2 级和 3 级腹泻发生率分别为 35% 和 18%[188]。在＜ 2 ～ 3 级和≥ 2 ～ 3 级胃肠道毒性患者中，10 ～ 40Gy 范围内以每 5Gy 为一段分割，分别比较不同小肠受照射体积，发现任何剂量之间都不存在统计学上的显著差异。他们还发现≥ 3 级的胃肠道毒性事件发生率与 Baglan 等建议的 V_{15} ≥ 150ml 或者 Robertson 等在更新中建议的 V_{15} ≥ 120ml 不存在相关性[176, 181]。同样对引起 2 ～ 3 级腹泻的小肠剂量 – 体积参数进行了类似分析，但并没有发现存在相关性，IMRT 并不能减弱胃肠道毒性反应的发生率，对此其解释是尚未找到合适的小肠剂量限制，还补充说，勾画整个腹腔轮廓而不是仅勾画小肠轮廓也是导致结果阴性的原因之一。然而，在日常操作中将每一个小肠环的轮廓均勾画出来既费时又困难。小肠除十二指肠外大多都具有活动性且在腹部的位置每日都有变化。不同的小肠体积勾画方法将导致不同的剂量 – 毒性关系。有数据支持可以勾画包含着所有小肠的整个腹膜腔就像一个"肠袋"。在最近的一项研究中，研究人员试图明确腹膜间隙是否可以用于代替单个的小肠襻来预测≥ 3 级急性小肠毒性反应的发生率[189]，发现小肠体积与毒性反应之间存在显著的剂量 – 体积关系，且这种关系可适用于这两种勾画方法。预测毒性反应最强的因素是 15 ～ 25Gy 的受照射体积。腹膜间隙的 DVH 分析显示进行了新辅助放化疗直肠癌患者发生≥ 3 级肠毒性反应的概率。作者的结论是，如果小肠 V_{15} ＜ 275ml 和腹膜间隙 V_{15} ＜ 830ml，则发生≥ 3 级急性肠毒性的风险＜ 10%。RTOG 关于外放疗妇科恶性肿瘤的方案中，推荐肠的勾画范围应为整个腹膜腔穿过骨盆向上延伸直至 PTV 上方 2cm。剂量限制条件是＜ 30% 的小肠体积接受≥ 40Gy 的照射[190, 191]。QUANTEC 分析推荐当以肠襻为单位勾画小肠轮廓时剂量 – 体积的限制为 V_{15} ≤ 120ml；当 SB 被认为是"肠袋"时，V_{45} ≤ 195ml 则≥ 3 级急性不良反应发生率＜ 10%[93]。

出血和肠梗阻是严重的晚期肠道毒性。据报道，≥ 3 级晚期肠毒性的发生率约为 10%[192, 193]。然而，关于研究剂量 – 体积效应和晚期小肠毒性之间的关系的数据十分有限。Gallagher MJ 等报道术后骨盆内小肠体积较大，且小肠受到大于 45Gy 的照射的体积接与晚期小肠毒性相关[194]。Letschert 等发现，当放疗剂量为 50Gy/25 次时存在放疗相关腹泻的体积效应，而在该剂量水平下并没有发现肠梗阻的体积效应[195]。在一项前瞻性研究中主要探索了宫颈癌术后放疗患者晚期发生≥ 3 级晚期肠毒性的剂量 – 体积预测因子[196]。靶区上方 2cm 无论大肠襻还是小肠襻均被勾画，V_{15}Gy（小肠、大肠接受照射剂量为 15Gy 的体积）被发现是一个重要的预测因素，并且当限制小肠的 V_{15} ＜ 275ml、大肠 V_{15} ＜ 250ml，时将使≥ 3 级晚期毒性反应发生率＜ 5%。另一方面，在广泛使用的 QUANTEC 概述中，对于晚期小肠毒性的剂量 – 体积关系则尚没有明确的建议[183]。众所周知，在制定计划期间，应该尽量避免小肠内的最大点剂量，但对于最大点剂量至今仍没有定义。因此，Stanic 等专注于妇科恶性肿瘤患者接受腹主动脉旁淋巴结照射后的晚期毒性，并建立了有关晚期小肠毒性和小肠最大耐受剂量的剂量限制指南[192]。经过对文献中前瞻性研究的分析，作者同意

Emami 等的建议，对于小肠 $TD_{5/5}$，最大剂量是 50Gy，估计小肠 $TD_{10/5}$ 的最大点剂量是 55Gy，建议尽量将小肠的最大点剂量（D_{max}）保持在 55Gy 及以下。Poorvu PD 等评估了因宫颈癌和子宫内膜癌而接受了主动脉旁和盆腔淋巴结扩大野 IMRT 的患者出现急性或晚期十二指肠及肠道毒性反应事件的发生率[140]，他们分析了 GI 毒性的剂量 - 体积关系。勾画肠道时包括显影和不显影的小肠襻。仅 6.5% 的患者同时存在 ≥ 3 级的 GI 急性和晚期毒性反应。当腹主动脉旁淋巴结的中位照射剂量为 54Gy 时（范围 41.4～65Gy）。在出现胃肠道毒性的患者中小肠 D_{55} 的平均值为 5.3ml（范围 0～13ml），D60 平均值为 1ml（范围 0～6ml）。在有无毒性反应的剂量分析中，每 5Gy 为递增单位从 5Gy 到最大剂量之间的任何平均体积均没有差异。他们还发现同步化疗和毒性之间没有关联。他们的结论是，即使采用同步化疗，也可以将 IMRT 患者的照射剂量增加到 65Gy 并保护足够的小肠。

近年来 SBRT 已广泛应用于原发性或转移性肿瘤。使用 SBRT 计划治疗腹部恶性肿瘤后，胃、十二指肠和小肠毒性是主要被关注的问题[197-200]。目前的研究主要集中在十二指肠的毒性上，主要是因为十二指肠靠近受照区域，且相对于肠和胃来说，它的位置基本不动，更容易受到影响。目前，报道最多的胃肠道毒性是十二指肠梗阻 / 溃疡、十二指肠出血和胃穿孔[197, 198, 200]。目前评价 SBRT 后小肠毒性的研究尚且有限。在一项是针对结直肠癌转移的 SBRT 的 II 期研究，采用的剂量分割模式为 45Gy/3 次，5 ~ 8 天内完成[201]，并尽可能降低肠道受到的照射剂量。在 SBRT 后 6 个月内，有 48% 的患者观察到 ≥ 2 级毒性。本报告是第一个报道胰腺癌患者 SBRT 后高毒性的研究之一。Kopek 等在研究胆管癌患者中使用了相同的分割模式[202]，发现在发生 ≥ 2 级肠溃疡或狭窄的患者中，十二指肠 $1cm^3$ 的平均最大剂量（D_{max} 1ml）明显更高（37.4Gy vs. 25.3Gy），他们建议所有接受腹部 SBRT 患者的十二指肠的 1ml 接受 3 次照射的剂量不应超过 21Gy。在这项 Koong AC 等的研究中，对局部晚期胰腺癌患者单次放疗剂量从 15Gy 递增到 20Gy 或 25Gy 后再次进行评估[203]。作者建议在 25Gy 剂量水平下，十二指肠和肠道的 50%、5% 的体积受照平均剂量应分别为 14.5Gy、22.5Gy。韩国的一系列研究显示，接受 SBRT 治疗的腹盆腔恶性肿瘤患者中有 15% 发生了严重的胃肠道毒性反应[204]。在该系列研究中 SBRT 中位剂量为 45Gy（范围 33～60Gy），分 3 次。作者发现 D_{max} 是预测严重胃十二指肠毒性的最佳剂量学指标。D_{max} 为 35Gy 和 38Gy 时发生相关严重胃十二指肠毒性的风险分别为 5% 和 10%。Goldsmith 等研究了有关分割 1～5 次时患者风险定量模型的相关文献，并利用其机构已有的 SBRT 分割 3～5 次的数据创建十二指肠 DVH 风险图[205]。分 3 次放疗时，十二指肠 Logistic 模型的数据显示，当 D_{1ml}=25.3Gy 时发生 3 ~ 4 级出血或狭窄的风险为 4.7%，D_{1ml}=37.4Gy 的风险为 20%。分 5 次放疗时，D_{1cm^3}=28Gy 和 D_{1cm^3}=40Gy 时的毒性风险下限分别为 3.4% 和 10.9%。结论是，SBRT 放疗分割次数为 3～5 次时，毒性反应发生率 10% 的风险水平为 D_{1ml}=31.4Gy。在最近的一项研究中，84 例孤立性或寡转移性腹盆肿瘤患者主要采用 SBRT 的 48Gy/6 次或 45Gy/5 次的治疗模式[206]。胃、十二指肠和小肠均被单独勾画，但合并分析。其中 15% 和 10% 的患者观察到 2 级急性和晚期胃肠道毒性反应，4% 存在 3 级毒性。剂量 - 体积 V_{30Gy} ~ V_{65Gy} 与 ≥ 2 级的急性肠毒性相关。根据其 V_{40Gy} 的 NTCP 模型，照射 V_{40Gy} 的肠容量 ≤ $10cm^3$ 时，≥ 2 级急性毒性的并发症发生率 < 10%。

在 2010 年 QUANTEC 中关于 SBRT 剂量限制的建议：如果 SBRT 使用单次分割或 3～5 次分

割且最大点剂量＜ 30Gy 时，小肠接受照射＞12.5Gy 的体积应＜ 30ml[183]。最近，La Couture 等回顾了关于小肠 SBRT 后剂量耐受限度的文献并创建了剂量 – 体积直方风险图，并分别展示了小肠剂量限制的低风险和高风险[207]。在所有分析中，他们认为风险≤ 8.2% 为小肠的高风险限制剂量，≤ 4% 为小肠的低风险限制剂量。在这篇综述中，有 30% 的患者在 SBRT 之前或之后 2 年内 SBRT 曾使用过血管内皮生长因子抑制药等生物药物治疗。他们发现小肠 –D_{5cm^3}=21Gy/3 次和 D_{5cm^3}=16.2Gy/5 次时毒性较低，3 级以上毒性的估计风险分别为 6.5% 和 2.5%。

然而，许多其他的临床因素，如既往的溃疡和生物药物的使用情况可以影响肠道毒性的发展[204, 207]。在表 5–11 中，对小肠的剂量限制提出了一些建议。

（五）治疗

在接近一半的患者中，放疗诱导的典型的小肠毒性通常发生在分次放疗的第 3 周。同步化疗的患者中发生率则要更高[181-183]。急性小肠毒性的特征通常为腹泻和腹部绞痛，也可伴恶心和呕吐。放疗引起的小肠毒性反应的治疗根据不同程度的症状而有所不同。急性毒性包括：腹泻、恶心、呕吐和腹部绞痛都需进行对症治疗。处理放射性腹泻的关键是确定腹泻的严重程度和患者的一般情况。无其他重要症状的轻度腹泻可在门诊通过调整饮食、止泻药和抗痉挛药进行治疗。所有腹泻患者应每 24 小时检查 1 次。根据患者的一般情况、实验室检查结果和脱水情况，可考虑口服补液或静脉补液 [35ml/（kg·d）]。

口服阿片类药物对轻度症状有效。治疗放疗性腹泻的经典方法包括洛哌丁胺及阿托品联合地芬诺酯。洛哌丁胺是常用的一线止泻药。洛派丁胺通常是首选阿片类药物，因为它在肠道中具有局部活性[208]，吸收量最少，因此全身不良反应最小。它的主要作用是减少腹泻患者的大便量、排便次数，减轻排便的急迫感和大便失禁。洛哌丁胺的起始剂量为 4mg，之后每 4h 或每次排便未成形时再服用 2mg（总剂量不超过 16mg/d）[209]。放疗期间应持续按标准剂量使用洛哌丁胺。如果用洛哌丁胺缓解了腹泻，那么患者应该调整饮食，并在膳食中添加固体食物。如果使用大剂量洛哌丁胺 48h 后腹泻仍未缓解（追加剂量为每 2 小时 2mg，总剂量不超过 16mg/d），则应停服，并改用为奥

表 5–11　小肠剂量限制建议

治疗技术	器官描述	限　　制	结　　局
3D-CRT/IMRT（常规分割）	单独的小肠襻	• V_{15} ＜ 120ml	• ≥ 3 级的急性毒性反应＜ 10%
3D-CRT/IMRT（常规分割）	腹腔内肠袋	• V_{45} ＜ 195ml	• ≥ 3 级的急性毒性反应＜ 10%
立体定向放疗（3~5 次分割）	独立的小肠襻（空肠、回肠）	• V_{18} ＜ 5ml • V_{40Gy} ≤ 10cm^3 • D_{2cm^3} ＜ 24.5Gy（3 次）和 30Gy（5 次） • D_{5cm^3} ＜ 21Gy（3 次）及 16.2（5 次） • D_{max} ≤ 30Gy	• ≥ 2 级的毒性反应＜ 10%

曲肽二线治疗[209]。处方剂量奥曲肽起始剂量为 100 ～ 150mg，根据需要增加剂量。奥曲肽是一种生长抑素类似物，具有多种止泻作用，它会减少胃肠道蠕动及肠道液体和电解质的分泌。奥曲肽似乎比地芬诺酯和阿托品能更有效减少放疗引起的腹泻[210, 211]。在临床前研究中，奥曲肽给药已被证明能有效减少小肠放疗后的急性黏膜改变[212]。Yavuz MN 等开展的随机临床试验评估了奥曲肽治疗放疗所致腹泻的有效性[213]，报道了 3 天内缓解≥ 2 级腹泻的奥曲肽组（100μg，每日 3 次）与盐酸地芬诺酯 + 硫酸阿托品组（2.5mg，每日 4 次）对比的结果。微囊化、长效配方的奥曲肽可以被每月 1 次肌内注射。Martenson 等在他们的研究中评估了长效奥曲肽库（20mg LAO）用于预防放疗引起的腹泻的作用[214]，但未发现长效奥曲肽库可以作为降低盆腔放疗期间腹泻的严重程度或发生率的有效药物。在最近的一项 Meta 分析中，奥曲肽被认为是一种治疗性的抗腹泻药物，而不是放化疗性腹泻的预防药物[215]。奥曲肽的处方剂量为每日 3 次皮下注射（SC），每次 100～150mg，起始剂量根据需要可以适当增加[209]。但值得注意的是有梗阻性症状的患者禁用阿片类止泻药。如果轻度至重度腹泻伴发热、脱水、中性粒细胞减少，则应开始口服抗生素（如氟喹诺酮类）来预防感染[216]。

一些证据表明阿司匹林（乙酰水杨酸）是一种抗放射性小肠毒性的有效抗炎药，而其他非甾体抗炎药则没有效果[217, 218]。然而，另一些研究研究表明，它可能会增加急性毒性症状[219]。基于前列腺素在腹泻的病理生理中发挥的作用，水杨酸盐（包括柳氮磺胺吡啶和奥沙拉嗪）可以抑制前列腺素的生物合成，被评估认为可以预防放射性腹泻。有几项研究报告说，与奥沙拉嗪相比柳氮磺胺吡啶可中度降低急性放射性小肠毒性。甚至在某些病例中，奥沙拉嗪还会增加腹泻风险[220-222]。由于具有相同作用机制的两种药物的混杂影响，在对这些药物进行验证试验之前，不常规推荐柳氮磺胺吡啶[223]。硫糖铝是一种非全身吸收的氢氧化铝复合物，可促进上皮愈合，并在受损的黏膜表面形成保护屏障[224]。在接受盆腔照射的患者中，口服硫糖铝可降低排便的频率和改善排便的规律性。在一些随机研究中有关硫糖铝的研究结果尚不统一。其中一些研究报告称，与安慰剂相比，放疗期间服用 12g 硫糖铝（每日 2 ～ 6 次）可显著减少腹泻，而另一些研究则显示不但没有改善腹泻且部分胃肠道症状还明显加重[225-227]。综上所述，硫糖铝对放射性腹泻的预防无效，甚至可能加重某些症状。在放射性腹泻中，胆盐、维生素 B_{12}、乳糖、脂肪的吸收率均减少[208]。约 95% 的胆汁酸是在回肠末端被吸收的，因此该区域的放射损伤可导致胆汁酸的吸收不良。而胆盐吸收减少是导致 35%～72% 的患者出现放射性小肠毒性症状的原因[134, 228]。胆胺是一种不可吸收的高分子树脂它可以不可逆地结合胆盐，对胆汁酸的吸收有一定的治疗作用，已有研究表明胆胺治疗急慢性放疗性腹泻具有一定疗效[229]。许多患者可能在放疗过程中出现暂时性乳糖不耐受和脂肪吸收不良[161, 209]，无乳糖和低脂饮食也可以改善症状。在放疗的急性小肠毒性中，腹部绞痛可伴随腹泻，抗胆碱能的解痉药可缓解肠痉挛。有些患者可能会出现恶心、呕吐、腹胀和食欲不振等症状[209]。此时镇吐药也可以被使用。一些饮食习惯也需调整，如多饮水，少食，多摄入高蛋白食物，避免吃巧克力、酒精、咖啡因及含不溶纤维的食物，如果皮、生蔬菜等。

对于晚期小肠毒性，大多数的患者只需要进行如上述的对症治疗。保守治疗可包括调节肠道转运、纠正营养不良、特殊饮食、抗炎药物的使用及治疗胆汁酸吸收不良和抑制细菌过度生长。如果出现营养不良，全肠外营养（TPN）可以改善患者临床转归[230]。一项包含 24 例患者的队列研究表明，皮质类固醇治疗（甲泼尼龙）可增强 TPN 的疗效，改善临床症状[231]。更严重的放射性肠炎通常需要积极的治疗，如手术[232, 233]。手术适应证目前包括肠梗阻、穿孔或瘘管形成、严重出血或吸收不良。但是手术治疗的适应证和时机目前仍存在争议。由于放疗可引起小肠系膜及肠系膜的改变且术后恢复差，导致吻合口分离和瘘管形成的风险升高。然而，手术干预可能有助于避免特定患者的进展性肠坏死、穿孔和控制脓毒症。

（六）处方示例

以下是关于小肠毒性的建议摘要。
- 腹泻：止泻药物（洛派丁胺，奥曲肽）。
- 脱水：充足的水分 35ml/（kg·d）。
- 抗生素：严重腹泻伴发热、脱水、中性粒细胞减少、败血症。
- 肠痉挛/疼痛：抗胆碱能抗痉挛药。
- 饮食调整：高蛋白、低乳糖、低脂肪、营养支持、TPN。
- 吸收不良：营养支持。
- 需要手术：如果出现狭窄、穿孔、瘘管和出血，请咨询外科医生。

六、结肠

（一）解剖学

大肠位于肠管的末端。吸收营养物质和水分的最后一部分，合成维生素以及形成粪便是它的主要功能。大肠从阑尾开始一直延伸到肛门。大肠部分位于肠系膜内，如盲肠、阑尾、横结肠和乙状结肠，维持血管、淋巴管、淋巴结和神经等共同维持着。结肠直径大于小肠，但长度则是小肠的一半。小肠和大肠之间的主要区别是大肠中有结肠带，它是肠外浆膜下面三个单独的平滑肌纵向带。大肠主要分为盲肠、阑尾、结肠、直肠和肛管。回盲瓣位于回肠和大肠之间。大肠的第一部分是盲肠。盲肠是一个悬浮在回盲瓣下部的囊状结构。它的长度约为 6cm。阑尾是一根缠绕在盲肠上的管状结构。盲肠接收回肠内容物，并发挥吸收水和盐的作用。阑尾含有淋巴组织，被认为在免疫功能中起一定作用。盲肠和阑尾都位于腹部右下象限并在髂窝内与结肠相连。结肠由升结肠、横结肠、降结肠和乙状结肠组成。升结肠开始于回盲瓣后，沿腹部向右侧继续，在肝脏下方（肝曲）右转，然后继续作为横结肠向下延伸至脾脏（脾曲），沿腹部左侧继续延伸至降结肠，然后进入骨盆形成乙状结肠。乙状结肠与直肠的过渡没有明确的解剖学界限。升结肠和降结肠均位于腹膜后，而横结肠和乙状结肠通过肠系膜与后腹壁相连。

（二）勾画

最简单的勾画结肠的方法是沿着近端肠到远端肠的肠系膜逐层勾画。一旦在 CT 上出现直肠乙状结肠或盲肠，就可以很容易地看到结肠皱褶，并通过向上或向下的延伸来勾勒结肠轮廓。另一种选择是勾画"肠袋"，它包括除肠道结构之外腹膜腔的所有部分，并包括小肠和结肠的所有轮廓。

如果不使用小肠口服对比剂这种画法可能是有用的。然而，RTOG 并不推荐将"肠袋法"在上腹部治疗计划中使用[149]。在图 5-6 中显示的是计算机断层扫描图像上的结肠轮廓。

（三）病理生理学

结肠的组织学结构与小肠相似，存在相同的亚结构成分。两者间显著差异不是外层肌，而是结肠带的存在，以及明显不同的黏膜结构。结肠黏膜扁平，无绒毛。这种结构上的差异与结肠的主要功能有关，结肠的主要功能是在管腔内吸收水和电解质。

放疗诱导的急性结肠毒性可以发生在黏膜的所有层面，包括上皮细胞层、杯状细胞层和固有层[154, 234, 235]。在黏膜隐窝中本该迅速增殖的上皮细胞有丝分裂停止时将导致细胞丢失，隐窝长度缩短和狭窄，上皮细胞表面受到侵蚀且完整性丧失，炎症细胞浸润引发炎症反应，随后发展为隐窝脓肿、水肿和溃疡，所有这些黏膜损伤将导致毛细血管通透性增加。在组织结构上将观察到广泛的黏膜炎症，黏膜下层嗜酸性细胞浸润，隐窝萎缩和脓肿行成。而这些损伤又将会引起腹泻、黏液排出、痉挛、腹胀和出血等症状。

晚期结肠毒性的主要区别是伴有溃疡、纤维化和小血管病变的闭塞性肠炎[234, 235]。在放射诱导的晚期结肠毒性中，黏膜下层以非典型成纤维细胞和胶原增生为特征。也可能有不典型的血管改变，小动脉可能显示内膜细胞增生和内膜增厚，腔内有纤维蛋白血栓。黏膜可见一些毛细血管扩张的改变。黏膜层可表现为异型、溃疡或增厚伴纤维化。此外，还可能出现局灶性狭窄、溃疡和（或）瘘管形成。晚期毒性的临床表现为疼痛、出血、黏膜分泌物增多和狭窄。

（四）剂量限制

在许多腹部和盆腔癌症的治疗中，小肠和大肠癌的耐受性是一个主要的剂量限制因素。然而，在文献报道中，大部分系列报道主要是小肠毒性。接受放疗的结肠体积取决于肿瘤的位置，这部分因为靠近肿瘤在治疗时很容易被辐射到。直肠乙状区通常是最常见的受累区域，但根据放疗靶区的范围，放疗损伤范围也可以更广泛或靠近近端。

结肠总体上被认为比小肠的放疗敏感性更低[236, 237]。因此，结肠的最大耐受剂量略高于小肠。在 Emami 等的里程碑式评论中认为，结肠的耐受剂量较高，$TD_{5/5}$ 为 1/3 结肠容积的受辐射剂量为 55Gy，整个结肠容积的受辐射剂量为 45Gy，而 $TD_{50/5}$ 为 1/3 结肠容积的受辐射剂量为 65Gy，整个结肠容积的受辐射剂量为 60Gy[91]。结肠各个部位的耐受剂量被认为具有相同的数量级。

文献中关于评估大肠剂量 – 体积和毒性之间关系的数据有限。一项前瞻性研究对术后放疗的宫颈癌患者 ≥ 3 级晚期肠毒性的剂量预测因子进行了研究[196]。小肠襻和大肠襻的勾画通常要包含至靶区上方 2cm，V_{15Gy}（接受 15Gy 放疗的小肠和大肠的体积）被认为是一个可以预测 ≥ 3 级毒性反应的重要因素。作者建议对小肠的剂量 – 体积限制为 $V_{15} < 275ml$，当大肠 $V_{15} < 250ml$ 时，可将 ≥ 3 级的晚期毒性降低至 < 5%。当剂量 – 体积限制为 $V_{15} < 250ml$、$V_{30} < 100ml$、$V_{40} < 90ml$ 时，可使 ≥ 3 级的毒性反应由 26.7% 降至 5.4%。Isohashi 等评估了行根治性子宫切除术及术后行以铂类为基础同步放化疗的宫颈癌患者发生 ≥ 2 级慢性胃肠道并发症的剂量 – 体积预测直方图[238]，从乙状结肠末端延续至升结肠逐层勾画大肠轮廓，约 16.5% 的患者观察到 ≥ 2 级的毒性反应。不过，小

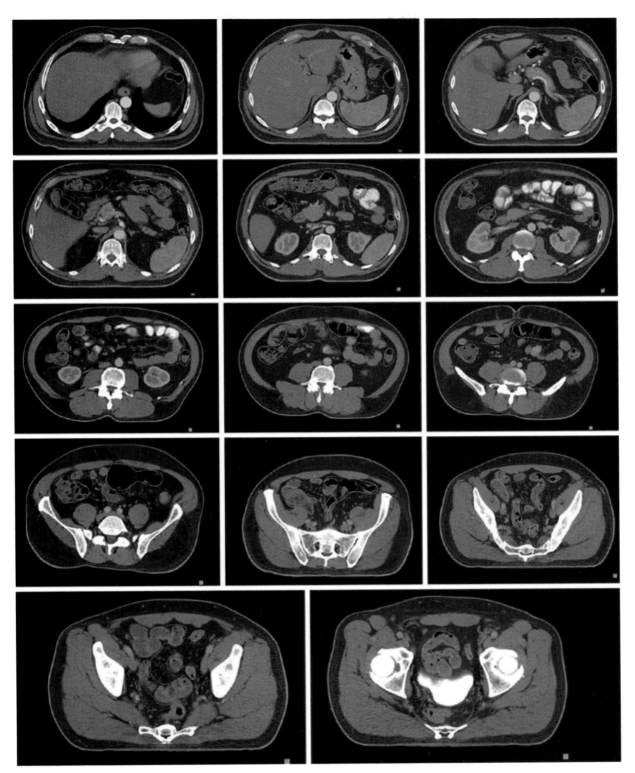

▲ 图 5-6　CT 图像上结肠的轮廓（彩图见书末）
绿色 . 结肠；红色 . 小肠

肠的 V_{40} 被报道为慢性胃肠道并发症的独立预测因子，而大肠的剂量 – 体积限制则尚未见报道。

对于乙状结肠，Fonteyne V 等旨在发现前列腺癌患者 IMRT 后直肠、乙状结肠和小肠的体积参数与放疗诱导的晚期肠道毒性之间的相关性[239]。乙状结肠的勾画从直肠前扫至主动脉分叉上方一层。在多变量分析中，乙状结肠 V_{40} 为 1 级腹泻和失血的重要参数，而小肠容量参数均未被发现有显著相关性，建议用乙状结肠 $V_{40} < 10\%$ 和 $V_{30} < 16\%$ 剂量限制来防止 1～2 级腹泻。一项前瞻性的系列研究对宫颈癌 IMRT 后的急性和晚期毒性数据进行了评估[240]，所有患者分别给予 PTV1（骨盆）50Gy/28 次和 PTV2（中央盆腔疾病和淋巴结 GTV）60Gy/28 次的治疗，然后进行后装放疗推量。对于小肠，50Gy 为最大剂量且 $V_{45} < 50ml$ 和 $V_{40} < 200ml$。对于乙状结肠，最大剂量为 60Gy 且须 $V_{45} < 20\%$ 和 $V_{40} < 50\%$。乙状结肠的范围为乙状结肠前曲至前腹壁。1～3 级腹泻发生率为 21.6%，全消化道毒性反应发生率为 46%。尽管没有明确的限制条件，乙状结肠 $V_{30\sim40}Gy$ 似乎与全消化道毒性反应相关。Lind 等在 519 例接受了盆腔放疗的妇科癌症幸存者中，分析了肠 / 肛门括约肌平均辐射剂量与 "无意识排便"（一种特殊而严重的大便失禁症状）之间的关系[241]。乙状结肠的勾画是从直肠偏中段到左腹部与降结肠相连接的头端方向。有 12% 的患者出现无意识排便的症状。他们报道称小肠或乙状结肠的平均照射剂量超过 50Gy 时与出现临床症状相关，但对于单独器官的影响结果尚不明确。

总之，结肠或大肠的辐射通常不被认为是诱导放射性肠炎的重要危险因素，但是目前尚缺乏大量证据来证明该结论。这可能是由于结肠的受照射面积较小，或每一段肠的表面积较小或其自身的抗辐射特性所致。在表 5–12 中，给出了结肠剂量限制的一些建议。

（五）治疗

放疗引起的早期结肠毒性表现为黏膜坏死，可表现为肠蠕动障碍、腹泻、腹部绞痛、里急后重或便血。结肠镜检查可观察到黏膜水肿、糜烂和溃疡。这些症状通常是自限性的。一般来说，在开始治疗毒性反应时，应查明并消除任何易引起中毒的因素，然后逐一针对施治。一旦出现毒性，首选的方法应该是保守治疗。放疗引起的结肠毒性的对症管理如同在小肠部分详细讨论的一样。

放疗引起的晚期结肠毒性是慢性缺血和纤维化的结果[242, 243]。这可能会导致结肠运动障碍和排便习惯的改变，包括便秘和腹泻。轻度慢性大肠放射毒性病例可以用粪便软化剂和低渣饮食保守管理。肠道狭窄也可能进展并导致肠道无法排泄。要记住，补充纤维可能不会有用，因为增加了粪

表 5–12 结肠 / 大肠剂量限制建议

治疗技术	器官描述	限 制	结 局
3D–CRT/IMRT（常规分割）	独立的大肠襻	• $V_{15} < 250ml$ • $V_{40Gy} < 10\%$ • $D_{max} \leq 60Gy$ • 平均剂量 $< 50Gy$	≥ 2 级毒性反应发生率 $< 10\%$
立体定向放疗（3～5 次分割）	独立的大肠襻	• $V_{25} < 20ml$ • $D_{max} \leq 30Gy$（3 次）和 $\leq 38Gy$（5 次）	≥ 2 级毒性反应发生率 $< 10\%$

便的口径使它更难通过狭窄的部分结肠[243]。一种润肤剂，如小剂量的矿物油，可以使粪便变得柔软，可轻易通过狭窄节段[243]。乳果糖是有效的，然而它会产气过多或引起胀气，可能导致腹痛和失禁[243]。

毛细血管扩张引起的出血是放疗引起的结肠毒性的慢性并发症。经柔性乙状结肠镜或结肠镜氩气等离子体凝固术（argon plasma coagulation，APC）是主要的治疗方法。据报道成功率很高[242、243]。

患者也可见结肠纤维化或狭窄和瘘管形成。对于这些病例，较短或远端狭窄可以考虑内镜下扩张，支架置入可能有效。由于潜在的慢性缺血和纤维化，狭窄和瘘道的手术有高风险并且与不良预后相关[244-246]。在更严重的情况下，由于吸收不良，可能会出现营养不良。据报道，全肠外营养可治疗放射性肠炎导致的吸收不良[230,247-250]。

（六）处方示例

结肠/大肠毒性的推荐摘要如下。

- 腹泻：止泻药（洛哌丁胺、奥曲肽）。
- 脱水：足够的水分。
- 抗生素：严重腹泻伴发热、脱水、中性粒细胞减少、脓毒症。
- 肠痉挛/疼痛：抗胆碱能解痉药物。
- 饮食调整：足够的可溶性纤维，营养支持，TPN。
- 狭窄/狭窄：润滑剂、乳果糖。
- 吸收不良：营养支持。
- 出血：咨询胃肠病学家（内镜操作，APC）。
- 需要手术：请咨询外科医生（如果有瘘管、狭窄、阻塞）。

致谢：我们特别感谢 Dokuz Eylul 大学医学院放射肿瘤科的 Volkan Semiz 博士，感谢他对计算机断层扫描图像的数据处理。

第6章 盆腔肿瘤放疗的毒性管理

Toxicity Management for Pelvic Tumors in Radiation Oncology

Nilufer Kılıc Durankus　Duygu Sezen　Ugur Selek　Yasemin Bolukbasi **著**

冯　瑞　唐文洁 **译** 谢　鹏 **校**

一、盆腔解剖

（一）CT 和 MRI 图像的正常断层解剖

对盆腔疾病的影像学诊断需要全面认知该区域的正常解剖和解剖变异。

计算机断层扫描（CT）和磁共振成像（MRI）可用于超声检查复杂不明或临床表现不一致的病例。磁共振成像因其良好的组织对比和非电离技术而在盆腔成像中具有众多优势。

左右髋骨、骶骨和尾骨构成盆腔的骨性边界。盆腔包括胃肠道和泌尿生殖系统结构，如直肠、输尿管和膀胱。男性盆腔还包括前列腺、精囊、前列腺尿道、输精管、射精管；女性盆腔还包括子宫、卵巢、输卵管和阴道。

盆膈将腹膜与盆腔分开。盆膈由肛提肌和尾骨肌组成。肛提肌位于盆膈的中央，由两部分组成，分别称为中间的耻骨尾骨肌和两侧的髂骨尾骨肌。肛提肌是包绕阴道、尿道和直肠的肌肉，成对的尾骨肌则构成盆膈的后部区域。此外，梨状肌位于小骨盆后壁，覆盖了大部分坐骨大切迹，然后穿过坐骨大切迹附着在股骨大转子上。

闭孔内肌起源于闭孔窝，覆盖骨盆外侧壁。闭孔内肌从下侧通过坐骨小孔出骨盆，其中间部位可用于定位闭孔动脉、闭孔静脉和闭孔淋巴结。

腰大肌起源于腰椎横突，连接腰部脊柱和股骨，向下外与髂肌汇合形成髂腰肌。髂外动静脉在骶髂关节水平穿过髂腰肌。腹直肌位于下腹壁中线两侧。

（二）男性盆腔

直肠是胃肠道的下段，连接乙状结肠和肛门，位于 $S_2 \sim S_3$ 椎体位置和会阴之间，长约 15cm（12～16cm），并分为三部分。上 1/3 在腹膜内，中 1/3 位于腹膜后，下 1/3 是直肠腹膜外部分。直肠的动脉由直肠上动脉（肠系膜下动脉分支）、直肠中动脉（髂内动脉分支）和直肠下动脉（髂内动脉的阴部内动脉分支）提供。直肠上、中、下静脉组成了直肠的静脉回流通路。直肠上静脉通过肠系膜下静脉将直肠上部血液引流至门静脉系统，而直肠下段的静脉回流则通过直肠中下静脉进入体循环（髂内静脉）。

膀胱是位于耻骨上部和后部的肌性囊腔。两侧输尿管并向后延伸至尿道构成的肌性三角区域称为膀胱三角[1]。髂内动脉的上、下分支是膀胱主要的供血动脉。静脉引流和淋巴引流分别通过髂内静脉和髂总淋巴结和髂内淋巴结进行。膀胱内尿液在 T_1 加权像上呈低信号。膀胱壁的信号强度也较低，但相对来说要高于尿液。然而，在 T_2 加权像上，腔内液体具有高信号强度，但膀胱壁仍为低信号强度[2]。

尿道起于膀胱底部，有三段，分别为前列腺部、膜部和海绵体部。

前列腺是位于膀胱底部的外分泌腺。前列腺的主要功能是分泌碱性液体，这是精液的组成部分之一。近端尿道被前列腺包围。临床上有三个重要的区域，称为中央区、移行区和外周区。

精囊是位于前列腺后部和上部的成对腺体，是贮存精液的场所。Denonvilliers 筋膜将前列腺和精囊与直肠分开。精囊通过输精管输送来自睾丸的精子。

前列腺 MRI 影像对于恶性病变的判断有着重要的作用。与 T_1 加权图像相比，T_2 加权图像的解剖结构更清晰。动态增强 MRI，弥散加权成像，波谱是值得进一步评估的几种不同技术。

神经血管束位于前列腺的后外侧，穿过盆底，包含海绵体的神经纤维和血管。

睾丸是男性生殖系统中成对的卵形结构。睾丸位于阴囊，产生精子、睾丸激素和其他雄性激素。它们对精子的储存也有重要作用。血管、神经和导管通过精索从腹股沟深环到达睾丸。正常睾丸在 T_1 加权像上呈均匀中等信号强度，骨骼肌在 T_2 加权像上呈高信号强度。

阴茎是男性生殖系统的外部器官。分为三个部分：由两个阴茎海绵体和一个尿道海绵体组成，外层有结缔组织白膜覆盖。

尿道球（bulb of the penis，PB）是尿道海绵体后部膨大部分，附着于会阴膜上，由球海绵体肌环绕。尿道从球部伸出。尿道球在 CT 图像上表现为卵圆形结构，周围有肛提肌和尿道海绵体，T_2 加权 MR 图像表现为高信号[3]。

男性骨盆的正常结构见图 6-1 和图 6-2。

（三）女性盆腔

膀胱位于子宫和阴道的前方，而直肠位于盆腔后部。

子宫是位于膀胱底部和直肠之间的肌性器官。阔韧带位于子宫两侧，上有输卵管，下有阴道。子宫分为子宫体和子宫颈两部分，中间通过子宫峡部相连。子宫的形状随生理状态、年龄和胎次而变化。与经产妇女的子宫相比，绝经后的子宫可能由于子宫肌层萎缩而缩小到青春期前的大小。

子宫颈内口将子宫体与子宫颈分开。与 T_1 加权图像相比，高分辨率 T_2 加权图像能更好地显示宫颈的不同层面。

输卵管是肌性膜结构，长度为 7～14cm。通常分为壁内段、峡部段和壶腹段。

卵巢位于子宫与小骨盆侧壁之间，内侧通过子宫卵巢韧带与子宫相连，外侧通过骨盆漏斗韧带与小骨盆侧壁相连。卵巢与输卵管相连，在月经周期中有生理变化。卵巢动脉是腹主动脉的主要分支之一，为卵巢提供血供，并通过左右卵巢静脉回流。与绝经后妇女相比，由于存在与年龄相关的因素，T_2 加权像能更好地显示绝经前妇女的卵巢[4]。

阴道是一条纤维肌性管道，从上方子宫颈一直延伸至下方外生殖器前庭。阴道位于中线，基本在低位骶骨水平，上与子宫颈相连，并在泌尿生殖膈水平与肛提肌相连。阴道可分为三部分，上

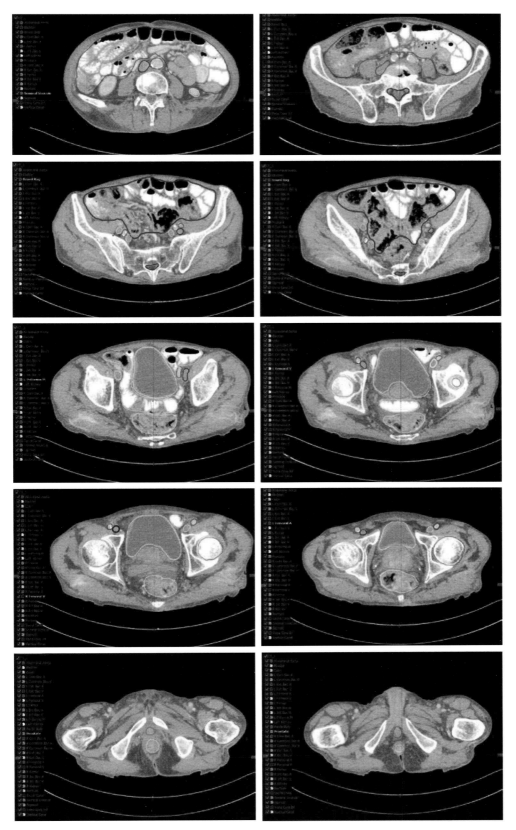

▲ 图 6-1　CT 图像上男性盆腔正常结构的勾画（彩图见书末）

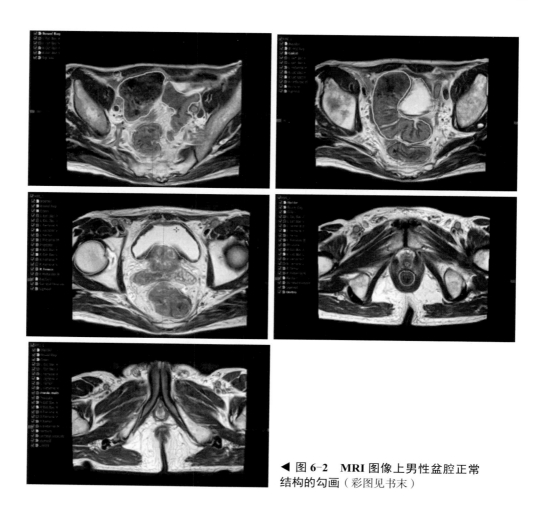

◀ 图 6-2　MRI 图像上男性盆腔正常结构的勾画（彩图见书末）

1/3 为阴道穹窿，中 1/3 处于膀胱基底位置，下 1/3 位于膀胱底部以下和尿道位置。髂内动脉的分支是主要的动脉来源。另外，阴部内动脉和直肠中动脉为中、下部 1/3 阴道供应血液。静脉引流由静脉丛流入髂内静脉。

外阴是女性生殖器的外部部分。主要结构有阴阜、大小阴唇、巴氏腺、阴蒂、尿道口、阴道前庭。外阴和肛门之间的区域称为会阴。髂内动脉的双侧阴部内外动脉和阴部静脉构成血管网，阴部神经和腹股沟浅淋巴结是神经支配和淋巴引流的组成部分。与 T_1 加权成像相比，外阴在 T_2 加权像上显示出更高的信号强度。

子宫也有三层，从内到外称为子宫内膜、结合带和子宫肌层。子宫内膜是子宫的最内层，在整个月经周期的各个阶段都可以看到不同的子宫内膜。其厚度在分泌期较厚，而在卵泡期或月经期变薄。子宫内膜在 T_2 加权像上呈高信号，而在平扫 T_1 加权像上则呈低信号。子宫肌层在 T_2 加权像上有中等强度的信号，然而在 T_1 加权图像上，子宫各层之间一般没有清晰的界限。

女性尿道为管状肌性通道，从膀胱三角的尿道内口延伸到位于阴道前的尿道外口。尿道由肾盂输尿管韧带支撑。

闭孔内肌位于骨盆侧壁内侧。髂外血管走行于髂腰肌前表面。所有这些结构参考美国放射肿瘤协作组（Radiation Therapy Oncology Group，RTOG）勾画共识（表 6-1）[5]。

表 6-1　男性和女性盆腔正常组织 RTOG 勾画共识 [5]

器　官	TPS 标准名称	肿瘤类别	勾画共识
直肠	Rectum	GU	• 直肠的下界从坐骨结节最低层面开始勾画（左或右），直到直肠在轴位平面上不再是圆形并向前与乙状结肠相连时结束，Rectum 与 Bowelbag 一起使用
肛门＋直肠	AnoRectum	GYN	• 下界是模拟定位时用不透光标识显示的肛缘。上缘到轴位上直肠不再是圆形，并向前与乙状结肠相连接处。AnoRectum 与 Sigmoid 和 BowelBag 一起使用
乙状结肠	Sigmoid	GYN	• 该器官从 AnoRectum 结束处开始勾画。到连接降结肠时终止。使用近距离治疗宫腔施源器时需要勾画。勾画范围包括位于宫腔或后装治疗施源器周围或上方的乙状结肠
肠袋	BowelBag	GU, GYN	• 下方从最下方的小肠或大肠襻开始，或从直肠（泌尿生殖）或肛门直肠（妇科）开始，以最低者为准。如果以肠襻为标准，在轴位层面上出现直肠或直肠肛门时，就应该包括作为这个肠袋的一部分；否则就不应该包括 • 小技巧：先勾画除肌肉和骨骼外的腹腔内容物，当各层变化不明显时，隔层勾画，并适当插入和编辑。最后删除重叠的非消化道正常组织。如果 TPS 不允许删除就维持原状
小肠	SmallBowel	GI	• 为了区别于大肠，推荐口服对比剂，扫描前 30min 应用对比剂（如：3 盎司泛影葡胺和 3 盎司水钡混合物）（1 盎司≈ 28.35g），小肠襻的轮廓会有对比剂充盈而易于显示
结肠	Colon	GI	• 大肠的勾画是肛门直肠的延续。根据治疗的靶区不同，可能包括部分或全部升结肠、横结肠、降结肠和乙状结肠
肛门＋直肠＋直肠乙状结肠（靶区）	AnoRectumSig	GI	• 靶结构，下界起从肛缘（在模拟定位时用不透光的标志确认）。上界终止于直肠系膜消失后的直乙交界。AnoRectumSig 与 SmallBowel 和 Colon 一起使用
直肠系膜（靶区）	Mesorectum	GI	• 肛管和直肠癌的靶结构。直肠的下界是直肠系膜脂肪消失的平面下方，向上延续并包括直肠系膜脂肪，直到直肠系膜筋膜消失。在这一点上，AnoRectumSig（肛门＋直肠＋直肠乙状结肠），与其他消化道不同，不是回避的结构。当直肠系膜无法看到时，直肠系膜的解剖边界包括：头侧，直乙交界处；尾侧，肛管直肠连接处，界定为肛提肌与肛门外括约肌融合处 或直肠系膜脂肪 / 间隙向下变细乃至消失）；后界，骶前间隙；前界，考虑到膀胱的体积变化，在膀胱的轴位层面上，GU/GYN 器官需要进行一定的内收直到直肠系膜前界有 10mm 的距离；外侧界：盆腔下部，肛提肌内侧缘，盆腔上部骨盆边缘（避开非靶区的肌肉） • 技巧：调节窗宽窗位可以使直肠系膜看得更清楚
膀胱	Bladder	GU, GYN, GI	• 下自基底，上至穹窿
子宫＋宫颈	UteroCervix	GYN	• 将子宫和宫颈作为一个结构 • 技巧：融合 MRI 图像协助勾画
卵巢＋输卵管	Adnexa_R Adnexa_L	GYN	• 左右两侧的卵巢和输卵管 • 技巧：融合 MRI 图像协助勾画

（续表）

器 官	TPS 标准名称	肿瘤类别	勾画共识
前列腺	Prostate	GU	• 下起尖部上至基底，如果包膜可见，包膜周围的肌肉和软组织不应包括在"前列腺"内 • 技巧：尖部在其下方的肛提肌形成的漏斗状或裂隙的上方
精囊	SeminalVesc	GU	• 整个精囊，其中包括与前列腺并存的层面
阴茎球	PenileBulb	GU	• 阴茎海绵体球部位于尿生殖膈的正上方，不要把这个结构延伸到阴茎体部或游离部 • 技巧：阴茎球在 MRI（T_2 是亮的）或 CT 图像在尿道有对比剂时显示最清楚。在 CT 中，阴茎球位于尿道后方而且是圆形的
近端股骨	Femur_R Femur_L	GU，GYN，GI	• 近端股骨下起坐骨结节的最下层面（左或右），上至股骨头的上缘，包括转子 • 技巧：采用骨性参数自动勾画能使这个过程变得简单，但必须对自动勾画进行修改

CT. 计算机断层扫描；GI. 胃肠道；GU. 泌尿生殖；GYN. 肛门直肠；MRI 磁共振成像；RTOG. 美国肿瘤放疗协作组；TPS. 治疗计划软件系统

女性盆腔的正常结构勾画见图 6-3 和图 6-4。

二、同步化疗药物

（一）贝伐珠单抗

血管内皮生长因子（VEGF）是正常血管和病理性血管生成最有效和最关键的调节因子之一。VEGF 特殊生物学效应包括内皮细胞有丝分裂和迁移、增加血管通透性、诱导蛋白酶类促进细胞外基质重塑以及抑制树突状细胞成熟[6]。贝伐珠单抗联合放化疗的作用机制可能会抑制新血管内皮细胞的形成，使新形成的血管退化，使血管系统正常化，从而改善全身治疗的效果，增强氧的输送，或对肿瘤细胞产生直接影响[7]。临床试验中推荐的剂量为每 2 周 5mg/kg，每 2 周 10mg/kg，或每 3 周 15mg/kg。

最常见的不良事件有乏力、疼痛、头痛、高血压、腹泻、口腔炎、便秘、鼻出血、呼吸困难、皮炎、白细胞减少症、蛋白尿、动脉血栓栓塞、出血、充血性心力衰竭（congestive heart failure，CHF）、胃肠穿孔和伤口愈合并发症[6]。贝伐珠单抗相关的高血压在治疗过程中通常可以通过口服常规药物来控制。贝伐珠单抗治疗增加了动脉血栓栓塞的风险，包括脑梗死、短暂性脑缺血（transient ischemic attack，TIA）、心肌梗死（myocardial infarction，MI）和其他外周或内脏动脉血栓形成。阿司匹林是原发和继发动脉血栓栓塞高危患者的标准治疗方法。胃肠道穿孔 / 瘘较少见，但在接受贝伐珠单抗治疗的患者中更为常见。在大手术后，使用贝伐珠单抗的间隔时间要求至少 28 天，手术前 4～8 周应停用贝伐珠单抗[7]。

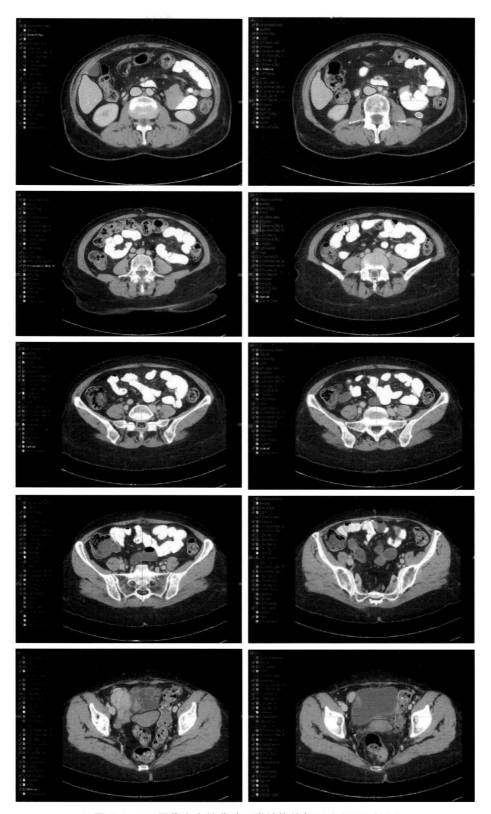

▲ 图 6-3　CT 图像上女性盆腔正常结构的勾画（彩图见书末）

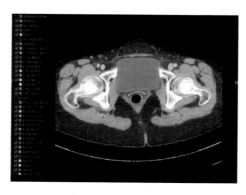

◀ **图 6-3（续） CT** 图像上女性盆
腔正常结构的勾画（彩图见书末）

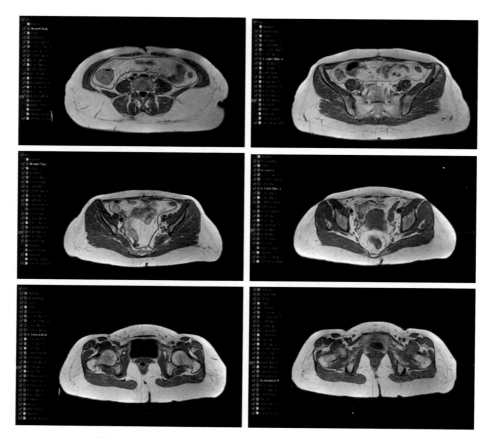

▲ **图 6-4 MRI** 图像上女性盆腔正常结构的勾画（彩图见书末）

（二）顺铂

　　顺铂已被证明是联合同步放疗最有效的药物。建议剂量为每周 40mg/m² 或每 3 周 100mg/m²。顺铂抑制 DNA 合成，并在一定程度上抑制 RNA 和蛋白质；尚未证明其具有细胞周期特异性[8]。剂量相关性、累积性肾功能不全是与顺铂相关的主要剂量限制性不良事件。即使单次剂量顺铂 50mg/m² 也可观察到耳毒性，表现为频繁耳鸣或听力丧失。使用顺铂的患者发生骨髓抑制的概率为 25%～30%。外周血的血小板和白细胞的最低点出现在第 18～23 天，大多数患者在第 39 天恢复。最常见的不良反应是明显的恶心和呕吐，几乎所有接受顺铂治疗的患者都会出现这种情况。腹泻和厌食症也有记录。其他罕见毒性包括心脏异常、呃逆、血清淀粉酶升高、皮疹、脱发、不适和乏力[9]。

（三）卡铂

卡铂属于铂类抗肿瘤药物家族，通过干扰 DNA 的复制而发挥作用。骨髓抑制是主要的剂量限制性毒性，血小板减少、中性粒细胞减少、白细胞减少和贫血是常见毒性。在接受卡铂治疗的患者中，有 4% 观察到周围神经病变，其中最常见的是轻度感觉异常。恶心和呕吐是最常见的胃肠道事件，通常在 24h 内消退，且使用镇吐药可缓解[10]。有报道碱性磷酸酶、总胆红素和谷草转氨酶的升高。使用卡铂的患者中有 3% 出现脱发。卡铂的标准剂量为曲线下面积（AUC）5。使用基于肌酸酐清除率的卡尔弗特公式计算卡铂的剂量如下：总剂量（mg）= 目标 AUC［单位：mg/（ml·min）］×（估计 GFR+25）。

（四）紫杉醇

紫杉醇是由红豆杉属植物经半合成工艺得到的天然产物。紫杉醇的剂量为 $135mg/m^2$，最大体表面积（maximum body surface area, BSA）为 $2.0m^2$。骨髓抑制是主要的剂量限制毒性[11]。中性粒细胞减少既有剂量依赖性又有时间依赖性，通常会迅速缓解。发热较为常见，在接受紫杉醇治疗的患者中，有 1/3 的人会出现感染性事件。血小板减少比较罕见，发生的程度通常轻微到中度不等。虽然贫血很常见，但只有 16% 的病例很严重。严重反应较罕见，大多发生在给药的第一个小时内。严重反应最常见的症状包括呼吸困难、脸红、胸痛和心动过速。最常见的胃肠道毒性包括恶心、呕吐、腹泻和黏膜炎，程度通常为轻度或中度。几乎所有接受紫杉醇治疗的患者都会有脱发的经历，而指甲变化并不常见。

三、剂量限制

基于最新研究的正常组织剂量 – 体积分析标准评分统计总结于表 6-2 至表 6-5 中。

四、盆腔放射疾病的病理生理学

放疗是盆腔恶性肿瘤多学科治疗的重要方式[13]。盆腔恶性肿瘤患者放疗期间，周围的正常肠道正常组织，如远端大肠，也会受到影响[14]。虽然放疗是肿瘤治疗的一部分，但几乎一半的患者会出现与辐射暴露相关的胃肠道症状[15]。盆腔放射性疾病（pelvic radiation disease，PRD）包括盆腔肿瘤患者在接受放疗中发生的诸多不良反应[14, 15]。放射毒性发生在放疗期间或 3 个月内时被称为急性放射损伤。如果症状在治疗 3 个月后出现，则为慢性放射性损伤。在 PRD 患者中，最常见的症状是腹泻、里急后重、直肠出血和大便失禁[16]。靶细胞理论是放射性肠病的传统解释，它描述了迟发性损伤中由于上皮损伤、成纤维细胞和内皮细胞损伤而引起的早期病理变化[17]。然而，仅仅靠这一理论来解释是不够的，近年来还发现了其他可能的原因。目前盆腔放射病的病理生理学研究被认为是上皮损伤、肠道微血管、肠道神经系统和肠道微生物多种因素相互作用的结果[18]。

表 6-2　NRG 肿瘤学 /RTOG 0921/RTOG 0148/TIME-C[12] 术后盆腔放疗

组　织	方案规定剂量	可接受的剂量	不可接受剂量
小肠	$D_{30} < 40Gy$	$40Gy < D_{30\%} < 45Gy$	$D_{30\%} > 45Gy$，$D_{0.03ml} > 65Gy$
直肠	$D_{60} \leqslant 40Gy$	$40Gy < D_{60\%} < 45Gy$	$D_{60\%} > 45Gy$，$D_{0.03ml} > 65Gy$
膀胱	$D_{35} \leqslant 45Gy$	$45Gy < D_{35\%} < 50Gy$	$D_{35\%} > 50Gy$，$D_{0.03ml} > 65Gy$
股骨头	$D_{15} < 35Gy$	$15\% < V_{35\%} \leqslant 50\%$	$D_{50\%} > 35Gy$，$D_{0.03ml} > 65Gy$

表 6-3　EMBRACE-2 研究方案：局部晚期宫颈癌图像引导调强体外放疗和基于 MRI 的适应性近距离照射

	项　目	硬性剂量限制	软性剂量限制
靶区	PTV45	• $V_{95\%} > 95\%$ • $D_{max} < 107\%$	—
辅助结构	CTV-HR+10mm	—	$D_{max} < 103\%$
危及器官	小肠	$D_{max} < 105\%$（47.3Gy）	无淋巴结加量： • $V_{40Gy} < 100cm^3$ • $V_{30Gy} < 350cm^3$ 淋巴结加量或主动脉旁照射： • $V_{40Gy} < 250cm^3$ • $V_{30Gy} < 500cm^3$ • $D_{max} < 57.5Gy$
	乙状结肠	$D_{max} < 105\%$（47.3Gy）	$D_{max} < 57.5Gy$
	膀胱	$D_{max} < 105\%$（47.3Gy）	• $V_{40Gy} < 75\%$ • $V_{30Gy} < 85\%$ • $D_{max} < 57.5Gy$
	直肠	$D_{max} < 105\%$（47.3Gy）	• $V_{40Gy} < 85\%$ • $V_{30Gy} < 95\%$ • $D_{max} < 57.5Gy$
	脊髓	$D_{max} < 48Gy$	—
	股骨头	$D_{max} < 50Gy$	—
	肾	—	$D_{mean} < 10Gy$
		$D_{mean} < 15Gy$	—
	躯体	$D_{max} < 107\%$	—
	阴道 PIBS-2cm	—	未包括阴道时：Dras 2cm $< 5Gy$
可选结构	卵巢	$< 5 \sim 8Gy$	—
	十二指肠	$V_{55} < 15cm^3$	—

表 6-4　RTOG0126：局限期前列腺癌高剂量 3D–CRT/IMRT 对比标准剂量
3D–CRT/IMRT 的一项 Ⅲ 期随机研究

靶　区	限　值
GTV（前列腺）	100%：79.2Gy
PTV2（GTV+0.5cm）	98%：79.2Gy
CTV（前列腺 /SV）	100%：50.4Gy
PTV1（CTV+0.5cm）	98%：50.4Gy
直　肠	$V_{60} < 50\%$
	$V_{65} < 35\%$
	$V_{70} < 25\%$
	$V_{75} < 15\%$
	D_{max} 84.7Gy
膀　胱	$V_{65} < 50\%$
	$V_{70} < 35\%$
	$V_{75} < 25\%$
	$V_{80} < 15\%$
	D_{max} 84.7Gy
股骨头	D_{max} 50Gy
阴茎球	平均量 < 52.5Gy

IMRT. 调强放疗

　　有人提出，导致盆腔放射性疾病病理生理学改变的主要原因之一是氧化损伤[19, 20]。暴露在辐射中的细胞会因氧化应激损伤而受损。尽管氧化应激对细胞的各个部分都有害，但其在亚细胞水平的靶点主要是核 DNA[15, 18]。受到电离辐射后，核 DNA 的功能受损，导致 DNA 转录畸形。这些畸形包括链间和链内的交叉连接、断裂和突变。除了辐射对细胞核的损伤外，质膜也受到辐射的影响。膜的结构受到刚性磷脂双层结构破坏的干扰，后者不仅改变了电荷梯度，也破坏了细胞的完整性。此外，自由基还可以间接损害细胞[21]。

　　在射线造成 DNA 损伤后，细胞会尝试通过多种修复机制来修复链的断裂和复制错误以进行自我挽救。然而，细胞只能在低剂量辐射下维持这些保护机制。如果辐射剂量过大，凋亡机制就会启动，有丝分裂被抑制[17]。盆腔放射病的另一个关键问题是同步化疗的时机。在同步化疗的情况下，

表 6–5　大分割研究——前列腺癌

研　究	总剂量（cGy）	分次剂量（cGy）	膀　胱		直　肠	
			剂量（cGy）	<体积（%）	剂量（cGy）	<体积（%）
Italian	6200	310	5425	50	5425	30
			3875	70	3785	50
PROFIT	6000	300	3700	50	3700	50
			4600	70	4600	70
CHHIP	6000	300	6000	5	6000	3
			4860	25	5700	15
			4080	50	5280	30
					4860	50
					4080	60
MD Anderson	7200	240	6500	20	6500	20
RTOG 0415	7000	250	7900	15	7400	15
			7400	25	6900	25
			6900	35	6400	35
			6400	50	5900	50

保护性修复系统不能充分发挥作用。化疗药物可以使更多的细胞停留在对辐射更敏感的细胞周期阶段。因此，放疗期间化疗加入的时机被认为是减少盆腔放射病损害的关键[22]。

　　放疗的破坏程度因组织的转化能力而异。因此，可以说辐射的破坏作用在具有高转化能力的组织中最强。如前所述，细胞的修复能力对于降低辐射的影响很重要。然而，所处细胞周期是盆腔放射疾病的另一个重要影响因素。因此，某些细胞，例如肠的隐窝上皮细胞，在 G_2M 期具有高度放射敏感性[23]。细胞经射线照射损伤后，黏膜屏障会破裂，产生炎症。这个问题对于放疗的临床效果尤为重要[14, 19, 20]。

（一）胃肠道毒性

　　急性小肠毒性反应通常表现为盆腔放疗的第 3 或第 4 周开始出现的腹泻、痉挛和腹痛。通常通过改变饮食和应用药物来治疗，发生率为 3%～20%，主要与放疗技术有关[24, 25]。在立体定向放疗等更先进的放疗技术中，1 级急性毒性反应的发生率为 10%～31%，2 级为 0%～7%[26]。

晚期毒性反应可发生在放疗后至少 6 个月或数年，通常表现为间歇性腹泻、肠蠕动障碍、食物不耐受、营养吸收不良或大便失禁，少数会出现肠瘘、肠梗阻和出血（图 6-5）[25]。剂量学研究显示，与以前的 3D 适形和 2D 放射技术相比，调强放疗（IMRT）可以减少包括小肠和直肠在内的正常器官的剂量分布。随着调强放射野的使用，这一比例已从 34%～50% 降至6%～11%[27]。另一项包括了 293 名男性患者的临床研究显示，接受 76Gy 放疗的前列腺癌患者，3D-CRT 的急性胃肠道毒性发生率明显高于IMRT。这一结果不受激素治疗时间（3D-CRT：20%；IMRT：8%）的影响，并且 IMRT 组晚期胃肠道毒性反应发生的间隔时间明显延长[28]。相比之下，雄激素剥夺疗法在与三维适形放疗

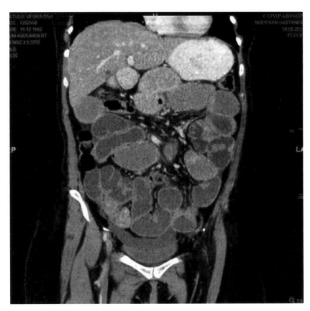

▲ 图 6-5　一位接受了 45Gy 术后辅助放疗的晚期子宫内膜癌患者

（3D-CRT）同时使用时，会增加晚期 2 级及以上的直肠毒性反应发生率[28]。IMRT 已被公认为盆腔放疗的常规方法，并且可以通过限制肠道和膀胱受照剂量来减少毒性反应发生率[29]。

治疗后 9 个月，患者因呕吐入院急救。全腹部断层扫描显示因手术和放疗纤维化引起的肠梗阻。

急性直肠炎的治疗方法是局部使用氢化可的松、类固醇或硫糖铝灌肠，而慢性直肠炎则采取更激进的治疗方式，如氩激光、高压氧、维生素 A 和甲硝唑等[25, 30]。此外，结肠镜检查是排除其他原因导致直肠出血的重要手段。然而，如果结肠镜检查不是必需的，那么应推迟至放疗 1 年后进行，以尽可能避免结肠镜活检检查引起的伤口愈合不良、出血或继发溃疡[30]。当症状和直肠出血持续存在时，可以进行激光治疗和直肠灌注甲醛[31]。据报道甲醛的使用是安全的，无特殊并发症，并且有较好耐受性[31]。极少数患者因保守治疗无效需要进行结肠造口术。另一个罕见问题是放疗过程中的大便失禁[32]。有文献报道，只有 2.2% 的患者在放疗后出现肛门失禁。也有报道称，67% 的盆腔放疗患者治疗后出现了肛门直肠功能测压参数的异常[33]。所以，为了避免严重的盆腔并发症，盆腔总照射剂量不应超过 40～45Gy。并且照射腹主动脉旁淋巴结可能导致盆腔并发症增加[34]。Willett 等的一项研究发现，28 名患者在接受腹部或盆腔外照射后发生炎症性肠病[35]，其中 8 名需要住院或手术治疗。虽然与放疗相关的恶性肿瘤的发生并不常见，但这个问题也值得注意[30]。

（二）泌尿生殖系统毒性

轻微泌尿系症状在盆腔放疗期间相对普遍，包括排尿困难、尿频、夜尿增多和尿前踌躇[36]。接受体外放疗的患者中约有一半会发生 1～2 级的泌尿生殖毒性[37, 38]。在 ProtecT 试验中，前列腺癌患者在接受放疗 6 个月后，夜尿从基线水平的 19% 增加到了 59%，而白天的排尿频率也从基线水平的 32% 增加到了 55%。在放疗 6 个月后，患者的排尿和夜尿情况都相对较差，但大部分功能是可

放射肿瘤学急性与晚期毒性的防治：放射肿瘤学中的毒性管理

Prevention and Management of Acute and Late Toxicities in Radiation Oncology:Management of Toxicities in Radiation Oncology

恢复的。12 个月后再次进行检测发现大部分可以达到和未放疗组相似的水平。对生活质量的影响可以反映患者报告的功能变化。在焦虑、抑郁、一般健康相关或癌症相关生活质量的测量指标上，各组之间没有观察到显著差异[39]。在接受盆腔放疗的女性中也得到类似结果[40]。据报道，3～4 级泌尿系统毒性反应的发生率为 12.3%，而 3～4 级慢性泌尿生殖系统毒性的发生率低至 2.7%[41]。接受宫颈或前列腺放疗的患者约有 2.5% 会发生输尿管狭窄[42, 43]，腰痛和尿路异常是最常见的症状。几乎一半的患者需要尿路改道和回肠代膀胱术。需要进行肾脏切除者并不常见[44]。文献报道的晚期泌尿系统毒性反应的发病率最高达 10%[44]。患有妇科恶性肿瘤并接受了放疗的患者更易于发生尿路感染[45]。放疗的剂量被认为是尿路感染发生的重要因素[45, 46]。

在对三项放疗联合或者不联合激素治疗的 RTOG 临床试验的综合分析中显示，共有 2922 名患者，中位随访时间为 10.3 年。采用 RTOG 评分标准来评估 GI、GU 和其他毒性反应等级。单纯 RT、RT+ 短程激素治疗、RT+ 长程激素治疗三组的 3 级及以上毒性反应的发生率分别为 9%、5% 和 6%。此外，泌尿生殖系统的毒性反应存在的时间更长[47]。

非感染性膀胱炎通常更为严重，可导致剧烈疼痛、刺激性排尿症状和血尿。出血性膀胱炎是放射性膀胱炎最严重的症状[44]。Montana 等对 527 例宫颈癌放疗患者进行分析，发现膀胱炎组的平均膀胱剂量（6661±1309）cGy，高于非膀胱炎组的（6298±1305）cGy（P=0.19），膀胱炎的风险随着膀胱受照剂量的增加而增加，从接受 ≤ 5000cGy 膀胱照射的患者的 3% 到接受膀胱 ≥ 8001cGy 照射的患者的 12% 不等[48]。

（三）神经毒性

第一种并发症的发生率为 0.8%～3.0%，宫颈癌放疗引起的腰骶神经丛损伤是非常罕见的[49]。据报道，接受 60～67.5Gy 剂量照射的盆腔肿瘤患者偶尔会出现腰骶丛病变[50]。对于存在神经丛病变的肿瘤复发患者，鉴别诊断很重要。Thomas 等报道，放射导致的神经丛病变早期表现为下肢无力，而肿瘤导致的神经丛病变最常见的症状是疼痛[50]。肌肉无力、麻木和感觉异常在放疗引起的神经丛病变组和肿瘤性神经丛病变组中都很常见。在这种情况下，CT 在检测肿瘤相关的盆腔肿块或骨破坏方面尤为重要。对症治疗包括类固醇、镇痛药（包括麻醉药），神经系统药物（如加兰他敏氢溴酸盐制剂）和阿仑膦酸制剂。这位患者一直在接受理疗。不幸的是，神经损伤是不可逆转的，不像放射性脊髓病，这没有任何有效的治疗方法[49, 50]。

（四）骨骼毒性

盆腔放疗所致的不全性骨折是一种应力性骨折，它是由于骨质疏松引起骨质脱矿和骨弹性阻力降低，导致正常应力作用时引起骨折（图 6-6）[51]。虽然很少有生命危险，但这些骨折值得注意，因为会直接影响患者的生活质量。对 235 例接受放化疗或术后放疗的非转移性宫颈癌患者进行分析，其 5 年骨盆不全性骨折（pelvic insufficiency fracture，PIF）检出率为 9.5%。中位放射剂量为 55Gy（范围 45～60Gy）[52]。发生 PIF 的中位时间为 12.5 个月（5～30 个月）。骨折部位为骶髂关节、耻骨支、髂骨和股骨颈。16 例患者中有 11 例患者需要药物止痛。高龄、体重指数 < 23、骨密度 < −3.5SD 是 PIF 的高危因素。放疗剂量过大和同步化疗对骨并发症并没有影响[52]。Grigsby 等

分析了 1313 例妇科肿瘤接受放疗的患者，其中 207 人接受了包括髋部在内的腹股沟区域的盆腔照射。骨折的累积发病率在 5 年时为 11%，在 10 年时为 15%。结果与之前的报告不同，大多数骨折发生在暴露于 45～63Gy 剂量的患者[53]。吸烟和骨质疏松症等被确定为骨折的危险因素。

同样，接受盆腔治疗的前列腺癌患者也有类似的不全性骨折。在 Igdem 等的一篇文章中，134 名患者中，有 8 名患者在中位随访期 68 个月（12～116 个月）后被确认为有症状的不全性骨折。有症状的不全性骨折的 5 年累积发病率为 6.8%。所有患者都表现为下腰痛。不全骨折发生的中位时间为放疗结束后为 20 个月。患者仅需保守治疗，无须住院。未发现导致不全性骨折发生的易感因素[54]。

更重要的是，为防止不必要的治疗，要确

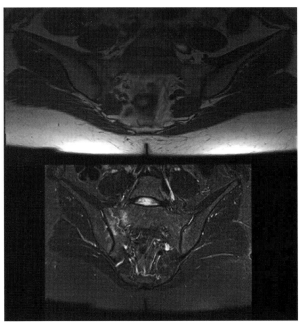

▲ 图 6-6　骶骨不全性骨折，无临床症状，仅通过 T_2 MR 影像学诊断

定是否存在骨盆不全性骨折和转移性疾病，特别是对于有高危远处转移风险的患者。在 PET/CT 上区分完全性骨折和骨转移也是一个具有挑战性的问题。此外，辐射引起的毒性反应会导致生活质量的显著下降（图 6–3）。

（五）性功能

接受放疗的盆腔肿瘤患者后期会有许多晚期反应，对性功能产生负面影响。不同文章对于这项健康评估指标有不同的看法。Quick 等分析了 16 例接受术后阴道近距离放疗（vaginal brachytherapy，VB）和 53 例接受单纯手术治疗的早期子宫内膜癌患者的临床资料。在性行为活跃的患者群体中，33% 的 VB 组患者和 42% 的单纯手术组患者在性行为期间感到阴道干燥（P=0.804），17%VS. 20% 的患者感到阴道缩短（P=0.884）。VB 组有 17% 的患者感到阴道较紧，而单纯手术组为 29%（P=0.891）。VB 组没有患者存在性交痛，而单纯手术组为 14%（P=0.808）。两组在性 / 阴道功能、性焦虑或性享受方面没有统计学差异[55]。与这一研究结果相反，Bruner 等对 90 例（42 例宫颈癌、48 例子宫内膜癌）接受腔内放疗的患者资料进行统计分析，其中有 78 例患者同时接受盆腔外照射（平均剂量 44.5Gy）。结果显示，大多数患者的阴道长度都有缩短，22% 患者的性生活频率和满意度都显著下降[56]。Grigsby 等的研究结果显示，接受过放疗的妇科肿瘤患者的性生活明显受影响，包括性交频率、性欲、性高潮和性满足。也有证据表明盆腔放疗可损害患者生殖功能[57, 58]。在最新的分析中，性功能的改善可能与放疗技术相关。例如调强放疗、3D 适形放疗及 3D 近距离放疗技术的改进，可以增加对正常组织的保护，这对当前的治疗模式有积极的影响。

（六）阴道毒性反应

放疗后阴道黏膜的病理改变包括黏膜萎缩、上皮变薄和鳞状层丢失。此外，结缔组织中可能出现玻璃样变性和微生物定植，这些变化会导致组织损伤、溃疡和瘘管形成。组织学异常在放疗后的6个月内较为常见。区分这种不典型的增生与肿瘤复发非常重要。在临床上，放疗几个月后就可以出现阴道的狭窄和缩短。然而，这一持续时间也可能长达治疗后15年[59]。阴道毒性反应大多发生在接受放疗的宫颈癌患者群体。50岁以上的患者发生严重阴道缩短的风险更高。

直肠阴道瘘是一种严重的肛门直肠并发症，严重影响患者的生活质量。近年来，随着新的手术治疗措施的采用，治疗效果得到改善，特别是低位瘘。直肠阴道瘘和膀胱阴道瘘一般发生在放疗后2年内[60]，通过阴道镜检查、CT或MRI得以诊断。Zelga等分析了50例盆腔放疗后发生瘘的患者，中位年龄为60岁（范围40—84岁）。宫颈癌是盆腔放疗的最常见原因，放疗后瘘形成的中位时间为20个月（5～240个月）。除了两名接受了直肠切除术的患者外，大多数患者（96%）都进行了粪便改道。与瘘口愈合相关的因素有距肛缘7cm以上和回肠环形造口术，而放疗疗程超过6周（P=0.047）则呈负相关[60]。Perez等，报道205例接受放疗的阴道上皮内瘤变和阴道癌患者中有25例发生了阴道毒性反应。这些并发症包括直肠阴道瘘、膀胱阴道瘘、膀胱颈挛缩或尿道狭窄、直肠狭窄和直肠炎[61]。对193例接受放疗的阴道鳞癌患者进行回顾性分析。结果显示，发生严重阴道毒性反应的患者有17%会在10年内出现并发症[62]。虽然阴道被认为是一个放射抵抗型器官，但放疗的耐受量仍未明确。在一项回顾性研究中，有报道称放射剂量>70Gy与阴道毒性的发生显著相关[63,64]。在一篇文献综述中，急性阴道毒性反应的发生率<20.6%（阴道炎、阴道刺激、干燥、分泌物、酸痛、肿胀和真菌感染）。$G_1 \sim G_2$晚期阴道毒性反应发生率<27.7%，$G_3 \sim G_4$晚期阴道毒性反应发生率<2%。最常见的晚期毒性用包括阴道分泌物增多、干燥、瘙痒、出血、纤维化、毛细血管扩张、狭窄、阴道缩短或变窄及性交困难等[63]。

Hofsjo等调查了34例接受放疗的宫颈癌幸存者阴道上皮的形态及其与血清性激素水平和性功能的关系[59]。与对照组相比，该组患者阴道上皮体积减小，真皮乳头间距离较长（$P < 0.001$），基底层至上皮表面距离较短（$P < 0.05$）。尽管癌症幸存者和对照组女性的血清雌二醇水平没有差异，91%的幸存者中存在黏膜萎缩，而上皮厚度与血清雌二醇水平呈正相关。宫颈癌幸存者在性生活过程中伴有更多的不适症状。相对危险因素为性唤起时阴道润滑不足（RR = 12.6）、阴道弹性差（RR = 6.5）、性唤起时生殖器肿胀减轻（RR = 5.9）和性交时阴道长度缩短（RR = 3.9）[59]。

（七）睾丸功能

睾丸照射不仅会影响生殖细胞和精子产生，也影响间质细胞和睾酮的产生。生殖上皮非常敏感，即使在0.2Gy的低剂量下也能看到精原细胞的变化。放疗剂量在0.2～0.7Gy会对卵泡刺激素水平或精子数量产生显著影响。这种短暂的效应是剂量依赖性的，会导致卵泡刺激素水平升高和精子密度降低，一般在12～24个月内恢复到正常值。对于出现永久性无精子症的放射剂量阈值尚无定论。然而，≥1.2Gy的剂量很可能与精子生成恢复的风险相关[65]。睾丸间质细胞与睾酮功能有关，它比睾丸生殖细胞对射线更敏感。通常建议在放疗至少12个月后再计划怀孕。

放疗后造成的血管改变可以导致海绵体动脉功能不全，这与男性勃起功能障碍有关[66]。对 16 名平均年龄 61 岁的放疗后出现勃起功能障碍的男性患者进行评估，放疗后平均持续 11 个月的动脉血流动力学测试结果显示，85% 的患者存在静脉阻塞参数异常。在可以接受海绵体造影的患者中，80% 有静脉渗漏，最常见的是阴茎脚的静脉渗漏[66]。无论是体外放疗还是近距离放疗，放疗后患者性功能几乎都受到了 50%～75% 的影响[67]。

磷酸二酯酶抑制药，如西地那非和他达拉非，已被证明能有效地增强性功能。RTOG 进行了一项双盲交叉试验，将接受放疗和雄激素去势治疗的患者随机分为西地那非或安慰剂治疗 12 周，然后交叉。研究纳入 115 名患者。与安慰剂相比，西地那非疗效显著（P=0.009），勃起反应为 0.17%，而接受≤ 120 天雄激素去势治疗的患者勃起反应为 0.21%。然而，只有 21% 的患者有药物特异性反应，他们可以从西地那非治疗中受益[68]。除西地那非外，治疗方法还包括真空勃起装置、阴茎海绵体内注射前列腺素和阴茎植入物。

计划制定期间的潜在危险因素包括较大的放射野、阴茎剂量，以及阴茎海绵体受量≥ 70Gy。

（八）皮肤毒性反应

常规分割放疗的皮肤反应通常从放疗第二周或第三周开始出现（图 6-7）[69]。据报道，放疗导致的最显著的急性反应是位于外阴、会阴部和腹股沟区域的皮肤黏膜反应。反应的严重程度与放射分割方式和化疗的联合使用显著相关，有时可导致治疗中断。急性反应的治疗包括局部用药、坐浴、抗真菌药物和麻醉性镇痛药。放疗的晚期并发症是外阴皮肤和黏膜的毛细血管扩张和萎缩，阴道和外阴黏膜干燥，阴道入口变窄[70]。

炎症也促进了放射诱导的纤维化的进展，从放疗开始，持续数月至数年[71]。TNF-α、IL-6 和 IL-1 等细胞因子会产生炎症反应。转化生长因子 -β 和血小板衍生生长因子调节成纤维细胞活性，促进细胞外基质蛋白的产生。成纤维细胞可导致晚期皮肤纤维变性的发展，如萎缩、收缩和纤维化[71]。在临床实践中，用温和的肥皂和温水清洗皮肤可以保持皮肤屏障功能，降低急性放射性皮炎的风险。须告知患者穿宽松合身的衣服，避免阳光暴晒和佩戴金属饰品，并使用水性无脂类保湿

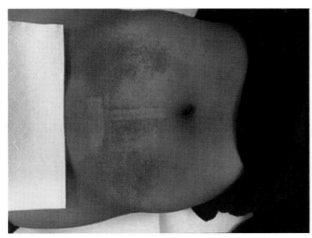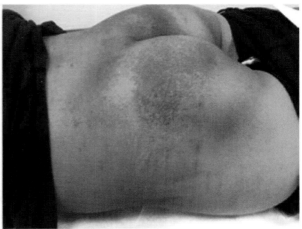

▲ 图 6-7 1 例接受 AP-PA 盆腔放疗局部晚期宫颈癌患者，在治疗第 5 周观察到的皮肤反应

霜。局部皮质类固醇已用于预防放射性皮炎以及炎症引起的瘙痒 [69,71]（图 6-2）。

五、盆腔放射性疾病的管理

（一）预防

预防是盆腔放射性疾病管理的第一步。预防放疗不良反应是一个多学科任务。首先，应该根据糖尿病、高血压等临床共病和吸烟等情况对患者进行评估。内科、放疗科和外科医生的合作对于预防放疗不良反应也至关重要 [19,20]。

一些与预防放疗不良反应相关的重要因素值得我们注意。例如与患者相关的因素应该仔细对待，同时患有高血压、肠易激综合征和糖尿病等并发症的患者会更容易受到射线的影响。因此，放疗前应积极控制糖尿病、高血压等合并或吸烟等生活方式，戒烟是减少辐射不良反应的一个重要影响因素。吸烟被认为是放疗不良反应发生的独立危险因素 [19]。另一个独立因素是体重指数，体重指数＞30 的患者盆腔放疗不良反应发生的可能性增大。此外，既往接受过腹部手术和遗传易感性也是盆腔放疗不良反应发生的宿主相关危险因素 [14,19,20]。

还有一些与患者无关的因素。肿瘤对放疗抵抗是影响放射相关不良反应发生的重要因素。当肿瘤出现放疗抵抗时，会采取较高剂量的放疗。已知更高剂量的放疗有利于克服放疗抵抗，但是也会导致放射野周围健康组织的损伤更为严重 [72]。高剂量大范围的放疗也与辐射相关的组织损伤有关。大剂量的放疗被认为与慢性并发症有关。这一点早就得到了证实。例如，20 世纪 70 年代，人们发现当宫颈癌患者在接受＞1000cGy/min 的治疗超过 2～3min 时，就会导致无法修复的组织损伤。因此，人们通常用剂量—体积直方图来控制放疗的毒性 [73]。放疗有两种方式：体外照射或近距离放疗。体外放疗时使用外部光子发生器，并以四束方式将患者暴露于 X 线、电子束和伽马射线中，这种情况导致周围组织大量暴露于射线范围内 [20]，大范围的治疗可能会对周围组织造成损害，并导致腹泻等急性不良反应。三维适形放疗试图最大限度地减少对周围组织的辐照，通过 CT 或 MRI 来计算肿瘤边界，可减少辐射暴露。手术银夹也可以用来避免更多的组织暴露，但与影像学相比其用处较小。另一个重要问题是术后放疗。与术前放疗相比，术后放疗的毒性更大，术后放疗更有可能影响骨盆。与术前接受放疗的患者相比，术后放疗对肠道的不良反应明显更高 [74]。据报道，术前放疗期间的预防性手术、影像引导和仰卧姿势可以减少放射相关的不良反应 [20]。

盆腔放射病的治疗是肿瘤学领域正在进行的一个课题。在了解病因和发病机制之前，人们认为这是无法治疗的。目前，有几种药物、膳食补充剂和支持性措施已经被列入指南。盆腔放射病可影响人体各个系统，包括泌尿系统、胃肠系统、妇科、皮肤科、淋巴系统、神经系统、血管结构和性器官等。因此，对患者的管理应该是个性化的。急性期和慢性期患者的分类对于疾病的管理是至关重要的。此外，盆腔放射病的心理影响在治疗过程中不能被忽视 [75]。患者可能会出现严重的性功能障碍问题，如射精问题、勃起功能障碍和阴道狭窄 [75]。在盆腔放射病中，肠道一直被认为是容易受影响的器官。总之，在盆腔放射病的治疗过程中，应该实施包括生理、心理和社会因素在内的整体治疗 [76]。

（二）急性期处理

急性期处理的主要宗旨是对症支持治疗。通常应用减弱胃肠动力的药物，如 fubogel 膳食纤维、可待因和洛哌丁胺，以增加肠道吸收液体，减少蠕动。使用抗胆碱能药、解痉药、止吐药和镇痛药来对症治疗。在严重腹泻病例中，必须考虑到电解质失衡的情况，必要时需补充液体[14]。

（三）慢性期处理

辐射会损害肠道绒毛，消化酶产生不足会导致吸收不良。在这种情况下，患者可能会误诊为肠易激综合征，应考虑饮食干预[77]。如果症状持续，应该考虑药物治疗，如抗炎药。胆汁酸吸收不良是 35%～72% 的慢性盆腔放射病患者出现腹泻症状的原因[73]。在盆腔放射疾病[19]中，小肠受影响最严重的部位是末端回肠。消胆胺、考来替泊和考来维仑结合胆盐等已被用于盆腔放射疾病患者的治疗[73]。证据显示，盆腔放射疾病的患者对药物的反应良好。

1. 医学治疗方式

医学的治疗方式是放疗引起的盆腔放射病的一线治疗方法。近年来，氨基水杨酸盐、硫糖铝、抗生素、益生菌剂、类固醇和高压氧治疗已被推荐用于盆腔放射病的医学治疗[14]。

2. 硫糖铝

硫糖铝是一种硫酸化蔗糖的碱性氢氧化铝。它通过形成黏性的表层涂层来保护黏膜，并通过其血管生成作用促进黏膜愈合[78]。

前瞻性研究表明，局部应用硫糖铝治疗对于减少直肠出血量等盆腔放射病的相关症状是有效的[79, 80]。73%～100% 的患者在 4～6 周内症状可以得到改善。然而，存活时间较长患者复发的概率在 10%～20%[80]。据报道，口服硫糖铝对改善症状无效。根据现有证据，局部应用硫糖铝应是放射性直肠出血的一线治疗方案之一[79-81]。硫糖铝可作为保留灌肠剂每日使用 2 次，或在灌肠器中用两片 1g 硫糖铝片与 4.5ml 水混合使用[81]。

3. 甲硝唑

甲硝唑是一种杀菌剂，能杀灭厌氧菌和微需氧菌，具有免疫调节作用。由此可见，甲硝唑具有降低直肠出血风险和辅助治疗盆腔放射病的双重作用[15]。

有证据表明甲硝唑治疗慢性直肠出血和腹泻有效[82]。在一项随机研究中，研究发现，在治疗放射性直肠出血、腹泻和溃疡方面，甲硝唑优于美沙拉嗪（1g，口服，每日 3 次）和倍他米松灌肠（每日 1 次，4 周），或美沙拉嗪和倍他米松的联合应用。Sahakitrungruang 等开展的一项随机对照试验中，纳入 50 例慢性盆腔放射病的患者，随机接受每日灌肠治疗联合甲硝唑（500mg，口服，每日 3 次）和环丙沙星（500mg，口服，每日 2 次）1 周，或在直肠镜下接受 4% 福尔马林治疗。8 周后，发现使用甲硝唑治疗的患者的直肠出血、便意感和腹泻有显著改善[81]。根据试验结果，甲硝唑可口服（400mg，每日 3 次）1～12 周。虽然甲硝唑是一种安全的药物，但皮疹、恶心和呕吐等不良反应也比较常见[15, 81]。

4. 益生菌

如前所述，辐射会损害肠道黏膜，并导致运动障碍。这些变化会影响肠道中的自然细菌菌落[82]。电离辐射会破坏肠道菌群的稳态，直接影响肠道功能。微生物系统的这些变化会造成一些相关的问题。例如，肠道细菌通过合成维生素 K 和叶酸等必需物来构建宿主的健康系统。此外，这些共生细菌可以间接支持免疫系统[83]。在长期放疗期间，患者可能会服用一些广谱抗生素，如复方阿莫西林 – 克拉维酸（co-amoxiclav）、环丙沙星、四环素和利福昔明。关于益生菌在盆腔放射病患者中的使用，已经有证据表明乳酸杆菌益生菌具有良好的疗效[83]。其他益生菌相关研究未能证明可以减轻腹泻症状。目前还没有证据表明益生菌或抗生素可以预防盆腔放射病[82]。

5. 氨基水杨酸盐

氨基水杨酸盐是含有 5- 氨基水杨酸（5ASA）的化合物。它是合成和释放促炎介质（如一氧化氮、白三烯、血栓素和血小板激活因子）的强有力的抑制药。氨基水杨酸盐还可以抑制急性炎症和免疫反应[84]。目前有作为前体药物（柳氮磺胺吡啶）和活性化合物（美沙拉嗪）上市，它们主要对改善早发性盆腔放射性疾病有效。

只有一项随机对照试验的结果显示美沙拉嗪显著改善了盆腔放射性疾病的症状，包括腹泻、腹痛和腹胀[85]。然而，目前的证据并不支持使用美沙拉嗪来治疗急、慢性盆腔放射性疾病。但有人提议美沙拉嗪可以作为直肠出血二线治疗方案[31]。

6. 糖皮质激素

皮质类固醇会影响人体的多种代谢和生理系统。糖皮质激素的作用机制主要是通过阻断细胞因子的产生和释放，抑制组胺的释放和巨噬细胞的激活，最后通过稳定细胞膜来抑制炎症[86]。因此，在盆腔放射性疾病的早期阶段使用皮质类固醇是合理的。

然而，皮质类固醇还没有被明确证实对治疗盆腔放射病有实质性的改善[14]。目前研究糖皮质激素对 PRD 患者治疗效果的临床试验研究样本量较小、不是随机或随访时间较短。然而，有报道称，使用糖皮质激素灌肠治疗直肠出血在短时间内是有效的[15, 86]。

7. 内镜治疗

至于内镜技术中，目前只有氩等离子凝固术（argon plasma coagulation，APC）和福尔马林被证实是治疗重度直肠出血的有效方法。其他技术，如射频消融术（radiofrequency ablation，RFA）、冷冻消融术和皮套圈扎术则不考虑[14]。

8. 氩等离子凝固术

盆腔放射病的另一种主要治疗方式是内镜治疗。APC 是一种非接触式的热凝固技术，在内镜检查过程中可以通过探头进行热凝。然后，高压灯丝电离气体，加热黏膜，使被 PRD 破坏的组织凝固，目的是防止它们出血。这项技术可以减少 80%～90% 的患者的直肠出血[19]。不过，这项技术的使用可以说仅限于直肠出血。并且 APC 治疗可能会有严重的不良反应。与其他医学方法类似，需要进一步的研究来支持 APC 疗法对盆腔放射病患者的有效性[15, 19]。

9. 福尔马林

福尔马林是一种醛类，它通过 CH_2 键将蛋白质中的伯氨基与蛋白质或 DNA 中其他邻近的氮原子交联，从而用于保存或固定组织。它具有很强的刺激性，直接应用于受放射损伤的组织会导致局部组织化学灼伤[15]。因此福尔马林一般建议用于难治性重度直肠出血。

在重度直肠出血患者中，福尔马林可以被视为氩等离子凝固术的替代方案。除此之外，目前关于福尔马林治疗盆腔放射性疾病有效性的证据目前是不足的。在应用期间，应注意包括肛门直肠疼痛、大便失禁、严重腹泻、发热和重度结肠炎等不良反应的发生[86]。

10. 其他药物

血管紧张素转化酶抑制药（angiotensin I—converting enzyme inhibitors，ACEI）和降胆固醇的他汀类药物已被证明可以减少盆腔放射性疾病相关的胃肠道症状[87]。他汀类药物在受辐射的人体细胞中被发现具有抗血栓和抗纤维化的特性[19]，其作用机制可能是抑制 3- 羟甲基戊二酰辅酶还原酶。血管紧张素转化酶抑制药可以使机体血压处于稳定状态。这些药物被证实对暴露在辐射中的肠道组织具有一定保护作用。一项临床研究结果显示，只有他汀类药物或他汀类药物联合 ACEI 的治疗可以减少与放疗相关的胃肠道症状[87]，但这些发现还需要进一步的前瞻性研究来证实。

11. 高压氧治疗

高压氧（hyperbaric oxygen，HBO）治疗是治疗盆腔放射病的一种可选方式。然而，关于高压氧治疗盆腔放射病疗效的研究结果却并不一致。高压氧治疗通过诱导血管生成来减少受放疗影响的肠道乏氧情况[16]。在一项随机对照试验中，已证明高压氧治疗可以降低盆腔放射病的发生风险[88]。然而，还需要进一步的研究来证实其疗效[20]。

六、处方示例

（一）腹泻

- 症状评估：腹泻、确定是水样腹泻还是不成形的软便、排便频率、肠胃胀气痉挛、便意感或直肠 / 痔疮疼痛，以及排尿是否引起排便。
- 监测体重减轻、体液流失（黏膜干燥和皮肤弹性差）、电解质失衡（尤其要注意补钾）。

初始治疗：初始时增加高纤维饮食和液体摄入量。另外，增加富含果胶的食物（如燕麦粥、香蕉和苹果酱）有助于排便。可以食用洋车前草和益生菌。

每日排大便＜ 4 次：可使用易蒙停，最大剂量为 16mg（每日 8 片）。

每日排大便＞4 次：复方地芬诺酯片，便宜，但不良反应多。每日最多 8 片（2 片，每日 4 次）。复方地芬诺酯片或者易蒙停是腹泻常用的处方药。但是，如果每日都需要服用，早上口服 1～2 片可能会减少后续药片的需求。

- 考虑静脉输液。
- 粪便培养，排除难辨梭状芽孢杆菌。

如果存在难治性腹泻，阿片或善宁（奥曲肽）50～200μg，皮下注射，每日 2～3 次，建议住院治疗。

慢性胃肠炎

- 先前经腹部或盆腔照射继发出现的慢性腹泻和（或）体重减轻，可持续 1 年到数年。
- 多学科会诊。
- 推荐使用洋车前草、益生菌和富含纤维的饮食。

- 腹泻可能单独存在或与吸收不良有关。测定大便脂肪有助于确定是否存在吸收不良或消化不良。
- 典型放射性肠炎，易蒙停和乳果糖联合使用。
- 检测维生素 B_{12} 水平。
- 若无改善，考虑尝试为期 2 周的胰酶制品治疗，最后是泼尼松。大便失禁：物理疗法可增强肛周肌的力量。

（二）慢性放射性直肠炎或直肠出血

- 针对慢性直肠炎或直肠出血，使用类固醇栓剂和柳氮磺吡啶栓进行初始治疗。
- 考虑使用氩等离子凝固术。
- 循能泰和维生素 E 3 个月疗程（如有改善，可延长至 6 个月），然后如有需要，进行高压氧治疗。

氢化可的松保留灌肠——每日睡前灌肠 1 次，保留 1h。

- 单次给量剂量，100mg 氢化可的松 /60ml。
- 福尔马林——直接应用于相关区域——大多数研究使用 4% 的溶液。
- 胰脂肪酶——1～2 次随餐服用，一次随零食服用。
- 泼尼松——10～40mg，口服，每日 1 次，片剂 1mg、2.5mg、5mg、10mg、20mg、50mg。
- 考来烯胺——按说明一包或者一勺。
- 己酮可可碱——400mg，口服，每日 3 次，随餐服用，片剂 400mg。注意：如果有脑或视网膜出血史，禁止使用。
- 维生素 E（生育酚）——1000U 口服，每日 1 次。
- 丁溴东莨菪碱——每日 3 次，每次 1～2 片。
- 慢性直肠炎。
- 与损伤相关的症状可通过大便软化剂缓解。
- 避免活检。
- 可以使用氩激光。
- 高压氧。
- 凡士林 / 利多卡因（1：1）混合，局部应用。
- 5mg 醋酸氢化可的松和 27mg 聚桂醇栓，1～2 粒，每日 3 次和美沙拉嗪，1 粒，每日 3 次。

（三）恶心 / 呕吐

- 劳拉西泮——预防用药——放疗前 45min 口服 1～2mg，辅助止吐药物 0.5～1mg 口服，每日 3 次，片剂 0.5mg，1mg，2mg。
- （丙氯拉嗪）——10mg，口服，每 6 小时 1 次或 5～10mg 口服每 6～8 小时 1 次。
- 地塞米松——2～4mg，口服，每 8 小时 1 次。
- 格拉司琼——1mg，口服，每日 2 次。

- 异丙嗪——12.5～25mg 口服、肌内注射或灌肠每 4～6 小时 1 次。
- 昂丹司琼——8mg，口服，每 8 小时 1 次。
- 盐酸美托洛帕明——10mg。

（四）泌尿生殖系统

- 症状：膀胱炎——尿急、尿频、排尿困难和夜尿症。膀胱感染可能发生在第一周。
- 非感染性膀胱炎最初为轻度、间歇性的，开始于第三周到第五周。
- 排除感染和糖尿病。
- 尿急 / 尿频或排尿困难，无尿流中断和尿等待但尿量少，提示膀胱痉挛和（或）X 线放射性膀胱炎，用镇痛药或抗痉挛药治疗。

尿急或排尿困难伴有尿等待和尿流中断提示尿路梗阻，应进行尿路梗阻疏通治疗，必要时加用镇痛药。

- 放射性膀胱炎应与膀胱痉挛相鉴别，因为两者都会导致从阴茎尖端到耻骨上区域的排尿困难。
- 膀胱痉挛：托特罗定（1～2mg，口服，每日 2 次）、奥昔布宁（5mg，口服，每日 2～3 次）或黄酮哌酯（1 片，每日 3～4 次），曲司氯铵（15～30mg，口服，每日 3 次）。
- 乌洛托品泡腾片 70g：革兰阴性和革兰阳性抗菌药。
- 甲氧苄啶 / 磺胺甲噁唑。
- 环丙沙星——250～500mg，口服，每 12 小时 1 次。
- 左氧氟沙星——500mg/d。
- 呋喃妥因。
- 诺氟沙星——400mg，口服，每 12 小时 1 次。

（五）血尿和慢性放射性膀胱炎

晚期反应性膀胱炎，（由泌尿科医生）直接应用稀释福尔马林，通常为 4%，或使用氩等离子凝固术。

- 3 个月的循能泰和维生素 E（如果病情好转，可延长至 6 个月），然后在需要时进行高压氧治疗。

肉毒杆菌——膀胱过度活动。

（六）会阴反应

- 保湿。
- 如果反应严重且处于早期，考虑念珠菌感染，用局部尼佐尔乳膏或口服抗真菌药物治疗。
- 疼痛管理，考虑使用优色林 / 利多卡因混合物。

氢化可的松 0.5%（OTC），每日 4 次。

氢化可的松 1%。

2% 酮康唑乳膏——用于患处，每日 2 次。

酮康唑片——200mg，口服，每日 1 次，连续 10 天；400mg 每日 1 次。

如果使用甲硝唑——375mg，口服，每日 2 次——750mg，口服，每日 1 次，连续 7 天。

阴道保湿膏。

阴道透明质酸栓。

第7章 其他部位放疗的毒性管理
Toxicity Management for Other Sites in Radiation Oncology

Cagdas Yavas　Melis Gultekin **著**

范秉杰　李澄明 **译**　胡旭东 **校**

一、乳腺

（一）解剖

乳腺位于胸部前部及部分外侧部。上起第 2 肋水平，向下止于第 6 肋软骨，向内侧至胸骨旁，外至腋中线水平。乳头及乳晕位于第 4～5 肋间。乳腺内部结构由包括乳腺小叶在内的上皮结构构成。乳腺小叶分泌乳汁并由导管导出至乳头。乳腺的功能单位是导管小叶单位。这些导管小叶单位周围包绕着纤维组织和脂肪组织[1, 2]。

乳腺位于深胸筋膜上，依次覆盖胸大肌、前锯肌、外斜肌及腱膜，后者为腹直肌鞘前壁。胸前筋膜的前层包绕乳腺的前侧，后层则包绕乳腺的后侧。

乳腺的血供来源于胸廓内动脉（内乳动脉）、肋间动脉和腋动脉。乳腺的淋巴引流是弥漫而多变的。乳腺的淋巴管分布有两组淋巴管网：浅表淋巴管网（上皮下或皮下）和深部淋巴管网。上皮下淋巴管网经由垂直淋巴管与皮下淋巴管网相交通。上皮下淋巴管网、皮下淋巴管网与包含乳腺导管小淋巴管的乳晕下淋巴管网汇合。深部淋巴管网淋巴引流向腋窝淋巴结和内乳淋巴结[2]。

腋窝的内侧界为胸壁，外侧为背阔肌，上方为腋静脉，后方为肩胛下肌，尾端由前锯肌和背阔肌相互交叉。根据腋窝与胸小肌的位置关系，可以将腋窝淋巴结区分为三组。胸小肌外下缘以外为Ⅰ组，由乳腺外侧淋巴结群、腋静脉淋巴结群和肩胛骨淋巴结群组成。Ⅱ组位于胸小肌深部或后方，包括中央淋巴结群和锁骨下淋巴群。最后，Ⅲ组位于胸小肌上缘上方，包括锁骨下结节群和尖群胸内淋巴结沿着胸内血管分布，非常小。腋窝淋巴结区引流乳腺的内淋巴引流，也引流前胸壁、横膈膜的前部、腹直肌鞘和肌肉的上部以及肝脏的上部的淋巴引流[1, 2]。

（二）勾画

应该勾画出整个乳腺腺体组织，它们的边界通常是不清楚的（图 7-1）。乳腺的上界随着乳房大小的不同和人体位置的变化常会有很大的变化，通常定义为第 2 肋的水平。下界定义为 CT 图像上乳腺腺体组织消失的层面。根据人体位置和乳房形状的不同，外侧界的上界可能要明显比内侧界高。外侧边界为腋中线，不包括背阔肌。内界也随着乳房的大小和下垂的程度有着较大的变化。具

放射肿瘤学急性与晚期毒性的防治：放射肿瘤学中的毒性管理

Prevention and Management of Acute and Late Toxicities in Radiation Oncology:Management of Toxicities in Radiation Oncology

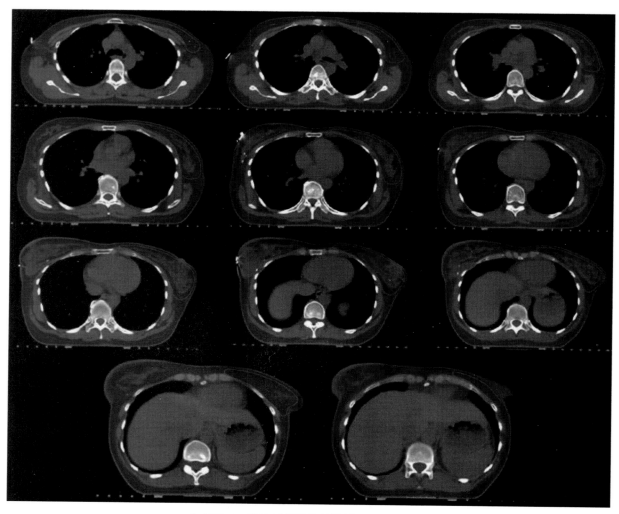

▲ 图 7-1　乳房正常结构的描绘（彩图见书末）

体勾画时参考临床资料，但不要超过中线。前界为乳房皮肤组织。后界需要排除胸大肌，胸壁肌肉和肋骨[3,4]。

（三）剂量限制

尽管在许多器官中都有剂量 – 体积效应相关证据，但关于辐射对乳腺组织的剂量 – 体积效应的公开数据却很少（表 7-1）[5]。

皮肤反应和乏力感是早期最主要的不良反应[6,7]。超过 90% 的乳腺癌接受放疗的女性在治疗过程中会出现皮肤的变化。这些急性的不良反应都较为常见，具有自限性，一般在治疗结束的 4~6 周内消失。

放射性皮炎的风险受到许多因素的影响，包括总剂量、分次剂量，暴露在照射野的体积和表面积，以及填充物的材料及使用。急性放疗毒性反应一般发生在放疗剂量 45Gy 以上。皮肤总剂量 ≥ 60Gy 与皮肤湿性脱皮的发生有关，而这种湿性脱皮往往较难痊愈。对于行全乳放疗（whole breast irradiation，WBI）的乳腺癌患者，单次剂量 1.8~2.0Gy，总计量 45~50.4Gy 是较为常见的

表 7–1 剂量限制

器 官	Emami 等研究者			临床中正常组织效应定量分析（QUANTEC）	SRS	SBRT	终 点
	1/3	2/3	3/3				
乳 腺							
皮 肤	• $TD_{5/5}$: 10cm^2（−） • $TD_{50/5}$: 10cm^2（−）	• $TD_{5/5}$: 30cm^2（−） • $TD_{50/5}$: 30cm^2（−）	• $TD_{5/5}$: • 100cm^2 • 50Gy • $TD_{50/5}$: • 100cm^2 • 65Gy		• 23Gy: ＜10ml • D_{max}: 26Gy	• 30Gy/3 次 （每次 10Gy） • D_{max}: 33Gy （每次 11Gy） • 36.5Gy/5 次 （每次 7.3Gy） • D_{max}: 39.5Gy （每次 7.9Gy）	• 毛细血管扩张 • 溃疡

SBRT. 立体定向体部放疗；SRS. 立体定向放射外科

剂量模式，对于瘤床区域或胸壁的局部累积剂量可达到 60～66Gy。在这个标准剂量下，乳房放疗将导致 80%～90% 的患者出现一些皮肤红斑和干性脱皮；30%～50% 的患者红斑更严重，并伴有皮肤触痛；5%～10% 的患者可以看到主要局限于皮肤皱褶的片状湿性脱皮；＜ 5% 的患者出现融合性湿性脱皮[7, 8]。在接受辅助放疗的早期乳腺癌患者中，与常规分割放疗相比，大分割放疗（40～42.5Gy，3～4 周内完成）急性毒性反应的风险较低[9]。

乳房放疗最常见的远期反应是纤维化，约 30% 的接受乳房放疗的患者会出现皮肤纤维化。放射诱导的纤维化通常在放疗后 4～12 个月出现并持续多年。放疗引起的晚反应包括持续性乳房水肿、色素沉着、慢性溃疡和破溃、纤维化、毛细血管扩张和继发性皮肤癌。Mukesh 等回顾了目前的文献，并记录了乳房放疗的剂量 – 体积效应[5]。欧洲癌症研究治疗组织（EORTC）的"局部加量与不加量"临床试验，对 5318 名早期乳腺癌患者在 WBI 后随机分为局部加量（16Gy）和不做局部加量两组，并对两组患者进行对比[10]。经过 10 年的随访，中重度的纤维化发生率两组分别为 28.1% 和 13.2%（P ＜ 0.0001）。在试验中，镜下肿瘤残留的患者被随机分为局部加量 10Gy 和 26Gy 两组。中重度纤维化低剂量组和高剂量组分别为 24% 和 54%。Yarnold 等将 1410 名被诊断为乳腺癌的患者在局部切除术后随机分三种放疗方案之一：50Gy/25 次 vs. 实验组两个剂量等级，分别为 39Gy/13 次和 42.9Gy/13 次，于 5 周内完成[11]。单次剂量分别为 2.0Gy、3.0Gy 和 3.3Gy。以乳腺硬化发生的 α/β 值为 3.1Gy 计算，换算为 2Gy/ 次的分割剂量的在实验组两个队列的等效剂量分别为 46.7Gy 和 53.8Gy。10 年中重度硬化发生的风险实验组两个队列分别为 27% 和 51%。

匈牙利的部分乳腺照射（partial breast irradiation，PBI）试验[12] 和 TARGIT 试验[13] 是两项随机试验，对照射体积与正常组织并发症关系给予了强有力的证据支持。这两个研究证实，相对于 WBI，PBI 有更好的美容效果并能够降低正常组织并发症的风险。但是，这两组之间在放疗技术和剂量分割模式方面存在显著差异，因此很难得出对乳腺组织的剂量 – 效应关系的结论。加速部分乳腺照射（APBI）也与放疗后乳房毒性有关。Christie 研究组报告，与 WBI 组相比，接受 APBI 治疗的患者更容易出现明显的乳腺纤维化（14%vs.5%）和毛细血管扩张（33%vs.12%）[14]。晚期放疗反应（包括毛细血管扩张和乳腺纤维化）的剂量 – 效应关系已被很好地建立起来，这些不同的结果可以通过纤维化的 α/β 值为 3.1Gy 时计算 PBI 组和 WBI 组的 2Gy 等效剂量（2Gy equivalent dose，EQD_2）来解释。

（四）病理生理

乳房照射最常见的急性不良反应是放射性皮炎，包括刺激、疼痛、瘙痒、脱皮和湿性脱皮。湿性脱皮是最不舒服的，可能会导致治疗中断。大约 85% 的接受过乳腺放疗的患者会出现中度到重度的皮肤反应。急性放疗皮肤反应通常会导致瘙痒和疼痛，延误治疗，影响乳腺美观，继而导致生活质量下降，并影响远期的乳腺美观。

放疗引起的乳房急性皮肤反应的确切病理还不清楚。皮肤的两个主要组成部分是最外层的表皮和深部的真皮层，每层都有独特的结构和功能，对放疗的反应是不同的。皮肤的急性放疗反应主要表现为表皮的损伤。电离产生直接和间接的电离事件，导致细胞大分子的损伤，最主要的形式是双链 DNA 断裂。通过这种 DNA 损伤机制，放疗影响到表皮和真皮内的所有细胞类型，并导致放射性皮炎的临床综合征。在表皮内，放疗诱导的 DNA 损伤破坏了基底角质形成细胞的正常增殖和分化。大量的基底层角质形成细胞被破坏，导致表皮的自我更新能力被破坏。反复的辐射暴露使皮肤基底细胞没有足够的时间来自我补充，以维持表皮的最佳更新状态[15]。

电离辐射对真皮的影响可能更为复杂。真皮内的微血管损伤也是辐射引起的急性和慢性皮肤反应的原因之一。促炎症细胞因子和趋化因子，包括白细胞介素 IL-1、IL-6、IL-8 和肿瘤坏死因子 TNF-α 等，已被证明在免疫细胞活化、白细胞跨内皮细胞迁移和炎症性水肿中发挥作用。随着肥大细胞脱颗粒和组胺释放，免疫反应加剧，从而导致临床放射性皮炎综合征。由转化生长因子 TGF-β 介导的对真皮成纤维细胞的辐射效应被认为对晚期组织纤维化比急性皮炎更重要[16]。

辐射引起的皮肤变化通常发生在放疗开始后 10～14 天，通常会在整个治疗过程中逐渐加重。临床上第一个明显的损害是轻度红斑（图 7-2）。还有皮肤水肿、干燥、灼热、瘙痒、压痛和色素沉着。皮肤或乳头乳晕色素沉着通常发生在治疗开始后 2～3 周，尤其是黑色素含量较高的患者（图 7-3）。如放射野内有毛囊存在，会伴有毛发脱落[15, 17]。随着剂量的增加，可能会出现干性或湿性脱皮现象。干性脱皮通常出现在 20Gy 以上的剂量，特征是干燥、鳞片状的皮肤脱皮，可能不会特别增加患者的症状。然而，由于真皮层的破坏和脱落，湿性脱皮是比较痛苦的，同时还伴有浆液性渗出。通常在累积剂量＞30Gy 后才会出现湿性脱皮[18]。湿性脱皮通常始于皮肤皱褶中的小块区域，可进展至受照区域皮肤的更大融合区域。这些症状在腋窝和乳房下皱褶最为明显，在放疗疗程结束后 1～2 周达到高峰。急性皮炎通过表皮角质形成细胞的重新增殖和免疫级联的逆转来恢复。再上皮化大约在第 10 天开始，并与持续的放射损伤竞争，以维持表皮层的动态平衡。一旦放疗完成，大多数症状通常在治疗后 2～4 周就会消失。色素沉着可能会持续几个月，但最终会随着时间的推移而消失[18-21]。

乳房水肿也是乳房放疗的一个重要急性不良反应。在照射后的急性期，炎症标志物被诱导和表达，增加乳腺组织的血管通透性，从而导致水肿。乳房水肿表现为皮肤和骨小梁增厚，一般出现在放疗完成后的头几周。最初，真皮和乳房内淋巴管充血（小梁增厚）。这种水肿通常需要几周、几

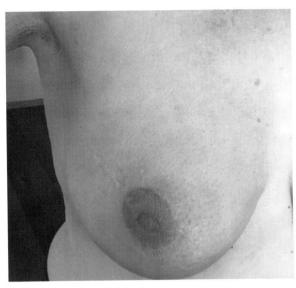

▲ 图 7-2　1 例伴轻度的 1 级皮炎的乳腺癌患者

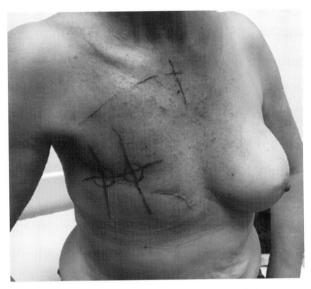

▲ 图 7-3　1 例伴 2 级皮炎的乳腺癌患者

个月，有时甚至几年才能消退[22]。

乳房照射的另一个并发症是脂肪坏死。脂肪坏死的一些常见原因是放疗、手术或创伤，特别是与抗凝治疗相关的原因。有种假说是血液涌入软组织可能会导致乳房内的骨小梁结构肿胀，通常与脂肪细胞的破坏有关。这种破坏可能形成细胞内的常充满坏死物质的空泡结构[23]。

放射性乳腺组织纤维化是乳腺放疗的重要不良反应之一。这可能会导致美观和功能都受到影响，而这些问题会导致永久性的疤痕。约 1/3 的患者可观察到乳房或胸壁皮肤增厚或纤维化。然而，只有不到 5% 的患者出现中度或重度纤维化。在临床上，这种纤维化是指皮肤失去柔韧性，表现为皮肤僵硬和触感坚硬。放射诱导纤维化受到多种因素的影响，包括放疗剂量和体积、分割模式、既往或同步进行的治疗、遗传易感性和并发症。虽然放射诱导的纤维化最初被认为是一个缓慢的、不可逆转的过程，但现代研究表明，它不一定是一个固定的过程，因为纤维化或毛细血管扩张可以在放疗完成后几个月到几年出现（图 7-4）。辐射引起的乳腺纤维化类似于炎症、伤口愈合等任何形式的纤维化。典型的组织学特征包括炎症浸润，特别是纤维化早期的巨噬细胞、成纤维细胞分化为有丝分裂后的纤维细胞、血管结缔组织改变、细胞外基质蛋白和胶原过度产生和沉积[24, 25]。放射性纤维化的病理生理机制可能始于放疗后即刻出现并持续数月或数年的细胞因子的表达。相关的炎症介质包括 TNF-α、IL-6 和 IL-1。调节成纤维细胞增殖和分化、细胞外基质蛋白和基质金属蛋白酶合成的纤维化细胞因子包括 TGF-β 和血小板衍生生长因子（PDGF）。其他生长因子，如由成纤维细胞和内皮细胞分泌的结缔组织生长因子（CTGF）也促进纤维化的发生[26, 27]。

（五）治疗

为了预防与辐射相关的急性皮肤反应，已有报道称，现代放疗技术包括调强放疗（intensity-modulated RT，IMRT）和容积调强放疗（volumetric-modulated arc therapy，VMAT）等先进的放疗技术，可将射线投照到计划靶区，同时将对靶区外正常组织的射线剂量降至最低，以减少皮肤反应

放射肿瘤学急性与晚期毒性的防治：放射肿瘤学中的毒性管理

Prevention and Management of Acute and Late Toxicities in Radiation Oncology:Management of Toxicities in Radiation Oncology

的发生[28]。此外，大分割放疗在 WBI 中应用越来越多。Shaitelman 等学者研究显示，与标准方案相比，大分割放疗可降低皮炎、瘙痒、色素沉着和疼痛的发生率[9]。

放射野内皮肤需要在放疗期间和放疗后 2～4 周内保护免受刺激和摩擦。建议患者：①保持放射区域清洁和干燥；②用温水和温和肥皂（最好是合成肥皂）清洗；③每日使用两到三次无味、不含羊毛脂的水性保湿霜，包括周末的非治疗日；④避免使用含有皮肤刺激性的如香水和酒精的乳液；⑤穿宽松的衣服，避免摩擦损伤；⑥避免玉米淀粉或婴儿爽身粉进入皮肤褶皱；⑦避免阳光暴晒；⑧避免在放射区域使用传统的剃须刀，电动剃须刀是一种安全的选择。指导患者在每次放疗治疗前保持皮肤清洁和干燥十分重要[18,29]。有随机对照研究表明，使用肥皂和水的患者在治疗结束时瘙痒和红斑明显减少[30]。

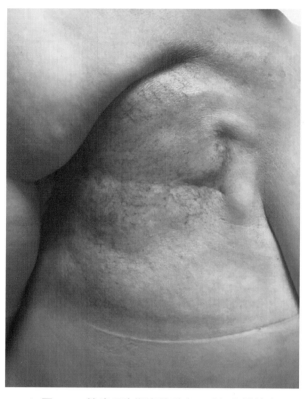

▲ 图 7-4 放疗后晚期毒性反应，毛细血管扩张

建议患者避免在放疗前使用局部保湿剂、凝胶、乳剂或敷料，因为它们可能像皮肤填充物一样会引起表皮剂量增加。此外，使用含金属配方的产品也会因为其与辐射相互作用时增加皮肤反应，从而增加皮肤放射剂量。但是，有一项随机对照临床试验也有不同的结果，对于乳腺癌患者常规分割放疗期间使用含铝除臭剂、非含铝除臭剂或不使用除臭剂，未发现三组之间放射性皮炎的发生率或严重程度有任何显著差异[31]。

干性脱皮可以用亲水性（水包油）保湿霜治疗，包括右泛醇乳膏和芦荟。有报告中将 Bepanten®，或称右泛醇乳膏，广泛用于急性皮肤反应治疗。从放疗的第一天开始，患者每日 2 次使用 Bepanten® 乳膏，一半区域使用，另一半区域不使用，结果显示使用这种乳膏可以显著减少脱皮。进一步分析发现，这种对脱皮反应的保护作用主要发生在"低剂量区域"。笔者认为这种软膏总体上没有显著影响[32]。甘菊霜和杏仁膏也以类似的方式在乳腺癌患者身上以本人作为对照进行了研究。两种药物都没有显著的整体效果，但杏仁膏确实降低了 II 级毒性反应的发生[33]。

柔软、吸水的硅胶泡沫绷带可用于湿性脱皮。这种敷料在移除时不会对伤口和周围皮肤造成伤害。绷带可以敷药或不敷药。根据渗出的严重程度，敷料应该每日或更频繁地更换。Macmillan 等进行了一项随机对照试验，以评估水凝胶或干敷料对包括乳房在内的不同身体部位放疗后湿性脱皮愈合时间的影响[34]。共有 357 名患者在放疗前随机接受简单干敷料（Tricotex），或水凝胶（Intrasite）+Tricotex 作为辅助敷料，患者从开始脱皮起就使用敷料。这项研究的结果并不支持水凝胶在湿性脱皮患者护理中的常规使用。结果显示患者愈合时间延长了，且对患者的舒适性没有任何改善。

中等效力的局部皮质类固醇可能有助于控制瘙痒或刺激。来自几项随机临床试验和一项 Meta 分析的证据表明，在放疗期间和治疗完成后的几周内定期使用局部皮质类固醇可能会降低严重皮炎

（湿性脱皮）的发生率。抗组胺药物一般不能有效减少放射性皮炎引起的瘙痒[29, 30]。

在一项包括 919 名乳腺癌患者的 Meta 分析中显示，与安慰剂乳膏相比，从放疗的第一天到放疗结束后的 3 周内，每日在乳房或胸壁涂抹 1 ～ 2 次局部皮质类固醇可以降低湿性脱皮的风险[35]。

关于芦荟凝胶的使用，有相互矛盾的证据。在一项包括乳腺癌在内的随机试验中，芦荟凝胶组比水性乳膏组更多的患者出现干性脱皮，2 级或更高级别的皮炎，以及更明显的疼痛感[36]。随后的一项系统评价也没有发现芦荟凝胶在预防或降低癌症患者放射性皮炎方面有效性的证据[37]。此外，在一项随机试验中发现，与干粉相比，放疗过程中使用芦荟乳膏或安慰剂乳膏会增加放射性皮炎的发生率和严重程度[38]。其他制剂和敷料的使用也进行了评估，包括磺胺嘧啶银（SSD）、石油软膏、抗坏血酸、尿囊素、杏仁油、橄榄油、右泛醇、金盏花草、阻隔膜、银尼龙敷料和硅胶成膜凝胶敷料；然而，没有证据表明这些外用制剂中的任何一种在预防或减轻放射性皮炎方面的有效性。

许多药物用于缓解辐射引起的急性皮肤毒性。用温和的肥皂和水清洗，使用局部皮质类固醇和银尼龙敷料，已被证明能有效降低放射性皮炎的严重程度。其他几种药物，包括金盏花、儿茶素、β- 谷甾醇、透明质酸、表皮生长因子、粒细胞集落刺激因子、他汀类和磺胺嘧啶银，可能有助于治疗急性放射性皮炎，因为各自的研究显示出积极的结果。然而，在确定其临床疗效之前，还需要额外的验证性研究。评价芦荟、三乙醇胺、洋甘菊、抗坏血酸、泛酸、硫糖铝或透明质酸在预防放射性皮炎中的作用的随机试验数量有限；然而，大多数证据并不支持使用他们[39]。

放疗引起的乳房晚期皮肤毒性的治疗目前尚有争议。己酮可可碱和维生素 E 组合使用长达 3 年以上可能对放疗所致的纤维化有效[40]。然而，治疗的最佳剂量和疗程以及生育酚的作用尚未确定。还不清楚这种疗法是否应该无限期地继续下去以维持疗效。对于放射引起的纤维化的治疗，关于使用高压氧的证据也十分有限，有一些用激光疗法治疗放疗引起的毛细血管扩张和色素沉着的成功报道[40, 41]。

（六）处方示例

- 放疗所致的急性皮炎
- Bepanten®（右泛醇乳膏）：每日 2 次。
- 1% 糠酸莫米松乳膏或 1% 氢化可的松乳膏，每日 2 次，放疗后使用。
- 磺胺嘧啶银乳膏：1% SSD 乳膏每日 3 次，每周 3 天，放疗期间应用 5 周，放疗后 1 周。

二、皮肤

（一）解剖

皮肤是人体的最大器官，覆盖全身的整个外部表面，占成人体重的 15%～20%。皮肤从最外到内由三层组成，即表皮、真皮、皮下组织[42]。

表皮是皮肤的最外层，是一种复层上皮，主要由基底层细胞分裂形成的角质形成细胞组成，并在向外移动和逐渐分化时形成几个可区分的层。角质形成细胞是合成角蛋白的特殊细胞群，角蛋白是一种对皮肤起保护作用的长丝状蛋白质。除了角质形成细胞外，还有其他一些细胞群，包括黑素细胞，它们向角质形成细胞提供色素。表皮是一个不断更新的层，并产生衍生结构，如皮脂腺器、指甲和汗腺。汗腺分泌汗腺，也来自表皮，直接通向皮肤表面，以 $100 \sim 600/cm^2$ 的密度存在于皮肤的每一个区域。表皮的总厚度通常为 $0.5 \sim 1mm$ [42-44]。

在表皮和真皮之间有一个多孔的基底膜区，它允许细胞和液体的交换，并将这两层结合在一起。基底角质形成细胞是真皮 - 表皮交界处结构中最重要的组成部分，真皮成纤维细胞的比例相对小些。真皮 - 表皮连接具有许多重要作用，包括支持表皮、确定细胞分化和生长方向。它指导基底细胞中细胞骨架的组织，提供发育信号，并起到层间半透屏障的作用 [44]。

真皮是皮肤的中间层，由被称为胶原的纤维结构蛋白组成。真皮在基底膜水平与表皮相连，由乳头层和网状层这两层没有明确界限的结缔组织组成。上层是乳头层，较薄，由疏松的结缔组织和接触的表皮组成。网状层位于深层，比乳头层厚，细胞少。网状层由致密的结缔组织／胶原纤维束组成。真皮包含汗腺、毛发、毛囊、肌肉、感觉神经元和血管。虽然没有血管通过真皮 - 表皮交界处，但真皮有非常丰富的血液供应。真皮具有非常重要的功能，包括保护身体免受机械损伤，帮助调节体温。此外，真皮还包括感官刺激的感受器。真皮的主要成分是胶原，它是整个身体的重要结构蛋白。胶原蛋白存在于许多结构中，包括肌腱、韧带、骨膜和真皮，它是皮肤的一种主要抗压材料。另一方面，弹性纤维在保持弹性方面起着重要作用，但它抵抗皮肤变形和撕裂的能力相对较小。胶原蛋白占皮肤干重的 70% [44]。

真皮下面为皮下组织或脂膜，它包含被称为脂肪细胞的小叶脂肪细胞。它是皮肤最深层，含有脂肪小叶以及一些皮肤附属物，如毛囊、感觉神经元和血管。根据身体解剖部位的不同，脂膜的厚度也有很大的不同。皮下组织被认为是内分泌器官，使身体保持轻快，并作为能量仓库发挥作用。在脂膜中也发生了激素转换，通过芳香化酶将雄烯二酮转化为雌酮。脂肪细胞产生瘦素，这是一种通过下丘脑调节体重的激素 [44]。

所有三层皮肤的厚度都随身体部位和区域的不同而变化，并可根据表皮和真皮层的厚度进行分类。表皮最薄位于眼睑，厚度 < 0.1mm。手掌和脚底的表皮层最厚，约 1.5mm。背部真皮最厚，是上表皮厚度的 $30 \sim 40$ 倍 [43, 44]。皮肤的三层结构构成了对外部环境的重要屏障，允许感官信息的传递，并在维持体内平衡方面发挥着重要作用。当细胞经历角质化和终末分化过程时，动态表皮不断地产生一层保护性的角质细胞外层。真皮层的胶原蛋白和弹性纤维提供皮肤潜在的抗张力强度，而皮下脂肪层为身体提供能量储存。表皮和一般上皮组织中细胞的高增殖率，以及这些组织最常暴露于物理和化学损伤的事实，导致人类皮肤癌的发病率比其他类型的癌症要高得多 [42, 43]。

（二）勾画

目前无可用的皮肤勾画图谱或指南。

（三）剂量限制

皮肤细胞对辐射相对敏感，因为它们起源于快速繁殖的分化干细胞。基底角质形成细胞、毛囊干细胞和黑色素细胞对电离辐射高度敏感。放射性皮肤损伤可分为早期损伤和晚期损伤（表 7-2）。急性损伤在辐射暴露后数小时至数周内发生，而晚期损伤则在辐射暴露后数月至数年内发生。早期

表 7-2　急性放射性皮炎评分系统 [18, 45-47]

分类标准	分　数	临床描述
RTOG	0	没有变化
	1	红斑、干性脱皮、脱毛
	2	亮红斑、湿脱皮、水肿
	3	汇合性湿性脱屑、点状水肿
	4	溃疡、出血、坏死
NCI CTCAE	0	没有变化
	1	轻微红斑或干性脱皮
	2	中度至轻度红斑；斑片状湿性脱屑，主要局限于皮肤皱褶和皱纹；中度水肿
	3	皮肤皱褶以外的湿性脱皮；轻微创伤或擦伤引起的出血
	4	危及生命的后果；皮肤坏死或全层真皮溃疡；受累部位自发性出血；需要植皮
放射性皮炎严重程度	0.0	没有
	0.5	斑片状或微弱的红斑；微弱的色素沉着
	1.0	隐匿、弥漫性红斑；弥漫性色素沉着；轻度脱毛
	1.5	明确的红斑；极度暗沉/色素沉着
	2.0	明确的红斑/色素沉着，伴有细微的干燥脱皮和轻度水肿
	2.5	明确的红斑/色素沉着伴皮肤/鳞片状脱屑
	3.0	深红色红斑，伴有弥漫性干燥脱皮；片状剥落
	3.5	紫色红斑伴早期湿性脱皮；片状剥落；斑片状结痂
	4.0	紫色红斑伴弥漫性湿性脱皮；斑片状结痂；溃疡；坏死

皮肤毒性在放疗过程中经常发生，可能导致治疗暂停。晚期毒性的发生可导致皮肤的美观问题。辐射引起的皮肤反应取决于许多治疗和与患者相关的因素，包括总剂量、分次剂量、体表填充物的使用、射线类型和能量，以及营养不良、老年、肥胖、吸烟、皮肤病、自身免疫性疾病、DNA 修复失败。早期反应主要受单次剂量的影响，单次剂量增加时，早期反应就会增加。当总剂量增加时，晚期和早期毒性也更常见。在 45Gy 以下，严重皮肤毒性的风险很低，超过 50Gy 就开始出现严重的皮肤毒性 [18, 48]。

　　辐射引起的急性皮肤反应包括红斑、干性脱皮、色素沉着和湿性脱皮。急性皮肤反应是对电离辐射的炎症反应，表皮、真皮和微血管内皮细胞的丢失与剂量有关。当剂量超过耐受限度时，可能会发生电离辐射的破坏性不良反应，即坏死。急性变化包括红斑和疼痛，发生在 90 天内。即使使用现代放疗技术，大约 85% 的患者在暴露的区域也会经历中度到重度的急性皮肤反应。已经证明，在总剂量达到 20～25Gy 之前，常规每日 2Gy 分割治疗的野不会引起基底细胞密度的任何变化。较高的辐射剂量会导致有丝分裂细胞数量的显著减少和退化细胞的增加[18, 48, 49]。如果皮肤的总放疗剂量不超过 30Gy，在第 4 周或第 5 周红斑期之后是干性脱皮期，特征是瘙痒、结垢和基底层黑色素沉着增加。如果皮肤的总辐射剂量为 ≥ 50Gy，红斑期之后就是湿性脱皮期。这一阶段通常在第 4 周开始，通常伴随着明显的不适感[50]。

对于放疗引起的晚期皮肤反应，主要包括两种：坏死和毛细血管扩张。推荐的皮肤坏死耐受剂量为：100cm^2 照射野 $TD_{3/5}$ 为 51Gy，$TD_{5/5}$ 为 55Gy，$TD_{50/5}$ 为 70Gy。30cm^2 照射野的 $TD_{3/5}$ 为 57Gy。对于 10cm^2 的照射野，$TD_{3/5}$ 为 69Gy。对于面积约为 100cm^2 的毛细血管扩张，$TD_{10/5}$ 为 50Gy，$TD_{30/5}$ 为 59Gy，$TD_{50/5}$ 为 65Gy[51, 52]。根据美国医学物理学家协会（Amevcan Association of Physicists in Medicine，AAPM）101 报告提出的立体定向体部放疗（stereotactic body radiotherapy，SBRT）剂量建议，皮肤剂量 < 10cm^3 应为 23Gy，单次立体定向放射外科（stereotactic radiosurgery，SRS）D_{max} 应 < 26Gy。对于多分割的 SBRT，建议 D_{max} 点剂量为 33Gy（11Gy/ 次），阈值剂量为 30Gy（10Gy/ 次）[53]。

（四）病理生理

辐射诱导的急性皮肤反应确切病理生理机制尚未完全清楚，但辐射诱导皮肤反应的潜在机制是炎症反应和氧化应激。皮肤的两个主要组成部分是最外层的表皮和深层的真皮，每一层都有独特的结构和功能，对辐射的反应是不同的。皮肤的急性放疗反应主要反映表皮的损伤。基底角质形成细胞、毛囊中的干细胞和黑色素细胞对辐射高度敏感。电离辐射产生直接和间接的效应，导致细胞大分子的损伤，最主要的形式是双链 DNA 断裂。通过这种 DNA 损伤机制，放疗影响到表皮和真皮内的所有细胞类型，并导致放射性皮炎的临床综合征。很大比例的基底角质形成细胞的破坏导致表皮的自我更新特性的破坏。电离辐射引起急性反应，通过黑素小体的迁移引起皮肤色素沉着的变化，中断头发生长，损害更深的真皮，而保留上表皮。

真皮的损伤扰乱了皮肤细胞再生的正常过程，最初由于真皮血管扩张和类似组胺的物质释放而导致红斑（图 7-5）[49, 54-56]。反复射线暴露不允许皮肤基底细胞有足够的时间来补充修复，以维持表皮的最佳更新状态。电离辐射通过常驻皮肤细胞激发表皮和真皮之间的信号传递。放射性皮肤损伤的特征是白细胞和其他免疫细胞从循环系统到受照射区域皮肤的跨内皮迁移。皮肤中的常驻和循环免疫细胞受到角质形成细胞、朗格汉斯细胞和成纤维细胞的刺激。这些激活信号会产生大量的细胞因子和趋化因子，作用于局部血管内皮细胞，导致细胞间黏附分子 –1（ICAM1）、血管细胞黏附分子 –1（VCAM1）等黏附分子表达上调。这些因素可引起嗜酸性粒细胞和中性粒细胞的局部炎症反应，导致永生性组织损伤和保护屏障的丧失[49, 55]。在更高剂量的放疗中，损伤更大，皮肤试图通过增加其在基底角质形成细胞层的有丝分裂来进行补偿。然而，由于新细胞的更替速度快于旧细胞的脱落，这会导致皮肤变厚、鳞片状（干燥脱皮）。在更高的放疗剂量下，基底层无法恢复，渗出物被释放，这就是湿性脱皮（图 7-6）。这些不同程度的放射损伤损害了皮肤作为物理屏障及其

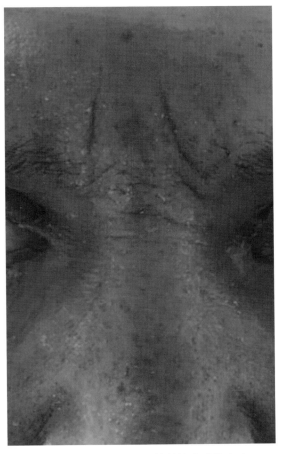

▲ 图 7-5　1 例 2 级放射性皮炎的患者

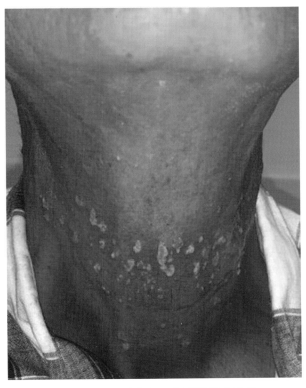

▲ 图 7-6　放疗期间颈部湿性脱皮患者

免疫功能的完整性，从而增加了感染的风险[55]。血管内皮损伤导致缺氧，并上调转化生长因子 -β，这是一种在介导辐射诱导的纤维化过程中起核心作用的细胞因子。血管损伤引起的纤维化和组织缺氧导致活性氧自由基（reactive oxygen species，ROS）的产生[55, 57]。

　　皮肤反应的急性期通常发生在 90 天内。放疗后几小时内可见一过性早期红斑，24～48h 后消退。由于炎症反应，毛细血管通透性增加和扩张并释放组胺导致皮肤水肿和皮肤暂时性红斑。泛发性红斑，有时在没有特殊仪器的情况下无法检测到，可能会在辐射暴露后几个小时发生，并在几个小时到几天内消退。持续时间较长的第二期红斑在放疗开始后 10～14 天出现，其特征是呈可消退的反应性粉红色，没有其他表皮变化，很可能是由细胞因子介导的。主要红斑反应发生在放疗开始后 3～6 周，反映不同程度的表皮基底细胞丢失。如上所述，急性放射性皮肤毒性与各种细胞因子和趋化因子的形成增加有关[54]。

　　放射诱导的纤维化的发展也是由炎症介导的，炎症在放疗后立即开始，并持续数月至数年。现有数据表明，慢性放射性皮炎是由促炎和促纤维化细胞因子失衡引起的，这种失衡始于照射后，持续数月甚至数年。其中包括肿瘤坏死因子 -α（TNF-α）、白细胞介素 -6 和白细胞介素 -1（IL-6 和 IL-1）、转化生长因子 -β（TGF-β）、血小板衍生生长因子（PDGF）和结缔组织生长因子[49]。TNF-α、IL-6 和 IL-1 参与炎症反应，TGF-β 和 PGDF 调节成纤维细胞活性，促进细胞外基质蛋白的产生。成纤维细胞是晚期放射性肝纤维化发生发展过程中的关键细胞，永久性的非典型成纤维细胞可导致皮肤萎缩、收缩和纤维化。FGF-β 是一种调节蛋白，在正常组织炎症反应中控制伤口愈合、多种细胞类型的增殖和分化以及细胞外基质蛋白的合成。它对体内结缔组织的主要作用是促进生长。对内皮细胞的增殖也有促进作用，但对上皮细胞的生长有抑制作用 [49, 58–60]。

辐射引起的血管系统改变，特别是内皮细胞的损伤，似乎对晚期毒性有重大影响。随之而来的辐射所致的内皮损伤会导致受照皮肤血管异常，限制血液灌流。它可能会加剧纤维化，影响愈合过程。这一现象与 PDGF 的分泌共同参与了毛细血管扩张的发生。此外，持续的炎症和促炎细胞因子的分泌导致白细胞浸润，这可能导致慢性放射性皮炎的其他表现，如皮肤萎缩或坏死 [61–63]。

（五）治疗

在讨论放射性皮肤反应的治疗方法之前，应该先对预防策略进行回顾学习。首先，现代放疗技术包括 IMRT 和体积调制弧形放疗（volumetric-modulated arc radiation therapy，VMAT），都是先进的放疗技术，将辐射投照到计划靶区，同时对靶外正常组织的辐射降至最低，已有报道可减少皮肤反应的发生 [28]。使用适当的放疗技术有助于避免对健康皮肤进行不必要的照射。其次，在治疗过程中和放疗结束后的 2～4 周内，需要保护治疗区域的皮肤不受刺激和摩擦 [29]。再次，建议患者：①保持受照区域清洁和干燥；②用温水和温和肥皂（最好是合成肥皂）清洗；③每日使用两至三次无味、不含羊毛脂的水性保湿霜，包括周末的非治疗日；④避免皮肤刺激性，例如香水和酒精乳液；⑤穿宽松的衣服，避免摩擦伤害；⑥避免使用玉米淀粉或婴儿爽身粉；⑦避免在放射范围内使用湿性的脱毛器械；电动剃须刀是一种安全的选择。重要的是，指导患者在每次照射前在放射野内保持清洁和皮肤干燥 [18, 29]。

从临床角度来看，由于皮肤接受的高剂量和可预测的长期生存，预计晚期皮肤反应的发病率将会降低，特别是在软组织肉瘤和乳腺癌或头颈癌患者，由于皮肤接受的高剂量和可预测的长期生存。与急性反应一样，慢性放射性皮炎最重要的预防方法是使用适当的放疗技术，以避免对健康皮肤进行不必要的照射。结果表明，IMRT 的应用减少了晚期放疗并发症，如乳房硬化和毛细血管扩张。IMRT 可降低下肢肉瘤患者的急性伤口愈合并发症发生率。然而，根据治疗部位和靶区的不同，结果可能会有所不同，因此建议准备一些不同放疗技术的治疗方案，并对其进行比较 [61, 64, 65]。

另一种可能的皮肤保护方法是避免在没有必要确保皮肤或邻近皮肤的靶区足剂量时，避免应用表面填充物。现代放疗的趋势允许使用改变的分割模式，例如大分割放疗。研究表明，晚期皮肤反应与单次分割的剂量有关，皮肤每日接受较大剂量的放疗可能会增加慢性放射性皮炎的风险，因此在能够获得令人满意的靶区剂量覆盖的前提下，应用皮肤保护的照射技术是很重要的 [9]。

既往，曾担心用清水和肥皂清洗可能会导致皮肤的机械损伤而加重放射性皮炎，因此建议不要清洗放射野内的皮肤。三个对比清洁皮肤与不清洁皮肤的研究对这一观点提出了挑战 [66–68]。在允许清洁的情况下，在一项试验 [66] 中，≥ 2 度最大毒性分级的患者清洁组相对较少（36% vs. 56%，$P=0.04$），其他试验也支持进行清洁 [67, 68]。鉴于允许患者保持正常卫生习惯的重要心理社会效益，允许用清水和温和肥皂清洗的做法被普遍接受为标准的临床指南。应该建议患者使用温和的洗涤用品进行温柔的清洗 [69]。

受照射的皮肤应该保持干燥和清洁。有许多试验比较了放疗期间使用止汗剂和不使用止汗剂[69]。考虑到放疗的物理特性，人们担心止汗剂，特别是金属制剂对皮肤会起到局部加量的效应，增强急性毒性。由于担心铝盐的沉积可能影响表面辐射剂量或引起类似表面填充物的加量效应，在放疗过程中使用除臭剂，特别是金属除臭剂，一直存在争议。有学者试图挑战这一观点，并对非金属成分的止汗剂进行了相关研究。Théberge 等的研究是唯一一项使用非劣势设计的研究[70]，Watson 等验证了铝基止汗剂的使用情况[71]。没有证据表明使用止汗剂会增加毒性。目前临床实践建议每日使用两到三次无香味、不含羊脂的水性保湿霜，包括周末的非治疗日[69]。

通常建议患者避免在临近放疗前使用局部保湿剂、凝胶、乳剂或敷料，因为它们可能会通过类似填充物的效应而增加投照到表皮的辐射剂量[72]。

局部类固醇的使用可以预防严重的放射性皮炎的发生和减轻不适和瘙痒等症[69]。有许多研究将外用类固醇与安慰剂、润肤剂或右泛醇（一种维生素原 B_5 制剂）进行比较。Shukla 等研究了外用类固醇（二丙酸倍氯米松盐喷雾剂）预防皮肤湿性脱皮，降低照射区域皮肤湿性脱皮的风险[73]。结果表明，放疗期间使用局部类固醇（二丙酸倍氯米松盐喷雾剂）可显著降低皮肤湿性脱皮的风险。Miller 等报告说，应用局部类固醇，放疗所致的不适感或灼热感（1.5 vs. 2.1，P=0.02）和瘙痒感（1.5 vs .2.2，P=0.002）的平均等级显著降低[74]。一项包括 10 个随机试验（919 名乳腺癌患者）的 Meta 分析发现，与安慰剂霜剂相比，从放疗第一天到放疗结束后的 3 周内，每日在乳房或胸壁上涂抹一到两次局部皮质类固醇可以降低湿性脱皮的风险[75]。来自几个随机试验和一项 Meta 分析的证据表明，在放疗期间和完成治疗后的几周内定期使用局部皮质类固醇可能会降低严重皮炎（湿性脱皮）的发生率[69, 73, 74]。每次放疗结束后，建议每日 1 次或 2 次使用中低强度的局部皮质类固醇，包括 0.1% 糠酸莫米松或 1% 氢化可的松乳膏。

关于使用芦荟、三乙醇胺、硫糖铝、磺胺嘧啶银（SSD）、石油软膏、抗坏血酸、尿囊素、杏仁油、橄榄油、右泛醇、金盏花素、阻隔膜、银尼龙敷料和硅胶成膜凝胶敷料或透明质酸来预防放射性皮炎的证据有限。在一项对晚期头颈部鳞癌患者进行的随机试验中，对预防性使用三乙醇胺进行了研究[76]。患者被分成三组：预防性三乙醇胺组、治疗性三乙醇胺组和机构偏好产品组。在这三组中，分别有 79%、77% 和 79% 的患者报告了≥ 2 级皮炎。在另一项研究中，Wells 等研究了硫糖铝或水乳膏在放疗期间与未放疗的头颈部、乳房或肛门直肠区域相比，在放疗期间是否降低了急性皮肤毒性，5 周后，三组患者报告的红斑、脱皮、瘙痒、疼痛和不适的严重程度相似[77]。此外，Hemati 等还进行了一项随机试验，评价局部应用 SSD 预防乳腺癌放疗妇女急性放射性皮炎的有效性。干预组给予 1% SSD 乳膏，每日 3 次，每周 3 天，放疗中 5 周，放疗后 1 周[78]。结果表明，SSD 组患者的皮炎程度低于对照组。由于有限的文献数据的结果相互矛盾，不推荐使用芦荟、三乙醇胺、硫糖铝、SSD、石油软膏、抗坏血酸、尿囊素、杏仁油、橄榄油、右泛醇、金盏花、屏障膜、银尼龙敷料、硅胶膜敷料或透明质酸来预防放射性皮炎。

辐射引起的早期皮肤反应，包括红斑和干燥脱皮，需给予积极的对症治疗。仅用清水或与温和、低 pH 的清洁剂联合使用轻轻冲洗受影响的区域，不会加重现有皮炎。洗涤还可以减少细菌负荷，从而减少潜在的超抗原引起的炎症。患者应该穿合身的宽松衣服，避免不必要的局部刺激物和摩擦。辐射性皮炎的严重程度因人和辐射剂量的不同而不同：①1 级，微红和皮肤脱皮；②2 级，中度红肿，皮肤皱褶变薄；③3级，皮肤变薄，直径超过1.5cm，不仅出现在皮肤皱褶上，还伴有严重肿胀；④4级，皮肤细胞死亡和深部皮肤溃疡（表7-2）[18, 45, 46]。

伴有淡红斑和干燥脱皮的1级急性皮炎患者通常不需要任何治疗干预。建议使用普通护肤品。对于干性脱皮，可以使用亲水性（水包油）保湿霜。中等效力的局部皮质类固醇，如克洛托隆、腐戊酸软膏或氟喹诺酮丙酮软膏，可能对控制瘙痒或刺激有帮助。抗组胺药物一般不能有效减少放射性皮炎引起的瘙痒[61, 69]。

使用特殊敷料似乎对1级皮炎患者无效；然而，没有足够的对其不利的证据。不同的研究对特殊的敷料进行了研究，包括水胶体敷料、甲紫[79-82]。Mak等[80]和Macmillan等[81]观察到水凝胶对皮肤反应有害影响，但只有后者的结论有统计学意义，而Gollins等[81]的研究显示明显获益。这些试验的方法学局限性致使水胶体敷料对已确定的放疗诱导的湿性脱皮的作用尚不清楚。

对于皮肤皱褶或其他皮肤区域出现湿性脱皮的2级和3级皮炎患者，治疗包括旨在预防继发性皮肤感染的措施和在皮肤松弛区域的敷料应用[69]。如果发生感染，细菌感染的标准治疗应为开始使用局部和（或）全身抗生素。应考虑使用针对湿性脱皮、出血、渗出或引流的专用敷料。在湿性脱皮的治疗中使用敷料是基于观察到潮湿的环境促进了再上皮化的速度，并加快了伤口愈合的速度。敷料的种类很多，但在各种敷料中进行选择的证据很少。可以使用含/不含外用剂的硅胶泡沫绷带，这种敷料在移除时对伤口和周围皮肤无损伤。根据渗出的严重程度，敷料应该每日更换甚至更频繁地更换。非黏附性敷料、水凝胶敷料或水胶体敷料也是一些合理的选择。一些随机试验比较了不同的敷料，或敷料对比其他药物，但未能获取准确的结论[69, 81, 82]。伴有湿性脱皮的3级放射性皮炎可能需要暂停放疗，这取决于脱皮区域的位置和患者的不适感的程度。

4级皮炎很少见。出现全层皮肤坏死和溃疡的患者应该进行个体化治疗。可能需要终止放疗。治疗方法包括外科清创、全层皮肤移植、肌皮瓣或带蒂皮瓣。对于感染或有危险的伤口，应考虑全身或局部使用抗生素[83]。

关于慢性放射性皮炎治疗的现有文献数据并不令人满意。大多数干预措施仅基于临床实践和在类似条件下使用的外推。在一项Ⅱ期临床研究中，Delanian等对晚期纤维化的受试者进行口服己酮可可碱（800mg/d）和维生素E（1000U/d）至少6个月（治疗后0.5～30年）[84]，治疗耐受性良好，所有可评估的损伤均显示出持续的临床缓解和功能改善。有一些小规模的随机试验表明，己酮可可碱联合维生素E长达3年的治疗可能有助于治疗辐射诱导的皮下纤维化[69, 85]。这些数据表明，己酮可可碱联合生育酚可以逆转某些患者的辐射诱导的浅表纤维化，然而最佳治疗剂量和持续时间以及生育酚的作用尚不清楚。对于放射性纤维化患者，镇痛药也很重要，因为辐射诱导的纤维化可能会很疼痛。

高压氧已被评估为治疗放射性肝纤维化的一种方法；然而，目前没有足够的证据显示其疗效[86]。有少数报道用激光疗法成功地治疗了放疗引起的毛细血管扩张和色素沉着[87, 88]。

（六）处方示例

1. *放射性急性皮炎的预防*
- Bepanten® （右旋泛醇乳膏）：每日2次。

- 0.1% 糠酸莫米松或 1% 氢化可的松乳膏：每次放疗结束后应用，每日 2 次。
- 1% SSD 乳膏，每日 3 次，每周 3 天，放疗期间 5 周，放疗结束后 1 周。

2. 放射性急性皮炎的治疗

- 亲水性（水包油）保湿霜：水脂面霜（如 XClair®）（每日 2～4 次，用干净的双手轻轻涂抹在治疗区域的皮肤上）。
- Cloderm® Clocortolone 丙戊酸乳膏。
- Synalar® 氟轻松软膏。
- Cordran® 氟氢缩松软膏。
- Westcort® 氢化可的松戊酸酯软膏。

3. 辐射引起纤维化的治疗

- 己酮可可碱（800mg/d）和维生素 E（1000U/d）至少 6 个月。
- NSAID（非类固醇抗炎药物）。

三、骨骼

（一）解剖

成人骨骼系统共有 206 块骨头（不包括籽骨），分为两部分，即躯干骨和四肢骨[89]。

躯干骨由 80 块骨头组成，构成人体的中轴线，由颅骨、脊柱和胸腔组成。颅骨又由 22 块骨头组成。此外，头骨中还有 7 块骨头，包括舌骨和听小骨，每只中耳还各有 3 块小骨头。脊椎除骶骨和尾骨外，还由 24 块骨头组成，每块骨头称为一个椎骨。12 对肋骨和胸骨（前胸的扁平骨）构成了胸腔。

成人四肢骨骼共有 126 块骨头，包括上肢和下肢的所有骨骼，以及将每个肢体连接到骨干骨架的骨骼。构成四肢骨骼的骨头会在之后的上肢骨和下肢骨章节中讲述。

人体骨骼分为四种，即长骨、短骨、扁骨和不规则骨。锁骨、肱骨、桡骨、尺骨、掌骨、股骨、胫骨、腓骨、跖骨和指骨是人体的长骨。短骨包括籽骨、髌骨、腕骨和跗骨。头骨、下颌骨、肩胛骨、胸骨和肋骨属于扁骨。不规则骨包括椎骨、骶骨、尾骨和舌骨。

长骨是由软骨内骨化和膜骨骨化相结合形成的。另一方面，扁骨是通过膜性骨骨化形成的。长骨的构成包括一个中空的管状骨，即骨干，生长板下方张开的锥形干骺端，以及生长板上方的圆形骨骺。致密的骨皮质是骨干的主要结构。骨骺和骨干包括一层骨小梁，周围是一层相对较薄的致密骨皮质。成人骨骼由 80% 的骨皮质和 20% 的骨松质组成。不同的骨骼和同一骨骼不同部位的骨皮质和骨松质的比例不同。例如，椎骨的皮质与松质的比例为 25∶75，股骨头为 50∶50。

骨皮质围绕着骨髓间隙，致密而坚固。骨松质由散布在骨髓室中的骨小梁板和棒状物组成的蜂窝状网络构成。骨皮质有两个表面，即外骨膜表面和内骨膜表面。骨膜表面活性对骨对位生长和骨折后修复非常重要。骨的直径随着人年龄的增长而增大，这是由于骨膜表面的骨形成超过骨吸收所致。另一方面，随着年龄的增长，骨吸收通常超过骨内膜表面的骨形成，因此骨髓空间通常会扩

放射肿瘤学急性与晚期毒性的防治：放射肿瘤学中的毒性管理

Prevention and Management of Acute and Late Toxicities in Radiation Oncology:Management of Toxicities in Radiation Oncology

大。骨皮质和骨松质通常以板层模式形成，其中胶原纤维以交替的方向排列[89, 90]。

（二）靶区勾画

目前尚无适用于骨所有部位的靶区勾画图谱或者指南，但已确定在不同部位的肿瘤照射时具有重要意义的骨结构。在骨盆肿瘤的放疗中，股骨头的勾画非常重要。对于股骨头的勾画，应包括股骨、粗隆和近端干至坐骨结节底部水平的球体（图 7-7）[91]。

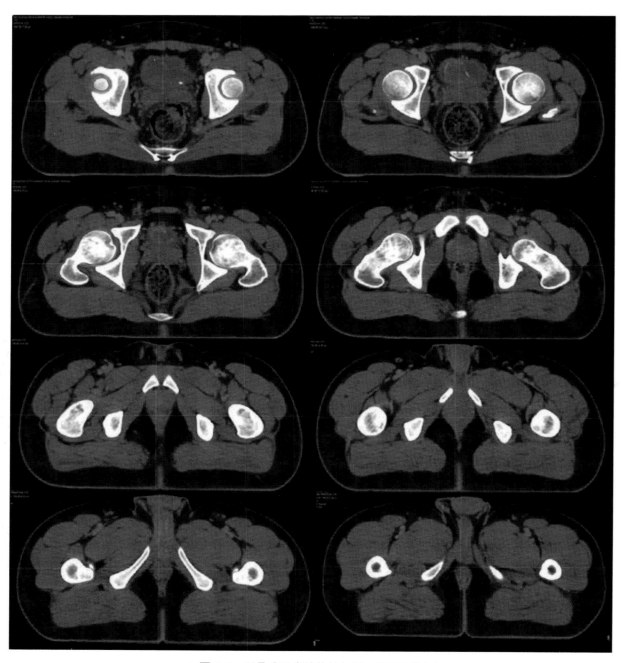

▲ 图 7-7 股骨头正常结构的勾画（彩图见书末）

（三）剂量限制

Emami 等提出了对股骨头、下颌和颞下颌关节（temporomandibular joint，TMJ）以及肋骨的剂量限制[51]。对于股骨头，剂量限制考虑的骨不良事件是股骨坏死和股骨颈骨折。股骨坏死和股骨颈骨折的发病率在 20～70Gy 的受照剂量下都可发生。预估的 $TD_{5/5}$ 和 $TD_{50/5}$ 分别是 52Gy 和 65Gy（表 7-3）。根据美国医学物理学家协会（American Association of Physicists in Medicine，AAPM）第 101 报告对 SBRT 的剂量建议，单次 SRS 时股骨头接受 14Gy 射线照射的体积应＜ 10ml。对于分次 SBRT，建议 3 次和 5 次计划的阈值剂量分别为 28.8Gy（9.6Gy/ 次）和 30Gy（6Gy/ 次）[53]。

对下颌和 TMJ，剂量限制考虑的骨不良事件是放射性骨坏死，它受到多种因素的影响，包括肿瘤的位置、牙齿状态、放疗技术和放疗总剂量[51, 53, 92-94]。关于 TMJ 毒性的数据并不精确，人们认为坏死是确定 $TD_{5/5}$ 和 $TD_{50/5}$ 的更可行的终点。下颌骨的 1/3、2/3 和 3/3 的 $TD_{5/5}$ 分别为 65Gy、60Gy、60Gy。对于小体积（1/3），TD50/5 被确定为约 77Gy，对于 2/3 的体积和全体积，TD50/5 被定为是 72Gy[51]。总剂量为 45～50Gy 且为常规分割时，股骨上端骨折的风险大约为 5%。剂量小于 60Gy 时很少会发生骨坏死[95]。

肋骨剂量限制考虑的骨不良事件是病理性骨折。Emami 等推荐的 1/3 的肋骨的 $TD_{5/5}$ 和 $TD_{50/5}$ 分别是 50Gy 和 65Gy，$TD_{2/5}$ 是 48Gy，$TD_{8/5}$ 是 58Gy，$TD_{20/5}$ 是 65Gy[51]。放疗导致下颌骨坏死的因素众多，包括牙齿的状态和受照射的下颌骨的体积等。Cooper 等认为放疗剂量＜ 65Gy 时不会增加骨坏死的发生风险，但是如果剂量≥ 75Gy，骨坏死的风险高达 80%[96]。在治疗剂量，牙关紧闭症的发生风险为 5%～38%[97]。

表 7-3　剂量限制

器　官	Emami 等研究者			Quantec	SRS	SBRT	研究终点
	1/3	2/3	3/3				
骨							
股骨头	(−) (−)	(−) (−)	$TD_{5/5}$: 52Gy $TD_{50/5}$: 65Gy	45～50Gy: 5%（骨折风险）	14Gy ＜ 10ml	21.9Gy/3 次（每次 7.3Gy） 30Gy/5 次（每次 6Gy）	坏死和骨折
肋骨	$TD_{5/5}$: 50Gy $TD_{50/5}$: 65Gy	(−) (−)	(−) (−)		22Gy ＜ 1ml		疼痛或骨折
颞下颌关节下颌骨	$TD_{5/5}$: 65Gy $TD_{50/5}$: 77Gy	$TD_{5/5}$: 60Gy $TD_{50/5}$: 72Gy	$TD_{5/5}$: 60Gy $TD_{50/5}$: 72Gy		D_{max}: 30Gy	28.8Gy/3 次（每次 9.6Gy） 35Gy/5 次（每次 7Gy）	

SRS. 立体定向放射外科；SBRT. 立体定向体部放疗

放射肿瘤学急性与晚期毒性的防治：放射肿瘤学中的毒性管理
Prevention and Management of Acute and Late Toxicities in Radiation Oncology:Management of Toxicities in Radiation Oncology

（四）病理生理学

放疗引起的骨毒性最常见三种情况：①放射性骨折，包括骨盆和股骨不全骨折、放射性肋骨骨折、脊椎骨折；②放射性骨坏死，包括下颌骨放射性骨坏死和股骨头放射性骨坏死；③儿童肿瘤患者放疗诱发的生长异常。

1. 放射性骨折

随着兆伏级放疗设备的使用以及放疗计划和技术的改进，放射性骨损伤已成为放疗的罕见并发症。骨骼组织被认为是一种相对放疗抵抗的组织 [98]。

关于放疗对正常骨组织的影响的数据有限。放疗引起的骨毒性与许多因素有关，包括化疗、类固醇的使用、活动能力降低，甚至肿瘤直接浸润到骨质 [98-101]。骨骼的 α/β 值被认为是 1.8 ～ 2.8Gy，说明骨骼是一个相对晚反应组织，具有亚致死损伤修复的能力 [102]。

文献数据的证据表明，骨骼实际上是对电离辐射有急性反应的组织 [98, 102]。在接受放疗的几天内，急性反应性改变包括成骨细胞数量减少、胶原生成减少和破骨细胞活性增加。癌症患者接受骨盆、椎骨和肋骨放疗会增加局部骨折的风险。胸部 SBRT 后 4 个月内胸腔会有急性骨皮质的丢失 [103-105]。

多能间充质干细胞和造血干细胞是骨形成和吸收的祖细胞。这些骨祖细胞中的一个群体的耗竭会以不同的方式扰乱其他细胞群，包括改变细胞信号或破坏骨髓内的血管 [98, 106, 107]。破骨细胞来源于造血干细胞 [106]，成骨细胞 / 骨细胞来源于间充质干细胞 [108]。最近研究放射线对骨的影响主要集中在放疗后多能间充质干细胞的成骨潜能和集落形成能力 [98, 107]。已经观察到由于活性氧介导的 DNA 损伤导致细胞凋亡，照射后的骨组织中成骨细胞数量减少。此外，在骨的照射部位脂肪的增加可能表明多能间充质干细胞优先向脂肪细胞转移，而不是成骨细胞 [107, 109]。放射诱导的成骨细胞损伤会损害基质的产生，降低骨密度，最终增加骨的脆性。通过对多能间充质干细胞和成骨细胞的作用而导致的骨形成的长期和（或）暂时性的减少可能导致新骨的形成减少，并损害骨的微结构和力学性能 [98, 106, 107, 109]。

电离辐射对造血干细胞系前体细胞（产生破骨细胞）的损伤是有据可查的。众所周知，放疗后破骨细胞的数量减少，由于这种减少导致随后的骨形成减少和骨吸收减弱。不成比例的激活会促进过度吸收，减少骨量，降低骨骼质量和强度。作为破骨细胞活性升高的早期反应，大量的骨丢失，再加上长时间的骨转换减少和随后的骨骼脆化，可能导致辐射诱导的不全性骨折，会在如下多个部位的骨骼详细描述 [98, 110-112]。

股骨头和股骨颈的放疗耐受性远远低于长骨的耐受性。股骨颈骨折越来越罕见，因为常规的骨盆放疗野避开了股骨颈和大部分股骨头。如果必须照射腹股沟淋巴结，股骨头和颈部不可避免地会受到很大的放疗剂量，必须注意不要超过这些结构的辐射耐受性。股骨颈骨折的病理生理学与其他骨骨折一样，是由于成熟骨的微血管改变，导致骨膜血供减少，从而损害成骨细胞功能，导致不完全骨折。骨功能不全骨折是由于弹性阻力不足的骨骼受到生理应力的结果。

2. 放射性骨坏死

放射性骨坏死是放疗的一种并发症，其原因是放射部位的血管闭塞和血供减少。放射性骨坏死的发生机制有很多，最广泛接受的放射性骨坏死发生的病理生理学机制如下。

根据 Marx 的观点，放射性骨坏死应该被认为是由于新陈代谢和组织动态平衡紊乱造成的一种不可愈合的骨创伤，是缺氧、血供不足和细胞减少的结果，随后是组织破裂，导致无法愈合的伤口。骨坏死没有间质的感染，只是表面感染[113]。

根据 Bras 等的说法，导致下颌骨缺血性坏死的主要因素是辐射导致的下牙槽动脉闭塞[114]。

有多位研究者提出，放射性骨坏死发生的最初事件是放射对破骨细胞的损伤，与血管改变相比，放射损伤发生得更早。这一理论得到了与药物相关的颌骨坏死类似的疾病过程的支持[108]。

Delanian 等认为放射性骨坏死是由辐射诱导的纤维萎缩机制引起的，包括自由基形成、内皮功能障碍、炎症、微血管血栓形成、纤维化和重塑，最后是骨和组织坏死[115]。

最后，Store 等论证了细菌可能在放射性骨坏死的发病机制中起着重要作用，并指出照射野内的牙齿可能是微生物进入的地方[115]。

细胞和分子生物学的最新证据更准确地评估了显微镜下观察到的放射性骨坏死的进程，并支持放射诱导的纤维化理论。综合以上理论，可以认为放射性骨坏死的发展经历了以下三个阶段[116]。

- 纤维化前期：以内皮细胞为主，伴有急性炎症反应。
- 组织化阶段：成纤维细胞活性异常，细胞外基质失去组织化。
- 晚期纤维萎缩期：为了试图通过形成脆弱的愈合组织来重塑组织，当组织遭受局部损伤时，这些组织具有重新激活炎症的风险，这可能会导致组织坏死。

3. 儿童放疗后的生长发育异常

儿童患者放疗后的主要骨骼毒性是生长迟缓。与电离辐射相关的生长异常在临床上可能被认为是身高下降和与不对称生长相关的问题。人类的骨骼从出生到青春期后期都会发育。长骨的生长发生在骨骺。骨骺是骨骼中对放疗最敏感的部位。低至 3Gy 时可以看到显微的变化，4Gy 时会表现出生长迟缓；而高于 15Gy 时会导致更严重、更持久的身体生长缺陷[117]。在低剂量下，与放疗相关的骨骺改变是可逆的。骨骺可在放疗后 1～2 个月变宽，通常可在 6 个月后恢复正常。

当剂量大于 12Gy 时，对软骨细胞的损伤会增加，其中软骨母细胞受到的辐射影响最大。迟发性改变在放疗 6 个月之后出现，包括骨髓萎缩和软骨变性。晚期放疗改变是由于潜在的血管纤维化和直接的细胞损伤。在骨骺，发生了明显的生长迟缓。

放疗后 8～10 个月出现明显的关节间隙扩大。干骺端的变化包括弯曲，骨骼长度变化很小或没有变化。可能会出现类似佝偻病的干骺端不规则和磨损。还可能会发生异常的小管与骨骺过早融合。放疗引起的生长迟缓在骨骺闭合前快速生长的长骨和脊柱中最为明显。脊柱在放疗计划中特别重要。脊柱侧弯是由脊柱不对称生长改变和覆盖的软组织的继发性改变引起的[117, 118]。

（五）治疗

1. 放射性骨折

放疗引起的骨毒性是放疗的晚期效应，骨折是放疗对骨组织最严重的不良影响，通常被称为"功能不全骨折"或"应力性骨折"，通常是由于正常或生理应力作用于弱化骨而导致的骨折亚类。

放疗引起的长骨骨折是一种罕见并发症，在四肢肉瘤放疗中使用较高剂量后最为常见。目前有关肢体软组织肉瘤保肢治疗的文献报道，放疗后骨折的发生率为 4%～8.6% 不等[119]。对于放射性长骨骨折的治疗，推荐手术治疗。因此，患者应立即咨询骨外科医生寻求治疗。

与股骨和长骨的其他部分相比，股骨颈的放疗耐受性要低得多。股骨颈骨折越来越罕见，因为常规的骨盆放疗野避开了股骨颈和大部分股骨头。预防是应对股骨头和股骨颈骨折的最佳策略。然而，当遇到放射性股骨颈骨折时，应进行手术治疗。因为放疗后的骨骼质量很差，放疗后的股骨头 / 颈骨折的外科修复可能需要特殊的机械加固。

盆腔放疗广泛应用于宫颈癌、子宫内膜癌、膀胱癌、直肠癌等多种肿瘤的治疗中。先前的研究表明，骨盆放疗会导致骨基质脱矿。据报道，在接受放疗的妇科恶性肿瘤患者中，骨盆骨折的发生率为 2%～89%[120]。骨盆放疗后几乎骨盆的任何部分都可以骨折，并且所有的骨盆病变部位都可以观察到骨折。特别是骨质疏松风险较高的患者，如老年患者，应进行骨质疏松筛查，必要时应建议进行适当的治疗。当不完全性骨折确实发生时，大部分情况都是通过包括镇痛药和物理治疗在内的保守治疗来解决。双膦酸盐可用于促进愈合和降低后续骨折的风险。双膦酸盐可诱导破骨细胞凋亡，抑制骨吸收，已被广泛用于治疗骨质疏松症。有报道指出，双膦酸盐对骨转移相关的骨丢失有帮助，对放疗后骨盆骨折的治疗和预防也是有效的。然而，应该记住的是，双膦酸盐具有与放疗相似的抗血管生成作用，并抑制骨转换。因此，它可能会混淆骨坏死，诱发病理性骨折[120-122]。同样，患者应该接受骨科医生的评估和治疗[117]。

Pierce 等发现乳房放疗后肋骨骨折的发生率为 0%～20%，但当回顾分析仅限于使用"现代技术"的研究时，发生率为 1%～3%[123]。在其他同期的研究中，保乳放疗后肋骨骨折的发生率远低于 1%[124]。SBRT 后胸壁毒性的危险因素已有报道，但很少有研究专门评估肋骨骨折的预测因素。在这些危险因素中，与患者相关的因素，如性别、年龄、种族、吸烟、高血压和外周血管疾病，与肋骨骨折的风险无关；肥胖和糖尿病的影响仍然存在争议[98, 125]。进一步研究 SBRT 对肋骨皮质厚度和骨密度的影响，可以更好地量化放疗剂量与可能导致肋骨骨折的骨结构重大变化风险之间的关系。在进一步治疗前，应排除肿瘤复发的可能。绝大多数肋骨骨折无须干预即可愈合，也可根据需要给予镇痛药[123]。

椎体压缩性骨折（vertebral compression fractures，VCF）是最常见的骨质疏松性骨折[98, 126]。虽然大多数病例没有症状，但大约 1/3 的病例会出现明显的疼痛、行动不便和生活质量下降[127, 128]。放疗与癌症患者发生 VCF 的风险增加有关。放疗后 VCF 的病理生理学机制尚不清楚。随着 SBRT 使用量的增加，SBRT 后 VCF 的发生已成为一个重要问题。在相关研究中报道的 SBRT 相关的 VCF 发生率高达 39%，大多数报道表明 VCF 发生率为 10%～20%，大多数骨折发生在治疗后 3～4 个月内[98]。大多数有症状的患者经过使用镇痛药和休息等保守治疗后完全缓解；然而，也有一些患者因为剧烈的疼痛和残疾而需要麻醉药或住院治疗。患者应该接受骨科医生的评估和治疗。

2. 放射性骨坏死

放射性骨坏死的治疗是一个相当复杂的问题。在进行任何干预之前，应排除肿瘤复发的可能性。通过常用的保守措施，包括改善口腔卫生、冲洗和抗生素治疗，估计 1 年后 8%～33% 的患者放射性骨坏死完全消退 [116]。保守清创和抗生素通常对轻度放射性骨坏死有效。感染期的盐水冲洗和抗生素药物是常用的保守治疗方法，特别是在早期疾病中。在使用抗生素之前可以进行细菌鉴定和药敏试验。在细菌鉴定结果出来之前，可以经验性配伍应用青霉素与甲硝唑或克林霉素的配伍 [116, 129]。然而，当骨和软组织广泛坏死时，切除下颌骨并立即进行微血管重建可能会有更好的效果。颌骨放射性骨坏死的外科治疗方法包括创面清创、死骨切除、去皮层和切除 [130]。

许多医疗中心将高压氧用于预防和（或）治疗放射性骨坏死。高压氧被认为通过刺激单核细胞和成纤维细胞功能发挥作用，从而增加血管密度和改善循环 [131]。现有与高压氧疗效相关的数据有限且相互矛盾。在一项随机试验中，高压氧被用于预防放射性骨坏死，试验中需要拔牙的放疗患者被随机分为围术期青霉素组和围术期青霉素加高压氧治疗组，在接受高压氧治疗的患者中，放射性骨坏死的发生率为 5%，而未接受高压氧治疗的患者中，骨放射性坏死的发生率为 30%[132]。高压氧是一种耗时且昂贵的治疗方法，最常见的不良反应是可逆性近视。

其他用于治疗放射性骨坏死的药物是己酮可可碱和维生素 E。己酮可可碱是一种甲基黄嘌呤衍生物，具有多种作用，可能有利于骨放射性坏死的治疗。己酮可可碱可诱导血管扩张，增加红细胞弹性，从而增强血液流动。它还具有抗肿瘤坏死因子 α 活性，被认为可以减少推动放射性骨坏死疾病进程的细胞因子级联反应 [133]。一项使用己酮可可碱和维生素 E 治疗难治性放射性骨坏死患者的单中心 Ⅱ 期研究结果显示，54 名患者在中位时间 9 个月内全部完全康复。这一结果尚需在随机试验中得到证实 [134]。

目前还没有建立起预防拔牙后放射性骨坏死的标准化方案。围术期抗生素的使用、高压氧的使用，以及严格遵守外科原则，如一期闭合和牙槽成形术，不同研究者们报道的成功率各不相同。

3. 儿童放疗后的生长发育异常

放疗导致的生长迟缓是对儿科患者最具破坏性的不良反应之一。生长异常可大致分为身高减退和与不对称生长相关的问题。放射诱导的生长异常主要通过手术治疗，而为了避免这种有创性治疗，仔细的放射野设计是将异常程度降至最低的关键。虽然还没有临床患者数据，但临床前研究在使用诸如氨磷汀之类的放射防护剂以减少生长异常方面取得了令人振奋的结果 [117, 135, 136]。

（六）处方示例

放射性骨折

- 双膦酸盐。

- 对乙酰氨基酚 325mg，每 4h 服用 1 次。

- 麻醉药。

放射性骨坏死

- 0.12% 葡萄糖酸氯己定（配药 1 瓶，20 ml 漱口，每次 30s，每日 3 次）。

- 青霉素 V 钾 500mg（28 片，每次 1 片，每日 4 次）。

- 阿莫西林 500mg（配药 28 片，每次 1 片，每日 4 次）。

- 克林霉素 150mg 或 300mg［150～300mg（配药 28 粒，每 6h 服 1 粒）］。

- 对乙酰氨基酚 325mg，每 4h 服用 1 次。

四、四肢骨

（一）解剖学

上肢是上半身的一个功能单元，它由上臂、前臂和手三部分组成。上肢从肩关节延伸到手指，包含 30 块骨骼。此外，它还含有许多神经、血管和肌肉。手臂的神经由臂丛供应，臂丛是人体的两大神经丛之一[137]。

下肢的主要作用是负重、平衡和活动。下肢的骨骼和肌肉比上肢的骨骼和肌肉更大、更强壮，这是负重和平衡功能所必需的。下肢由 26 块足骨、7 块踝骨以及包括股骨、腓骨和胫骨在内的腿骨组成。股骨是人体最长、最强壮的骨骼，它的圆形头部位于股骨的近端、内侧，与髋臼完美配合，形成髋关节。胫骨和腓骨是腿部的骨骼，胫骨较大，位于腓骨内侧，胫骨是承重骨，属于膝关节的一部分[138]。

（二）靶区勾画

目前还没有适用于上肢和下肢所有部位的靶区勾画图谱 / 指南，但已经确定了在肿瘤不同部位照射过程中具有重要作用的某些特殊部位的骨结构。股骨头在骨盆肿瘤放疗中占有重要地位。对于股骨头的勾画，应包括股骨、粗隆和近端干至坐骨结节底部水平的球体[91]。

（三）剂量限制

放疗对骨骼的影响因剂量、能量和分割次数的不同而不同。放疗对未成熟的（生长中的）骨骼和成熟的（成年）骨骼的病理效应是不同的。在未成熟的骨骼中，放疗会影响软骨生成和钙化软骨的吸收[139]。另一方面，在成人骨骼中，放疗的影响主要发生在成骨细胞上，从而减少骨形成[140, 141]。

在未成熟骨中，骨骺生长软骨中的软骨细胞是对放疗最敏感的区域。在低于 3Gy 的剂量下，生长的软骨细胞可能会出现显微镜下的变化，而仅仅 4Gy 后生长可能会放缓。通常情况下，组织学可逆的最高剂量可达 12Gy，但较高水平的暴露可能会造成更严重的细胞损伤[142]。在成人中，软骨细胞生长的微观变化可能会随着剂量的增加而出现。这些改变的阈值估计在 30Gy 左右，细胞死亡发生在 5Gy 剂量下。骨的改变范围从轻微的骨量减少到骨坏死。放疗一年后，骨平片会显示骨质疏松[140]。

Emami 等提出将股骨头的终点定为坏死和股骨颈骨折（表 7-4）。股骨坏死和股骨颈骨折在 20 ～ 70Gy 的不同剂量范围内都会发生。预计 $TD_{5/5}$ 和 $TD_{50/5}$ 分别为 52Gy 和 65Gy[51]。根据 AAPM101 报告的 SBRT 剂量建议，单次 SRS 治疗时，股骨头接受 14Gy 剂量的体积应＜ 10cm³。对于分次 SBRT，建议 3 次和 5 次放疗计划的阈值剂量分别为 28.8Gy（每次 9.6Gy）和 30Gy（每次 6Gy）[53]。

对于肌肉，终点被选为临床性肌炎，大多数临床证据来自乳房切线野照射。Emami 等提出肌肉的 $TD_{1/5}$ 为 50Gy[51]。Jentzsch 等对 29 名被诊断为尤因肉瘤的患者进行了研究，报告了其中 22 例在术后 2 年仍存活的患者的治疗结果[143]。治疗方案包括在环磷酰胺的基础上加用 50Gy 外照射，以及

表 7-4　剂量限制

器　官	Emami 等研究者			Quantec	SRS	SBRT	研究终点
	1/3	2/3	3/3				
四肢							
肌肉	TD_{1/5}: 50Gy						肌炎
臂丛神经	TD_{5/5}: 62Gy	TD_{5/5}: 61Gy	TD_{5/5}: 60Gy	60～66Gy	14Gy <3ml	20.4Gy/3 次 （每次 6.8Gy）	疼痛或骨折
	TD_{50/5}: 77Gy	TD_{50/5}: 76Gy	TD_{50/5}: 75Gy		D_{max}: 17.5Gy	27Gy/5 次 （每次 5.4Gy）	临床上明显 的神经损伤 / 神经病变

SRS. 立体定向放射外科；SBRT. 立体定向体部放疗

长春新碱、放线菌素 D 或阿霉素的各种组合。根据功能受限程度分为四组：轻度（第 1 组）、中度（第 2 组）、重度（第 3 组）或需要截肢（第 4 组）。在 22 例患者中，59% 为第 1 组，23% 为第 2 组，14% 为第 3 组，1 例（4%）为第 4 组，放射相关肌肉损伤的一个重要决定因素是剂量分割方式。在 NCI 接受治疗的 145 名四肢软组织肉瘤患者中，总放疗剂量大于 63Gy 者肌肉发病率较高[144]。

（四）病理生理学

前述讨论了放射性骨折和骨坏死的病理生理学。因此，这里我们将讨论三个放疗导致四肢毒性的问题：①放疗诱导的肌肉毒性；②放疗诱导的关节毒性；③放疗诱导的动脉、静脉和神经毒性（表 7-5）。

1. 放疗诱导的肌肉毒性

放疗导致的肌肉损伤可有两种临床表现，一种是肌炎，这也是 Emami 等提出的终点，另一种是肌肉纤维化，是一种晚期不良反应。虽然放疗诱发肌肉损伤在实验动物研究中被观察到，但在临床文献中却很少有报道。骨骼肌被认为对放射损伤具有相对的抵抗力，常规体外放疗引起的损伤很少观察到[145]。对急性肌肉损伤的细胞反应已经在动物和人类中进行了研究。家兔单次照射 11～13Gy 后 24h 可见水肿、肌丝断裂和内皮肿胀[146]，大鼠在接受 15Gy 剂量照射后 4～6h 出现氨基酸释放，提示发生了蛋白质分解[147]。Phillips 等[148] 研究了人体肌肉接受放疗后的反应，他们观察到在放疗 20Gy 后的 2～4 个月，肌肉发生变性和空泡化并伴随着毛细血管的丧失，胶原沉积随时间的增加也很明显，但最终在 1 年后减少，此时也观察到毛细血管的恢复。在低于 15Gy 受照剂量后的任何时间点，几乎没有观察到显微镜下的变化[145, 148]。

晚期放射性肌肉损伤的病理生理学基础被认为源于血管损伤和随后的缺血，以及伴随血管损伤的炎症。放疗主要影响小动脉和毛细血管。内皮细胞是对放疗最敏感的细胞，表现为急性肿胀和坏死，其次是内膜增生和内膜下胶原沉积。缺血和炎症反过来导致肌肉纤维化的发展，这是一种非特异性的修复反应，导致肌肉实质的显著改变。放疗诱导的纤维化类似于炎症、伤口愈合和任何来源

表 7-5　RTOG/EORTC 晚期放疗毒性评分标准

器　官	慢性毒性			
	1 级	2 级	3 级	4 级
骨	• 无症状 • 无生长迟缓 • 骨密度降低	• 中度疼痛或压痛 • 生长迟缓 • 不规则骨硬化	• 剧痛或压痛 • 骨骼生长停滞 • 致密骨硬化症	坏死/自发性骨折
关节	• 轻度关节僵硬 • 轻微活动受限	• 中度关节僵硬 • 间歇性或中度关节痛 • 中度活动受限	• 重度关节僵硬 • 伴有严重活动受限的疼痛	坏死/完全性骨折

的纤维化。典型的组织学特征包括炎性浸润，特别是纤维化早期的巨噬细胞，成纤维细胞分化为有丝分裂后的纤维细胞，血管结缔组织改变，细胞外基质蛋白和胶原过度产生和沉积。纤维化是正常组织愈合过程的一种形式，因此是最初血管损伤进行修复的标志，通常是不可逆的，严重时会导致慢性疼痛、畸形和行动不便[144, 145]。

2. 放疗诱导的关节毒性

尽管有报道称癌症治疗或职业暴露后会造成关节损伤，但是关于放疗对成人关节软骨的影响的数据有限。电离辐射可导致暴露的骨骼组织结构完整性的严重、急性和持续性降低。虽然有一些报道显示了暴露后骨和生长板软骨损伤的程度和性质，但放疗对关节结构内的关节软骨的影响还没有明确的定义，相关的研究也较少。据报道，暴露在放疗中的各种关节都会发生进行性退化和关节炎，具体地说，骨盆放疗后的髋关节和职业暴露后的手部关节都会发生软骨变薄、疼痛、肿胀和最终的软骨下骨侵蚀[149-151]。

关节软骨基质主要由蛋白多糖聚合物和 II 型胶原组成，它们决定了组织的机械性能。降低软骨基质中蛋白多糖聚合物的含量可以降低压缩刚度。基质的渐进性破坏和丢失会导致关节疾病，如骨关节炎[149, 152]。在临床前研究中，有人提出电离辐射可能会减少蛋白多糖聚合物的含量，增加关节软骨中基质的降解，从而降低压缩刚度[149]。最近以初步结果形式发表的临床前证据表明，放疗可以引起小鼠和猪关节软骨表面机械性能的急剧下降，特别是降低压缩刚度[153]。然而，放疗相关关节功能障碍的确切病理生理学尚未在临床患者中开展研究。

3. 放疗诱导的动脉、静脉和神经毒性

放射性大血管动脉炎和臂丛神经病是局部放疗的少见延迟并发症。放疗引起的血管损伤是放疗的罕见后遗症，但已观察到在许多主要血管中发生，包括主动脉、肾、髂动脉、颈动脉和锁骨下腋下动脉[154]。动脉病变的病理生理学还没有明确的定义，但是实验和组织病理学研究已经显示了动脉的几个变化，这些改变包括内弹力膜纤维化、血管损伤和血管壁缺血性坏死、动脉周围纤维化、血管壁玻璃化和增厚并伴有纤维蛋白沉积[154-156]。

放射诱导的神经损伤最常见的表现为感觉异常，并与同侧肢体疼痛和（或）虚弱有关。虚弱往往是缓慢渐进的，症状可在完成放疗后 6 个月内出现。放射诱导的周围神经病变是一种慢性的令人恐惧的神经障碍，因为它是进行性的，通常是不可逆转的，常出现在放疗几年后。虽然放射诱导的周围神经病变的发病率很小，但是随着癌症长期存活率的提高，其发病率也有所增加。其病理生理机制尚不完全清楚，由间接广泛放疗引起的周围神经组织纤维化所致的神经压迫被认为起着核心作用，此外，毛细血管网络衰竭后缺血对血管的损伤，通过轴突损伤和脱髓鞘直接损伤神经，也可能导致神经病变。病理研究显示髓鞘丢失、纤维化、神经膜增厚和新生血管闭塞[157, 158]。

（五）治疗

约 1/3 接受放疗的骨转移患者会发生局灶性骨痛的急剧加重。这种疼痛是暂时的，但如果疼痛严重，可能需要使用阿片类药物或短期口服糖皮质激素治疗。在"骨"部分讨论了放射性骨折和骨坏死的治疗。因此，在本节中，我们将讨论与放疗诱导的四肢毒性治疗相关的三个主题，分别是：①放疗诱导的肌肉毒性；②放疗诱导的关节毒性；③放疗诱导的动脉、静脉和神经毒性。

1. 放疗诱导的肌肉毒性

与其他原因的炎症相关疼痛一样，在放射性肌炎的治疗中，非甾体抗炎药（NSAID）是治疗活动性放射性肌炎的初始干预药物。皮质类固醇治疗放射性肌炎的应用是经验性的，是从泼尼松在其他亚急性放疗相关炎症（如放射性肺炎）中的应用推断出来的。尽管如此，如果非甾体抗炎药无效，可以应用 30～60mg/d 的 1～3 周泼尼松治疗方案。如果上述治疗方案效果不佳，或者有实验室或放射学证据表明有严重的组织破坏，可以考虑更积极的方法，如高压氧治疗。高压氧治疗对包括放疗损伤在内的各种原因引起的肌肉组织广泛破坏是有益的。为进一步减低因肌肉纤维化而导致长期残疾的可能性，应及早接受物理治疗及康复治疗[145]。

2. 放疗诱导的关节毒性

目前几乎没有关于放疗相关关节功能障碍的最佳治疗方案，可以考虑锻炼和理疗。为了防止放疗引起的关节功能障碍和僵硬，在放疗期间也可以指导患者进行适当的运动。如果疼痛，可以使用镇痛药，如果有中度到重度的关节疼痛和肿胀，可以应用非甾体抗炎药，如阿司匹林、布洛芬或萘普生，以缓解疼痛，对于关节特别疼痛和虚弱的患者，可以考虑手术治疗。

3. 放疗诱导的动脉、静脉和神经毒性

放疗引起的神经性疼痛是癌症治疗后一种罕见但具有破坏性的并发症。它通常是进行性的，对保守治疗无效，有时是不可逆转的。急性一过性臂丛神经病变可在放疗后发生，累及神经[159]，类似于被称为急性臂丛神经炎（臂神经炎）的综合征，这种疾病的特征是肩部、手臂和手部疼痛、感觉异常和虚弱，这种综合征通常是自限性的，但可能会导致持续性疼痛或功能障碍。新的放疗技术的应用似乎大大降低了这种情况的发生率。

首选的治疗方案是非阿片类镇痛药，包括阿司匹林、对乙酰氨基酚、非甾体抗炎药、环氧合酶 -2 抑制药，如果曲马多没有效果，可以推荐阿片类药物、抗抑郁药（三环类和 5- 羟色胺 - 去甲肾上腺素再摄取抑制药）、抗癫痫药（加巴喷丁、普瑞巴林和其他抗惊厥药）和 N- 甲基 -D- 天冬氨酸（NMDA）受体拮抗药。对于许多患者来说，使用针对不同代谢途径的药物组合可能会带来更好的镇痛效果和更少的不良反应，因为每种药物都可以使用较低的剂量。顽固性疼痛可以使用静脉注射利多卡因[160]。

（六）处方示例

1. 放射性肌炎

- 对乙酰氨基酚 325mg，每 4h 服用 1 次。

- COX-2 抑制药（塞来昔布：Celebrex®200mg，每日 2 次）。

- 泼尼松 30～60mg/d（1～3 周）。

2. 放射性神经病理性疼痛

- 对乙酰氨基酚 325mg，每 4h 服用 1 次。

- COX-2 抑制药（塞来昔布：Celebrex®200mg，每日 2 次）。

- 普瑞巴林 450mg/d。

- 大剂量芬太尼透皮贴剂（350μg/h）。

- 利多卡因，静脉注射，5mg/kg。

- 去甲替林（睡前每日 1 次，12.5mg；可耐受至 35mg/d）。

五、卵巢

（一）解剖

卵巢位于女性子宫的两侧，靠近盆腔侧壁。它们通过卵巢系膜与子宫的阔韧带相连，阔韧带覆盖输卵管、卵巢、卵巢和子宫动脉以及韧带。它没有内脏腹膜，周围是生殖上皮。

卵巢的主要供血动脉是卵巢动脉，它是腹主动脉的分支，走行在肾动脉的下方，穿过卵巢的悬韧带（盆底韧带）。这些韧带将卵巢连接到盆腔侧壁。卵巢（子宫 – 卵巢）韧带将卵巢附着在子宫的侧面，其内不含血管。右卵巢静脉直接引流至下腔静脉，左卵巢静脉引流至左肾静脉。初级卵巢淋巴引流至主动脉旁淋巴结，与卵巢静脉走行平行，次级卵巢淋巴引流主要流入髂淋巴系统[161]。

卵巢具有配子发生和内分泌功能，生殖细胞和类固醇激素分别在这里产生。卵原细胞是在胎儿时期形成的，起源于原始生殖细胞，通过活跃的有丝分裂迅速增殖。卵巢皮质由含有卵泡的结缔组织组成，卵泡由包围卵巢游离面的生殖上皮发育而来。随着胎儿期的进展，初级卵母细胞和原始卵泡形成，有丝分裂终止。初级卵母细胞的进一步发育直到青春期才被阻止。原始卵泡的数量逐渐减少直到绝经，当卵巢皮质由于退缩、闭锁和排卵而没有卵泡时，就会发生绝经。

下丘脑促性腺激素释放激素（GnRH）通过刺激垂体促性腺激素、卵泡刺激素（FSH）和黄体生成素（LH）的释放来控制卵泡成熟和卵巢黄体化。GnRH 在儿童后期开始到进入青春期释放增多，形成初级卵泡，此时的卵泡细胞被称为颗粒细胞。颗粒细胞包围着正在生长的卵泡，并在成熟过程中支持卵母细胞的功能。颗粒细胞受 FSH 刺激，分泌雌激素，从而刺激 LH 的释放，LH 在卵母细胞成熟和排卵中起着关键作用。排卵后，黄体产生孕酮、雌二醇和 17– 羟孕酮，引起子宫内膜的改变。如果没有绒毛膜促性腺激素从胚胎中释放出来，黄体就消失了，孕激素和雌激素水平下降，子宫内膜作为月经脱落（即月经来潮）。

卵巢激素对骨骼和心血管系统的完整性、乳房和阴道的成熟和维持及性欲也有重要作用。

（二）靶区勾画

目前还没有适用于卵巢的靶区勾画图谱 / 指南。我们在此展示了一位 37 岁宫颈癌患者放疗前卵巢移位的 CT 图像，考虑到金属夹的定位，双侧移位的卵巢分别进行了逐层勾画（图 7-8）。

（三）剂量限制

卵巢早衰（premature ovarian failure，POF）发生在 70%～85% 的接受腹盆腔放疗的患者中，发生概率取决于患者年龄和放疗剂量[162]。青春期前的女孩对放疗和化疗的性腺毒性作用更有抵抗力，很可能是因为原始卵泡的数量更多，对血管损伤和皮质纤维化的抵抗力更强。然而，随着年龄的增长，生殖细胞库不能更新，原始卵泡的数量逐渐减少。因此，POF 的风险随着年龄的增长而增加[162]。全身放疗（total body irradiation，TBI）后，青春期后的患者 100% 出现 POF，10 岁之前的患者有 50% 出现 POF[163]。

卵巢损伤的严重程度还取决于放疗野、总剂量和分次剂量。当放疗野邻近或包含卵巢时，发生卵巢早衰的风险很高，并能导致不孕[164]。

卵巢对很低剂量的放疗就极其敏感，50% 的患者在接受小于 2Gy 射线照射后就会出现永久性不孕或过早绝经[165]。2.5～3Gy 的放疗剂量可能会抑制卵巢功能，5～15Gy 会导致暂时性性激素紊乱和不孕，20～30Gy 会对卵巢造成不可逆转的损害[166]。分次放疗可降低卵巢损伤的风险[167]。1980 年，Ash 等分析了分次放疗对育龄妇女卵巢功能的影响[168]，他们发现，大于 8Gy 放疗剂量会导致 100% 的永久性不孕，而低剂量的影响则因年龄而异，治疗后的头 5 年，卵巢受照剂量大于 10Gy 是导致月经延迟 / 无月经初潮或继发性闭经的重要危险因素[162]。如果卵巢受照剂量限制在 ≤ 3Gy，只有 11% 的患者出现早期绝经；然而，如果卵巢剂量超过 3Gy，会导致 60% 的患者绝经[169]。2005 年，Wallace 等确定了对 97.5% 的患者人群导致早期和永久性卵巢衰竭的有效绝育剂量：出生时 20.3Gy，10 岁以下 18.4Gy，20 岁 16.5Gy，30 岁 14.3Gy[170]。然而，在临床实践中，POF 的风险并没有明确的阈值剂量，它取决于许多其他因素，包括年龄、患者的遗传特征、并发症和其他治疗方式[171]。

2016 年，Du 等发现在 IMRT 中，将卵巢放疗剂量限制在 $V_{7.5} < 26\%$ 可以防止放疗对卵巢功能的破坏[172]。Yin 等最近发表的一项研究结果表明，IMRT 应控制在 $D_{max} < 9.985Gy$，$D_{mean} < 5.32Gy$，$V_{5.5} < 29.65\%$ 的剂量范围内，才能较好地保护移位卵巢的卵巢功能[173]。

（四）病理生理学

放疗和化疗（如烷化剂）单独或联合使用可能会导致生殖能力、内分泌和性功能的暂时或永久性改变[174]，其特点是卵母细胞耗尽，这被称为"女性原发性性腺功能衰竭"或 POF，导致提前绝经，这是由血清 FSH 的高浓度定义的。特别是在接受下腹部、骨盆、脊柱或全身放疗的患者中，卵母细胞的数量减少，换句话说，卵巢储备减少[175]。卵巢的损伤既会导致绝育，又会抑制雌激素的产生，这是由于原始卵泡的丧失造成的。因此，受影响的个体出现青春期延迟、第二性征减少、闭经和更年期症状。

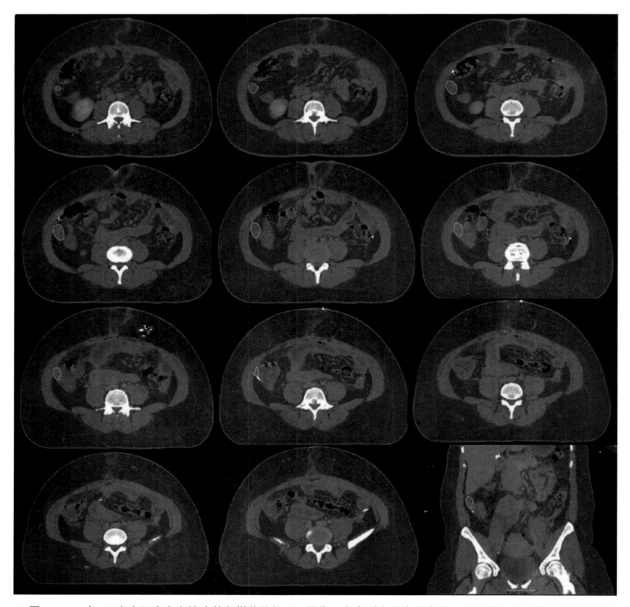

▲ 图 7-8　一名 37 岁宫颈癌患者放疗前卵巢移位的 CT 图像，考虑到金属夹的定位，双侧移位的卵巢分别进行了逐层勾画（彩图见书末）

　　放疗诱导的卵巢损伤直接或间接由散射线引起卵巢组织中的 DNA 双链断裂（DNA double-strand breaks, DSB），导致放疗诱导的细胞凋亡、线粒体 DNA 损伤、血管损伤、血管新生和皮质纤维化。放疗损伤的主要靶点是颗粒细胞[176, 177]，因此最终导致激素分泌和卵泡数量减少，剩余卵泡出现闭锁。

（五）治疗

　　高危 POF 患者在接受性腺激素治疗（TBI、化疗、放疗等）前应评估其生育能力的保存情况。在制定治疗计划时，应尽可能地预防卵巢受损，应用新的放疗技术可以限制卵巢的剂量，以预防不孕症和卵巢早衰。对于年龄在 40 岁以下、卵巢受累风险较低的绝经前患者，应在放疗前进行腹腔镜卵巢移位术，以保存性腺功能。在此手术之前，放射肿瘤医生和外科医生应该很好地合作，卵巢应该移动到距离放疗野边界至少 3cm 的地方，此外，用金属夹标记这一区域对于勾勒卵巢轮廓和确定放疗中的剂量也很重要，这种手术后的卵巢保存率高达 80%～88%，双侧卵巢移位术的成功率更高 [178, 179]。

合适的患者在放疗前也可以进行胚胎和卵母细胞冷冻，效果相似。青春期后妇女卵母细胞的冷冻保存包括用外源性促性腺激素刺激卵巢和收集成熟卵母细胞以备将来受精。但是这种方法只能采集到很少的卵母细胞 [180]。同样，胚胎冷冻包括对卵巢的性激素刺激和卵母细胞的收集。此外，收集的卵母细胞与精子同时被放到一起形成胚胎以备未来的植入。但是，这项技术不适合于儿童和青少年患者。此外，卵巢刺激和体外受精过程可能会导致癌症治疗开始的延迟 [181]。另一个最重要的缺点是样本携带癌细胞的风险，特别是在血液病或性腺恶性肿瘤患者中。

卵巢组织冷冻保存方法是通过腹腔镜卵巢皮质组织活检或卵巢切除术切除卵巢组织（卵巢皮质），然后与原始卵泡一起保存，该方法是唯一适用于青春期前和青春期后妇女的生育能力保存方法 [182]。然而，这种方法仍被认为是实验性的。此外，除非有禁忌证，否则应考虑使用含有雌激素和黄体酮的激素替代疗法（hormone replacement therapy，HRT）来减轻更年期症状 [183]。

六、睾丸

（一）解剖

睾丸是位于阴囊的椭圆形的成对器官，它们由精索悬挂，精索包括血管、神经和导管。鞘膜和白膜分别覆盖睾丸的外部和内部，白膜也将睾丸实质分成小叶，睾丸小叶由一个或多个生精小管组成，精子在此发育。

睾丸的血供主要来自睾丸动脉，其次来自输精管动脉和耻骨动脉。静脉引流由蔓状静脉丛提供，蔓状静脉丛汇合在睾丸上方形成睾丸静脉。睾丸静脉直接流入右侧的下腔静脉和左侧的肾静脉。睾丸的淋巴引流遵循睾丸血管的相同路线，并引流到主动脉前和主动脉旁淋巴结。

睾丸是男性生殖器官，负责产生主要的男性激素（睾酮）和精子。垂体前叶释放的卵泡刺激素（FSH）和黄体生成素（LH）分别刺激精子的产生和睾酮的分泌。

间质细胞是主要的雄激素分泌细胞，提供了男性产生的 75% 的睾酮 [184]。睾酮在精子发生和第二性征的发育中起作用。上皮组织中发现的支持细胞是围绕生殖细胞的，在精子发生过程中起着重要作用。精子发生或由未成熟的生殖细胞形成的精子发生在生精小管的生殖上皮中，这个过程从青春期开始。精原细胞是分化最小的生殖细胞，通过有丝分裂形成精母细胞，这些细胞很快就会形成减数分裂的精子细胞，经过变态成为精子，并被运送到附睾的管腔中发育成熟。

（二）靶区勾画

目前还没有适用于睾丸的靶区勾画图谱／指南。我们将睾丸作为重要器官在 CT 和 MRI 断层图像上勾画了一位 33 岁的直肠癌患者的睾丸（图 7-9）。

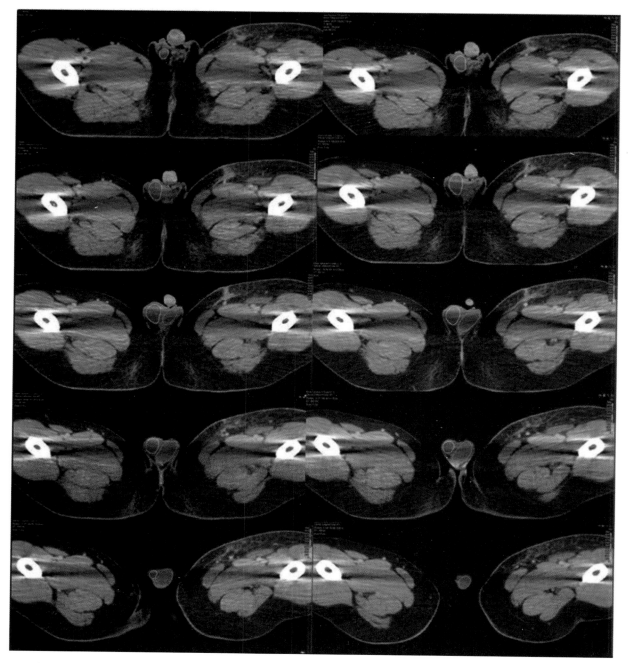

▲ 图 7-9　将睾丸作为重要器官，在 CT 和 MRI 断层图像上勾画了一名 33 岁的直肠癌患者的睾丸（彩图见书末）

（三）剂量限制

　　生殖细胞的完整性、间质细胞和支持细胞的功能以及射精的神经肌肉控制对癌症治疗高度敏感。间质细胞和精原细胞对细胞毒作用的敏感性不同。精原细胞对极低的放疗剂量非常敏感，无论年龄大小都可能导致不育。然而，睾丸激素的产生通常会持续下去，因为间质细胞对放疗的抵抗力相对较强。与间质细胞相比，生殖上皮在非常低的剂量下就会受到损害（＜ 1Gy vs. 20～30Gy）[185]。

　　即使 15cGy 的受照剂量也可能导致精子数量减少和暂时性不育[186]。剂量＜ 0.8Gy 可引起少精子症，0.8～2Gy 可引起暂时性无精子症，2～3Gy 可引起永久性无精子症[187, 188]。精子减少可能在放疗后 3～6 周出现，根据放疗剂量的不同，恢复可能需要 1～3 年的时间。

精母细胞在 2～3Gy 的剂量下不能进行细胞成熟所需的分裂。精子细胞比精母细胞具有更强的抵抗力，损伤需要更高的辐射剂量（4～6Gy）[189]。高剂量会增加永久性不孕症的风险。在低放疗剂量（＜2.0Gy）时，由于精原细胞成熟期的结束，放疗后 60～80 天时精子数量会减少[190]。由于高剂量（＞4Gy）时并发精子细胞损伤，无精子症发展得更快。

一些研究表明，多次小剂量放疗比单次大分割放疗对精子的毒性更大，即所谓的"反向分割效应"。这是由于睾丸生殖上皮对放疗过度敏感，干细胞数量少，细胞周转快所致[190]。

不育症可能是由于睾丸受到散射线照射或睾丸屏蔽层下的射线泄漏所致。Sklar 等的一项研究中发现，在所有接受 12Gy 腹部放疗的急性淋巴细胞白血病患者中，55% 观察到生殖细胞功能障碍[191]。霍奇金淋巴瘤患者腹部接受 20Gy，观察到一过性 FSH 水平升高和少精子症，但在较低剂量下没有观察到，这部分患者接受斗篷野或前后野放疗，睾丸受照剂量并不显著，然而在接受盆腔放疗的患者中，睾丸剂量在无睾丸屏蔽时为 3%～10%，在有睾丸屏蔽时小于 1%，这取决于睾丸与腹股沟区域之间的距离。在设计良好的睾丸屏蔽物的情况下，睾丸剂量小于 2Gy，使用多叶准直器（multileaf collimators，MLC）可以进一步降低这一剂量，并且只可能出现暂时性无精子症。

睾丸直接受照射可引起睾丸间质细胞功能的化学改变。与女性不同，年轻男性（青春期前和围青春期 vs. 青春期后及成年）对放疗更敏感，睾丸更容易受到损伤[192]。对间质细胞功能造成临床影响的放疗剂量，青春期前和青春期后的男性分别为 ＞20Gy 和 ＞30Gy[193]。当睾丸受照达 12Gy 时，可观察到亚临床间质细胞功能障碍，而当睾丸受照达 24Gy 时，可观察到明显的功能障碍[194]。Shalet 等报道，在急性淋巴细胞白血病睾丸复发的患者中，有 82% 的患者在 24Gy/（12～16）次照射后，由于睾丸损伤而导致促性腺激素分泌恶化[195]。

（四）病理生理学

男性原发性性腺功能衰竭的特征是睾酮水平低下，FSH 和 LH 水平升高，14 岁之前没有青春期迹象，或者青春期发育停滞超过 6 个月[194]。根据性腺损伤的严重程度，男性的精子生成和类固醇生成可能会受到不同的影响。

生精损伤可以是可逆的或不可逆的，这取决于不同的治疗方式（放疗、化疗等）和患者的特征。增殖生殖增殖池数量的减少在病因中起到了一定作用[196]。对精子产生的损害会导致少精子症（在精液样本中测得的精子浓度低于 $20 \times 10^6/ml$）或无精子症[188, 195]。生殖细胞衰竭的特征是 FSH 升高、抑制素 B 降低、睾丸体积缩小和无精子症。

放疗对睾丸的影响取决于患者的年龄、放疗剂量和放疗野。与女性相比，尽管生殖细胞衰竭，睾丸激素的分泌仍可能继续。因此，正常的青春期自然发育、性激素平衡、性欲或勃起功能是可能存在的。在严重的性腺损伤后，精子发生和类固醇生成都可能受到损害。

（五）治疗

性腺功能衰竭的高危患者在接受性腺毒性治疗（TBI、化疗、放疗等）前应评估其生育力的保存情况。在制定治疗计划时，应尽可能地避开睾丸。使用睾丸屏蔽和新的放疗技术可以减少睾丸受照的剂量。青春期前睾丸对放疗更为敏感，在这些情况下，青春期诱导应该在 12—14 岁开始应用睾酮 [197]。

患者应该在化疗和盆腔放疗前到精子库进行精子冷冻保存，以保持生育能力 [198, 199]，这是保持生育能力的最佳选择。睾丸精子提取方法等新技术可能是由于年龄较小而无法提供精液样本的情况下的一种选择 [200]。生殖细胞与精子的体外成熟、睾丸组织的冷冻保存以及活检组织的自体移植仍处于实验阶段 [201]。

表 7-6 总结了本章放疗所致急性期和晚期毒性的管理策略。

表 7-6 乳房、皮肤、骨骼、四肢、肌肉和神经急性和晚期放疗毒性的处理

器 官	急性毒性	治 疗	慢性毒性	治 疗
乳腺	放射性皮炎	• 皮肤润肤剂（不是紧接在放疗之前用） • 用于局部预防的类固醇（如莫米松、倍他米松） • 考虑非甾体药物（如磺胺嘧啶银、金盏花膏、阻隔膜） • 对于湿润脱皮的区域，可以考虑使用保护性敷料 • 如有必要，监测并治疗继发感染 • 监控症状以解决问题	• 纤维化 • 毛细血管扩张和萎缩	• 己酮可可碱 • 维生素 E • 高压氧 • 脉冲染料激光器（PDL）
皮肤	放射性皮炎	1 级： • 亲水性（水油性）保湿霜 • 皮质类固醇 2～3 级： • 抗生素（感染时） • 注意衣物穿着 4 级： • 外科清创 • 植皮 • 抗生素（感染时）	• 纤维化 • 毛细血管扩张和萎缩 • 坏死 • 溃疡	• 己酮可可碱 • 维生素 E • 高压氧 • 脉冲燃料激光器
骨			• 骨折 • 放射性骨坏死	• 手术 • 双膦酸盐 • 麻醉药 • 抗生素（青霉素、甲硝唑和克林霉素） • 保守清创 • 高压氧 • 己酮可可碱 • 维生素 E

（续表）

器　官	急性毒性	治　疗	慢性毒性	治　疗
四肢 肌肉 神经			• 肌炎 • 纤维化 • 神经病理性疼痛	• 镇痛药（非甾体抗炎药） • 皮质类固醇 • 高压氧治疗 • 非阿片类镇痛药（如阿司匹林、对乙酰氨基酚、非甾体抗炎药、COX-2 抑制药） • 曲马多 • 阿片类药物 • α_2 肾上腺素激动药 • 抗抑郁药（三环类和 5- 羟色胺去甲肾上腺素抑制药） • 抗癫痫药物（加巴喷丁、普瑞巴林和其他抗癫痫药） • 肌肉松弛剂 • N- 甲基 -D- 天冬氨酸（NMDA）受体拮抗药 • 外用镇痛药

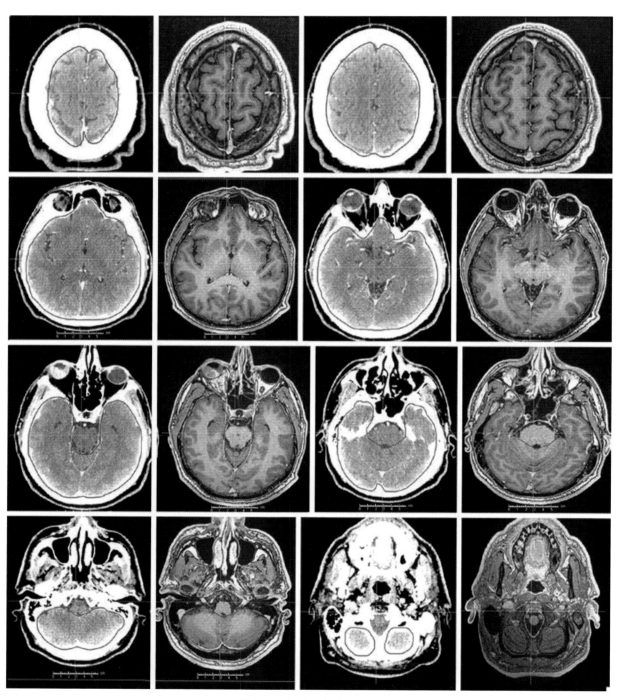

▲ 图 1-1 大脑正常结构的勾画

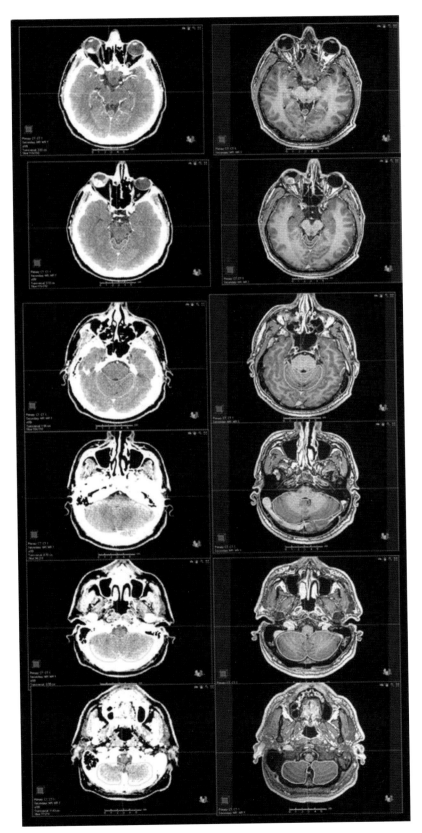

▲ 图 1-2　小脑正常结构的勾画

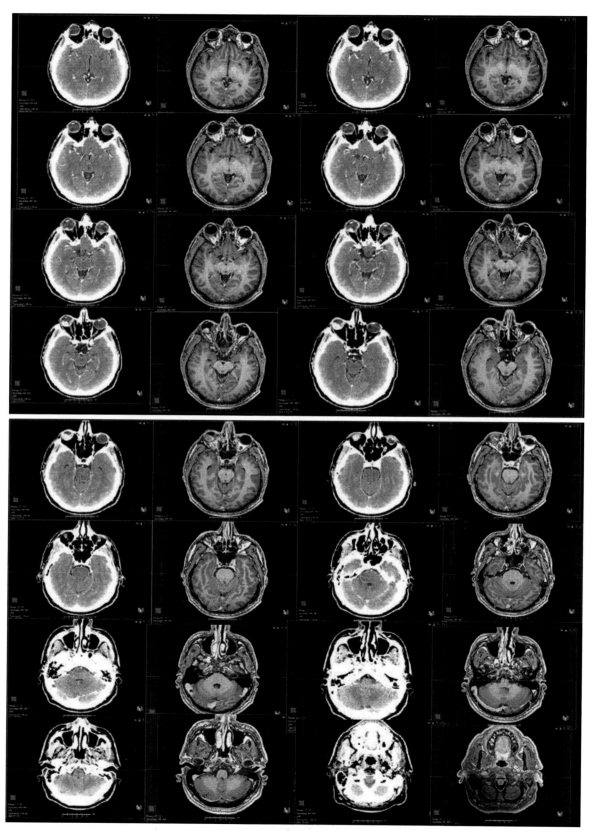

▲ 图 1-3　脑干正常结构的勾画

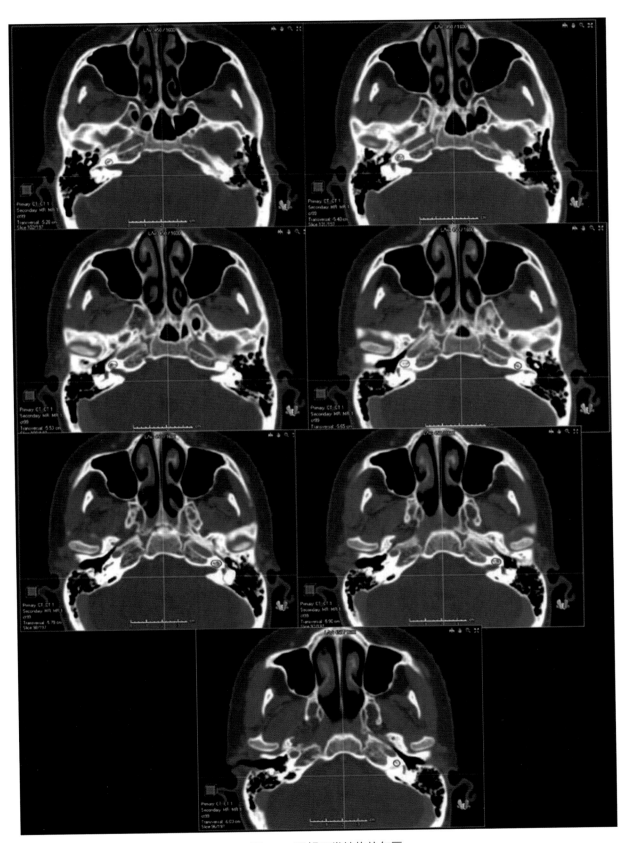

▲ 图 1-4　耳蜗正常结构的勾画

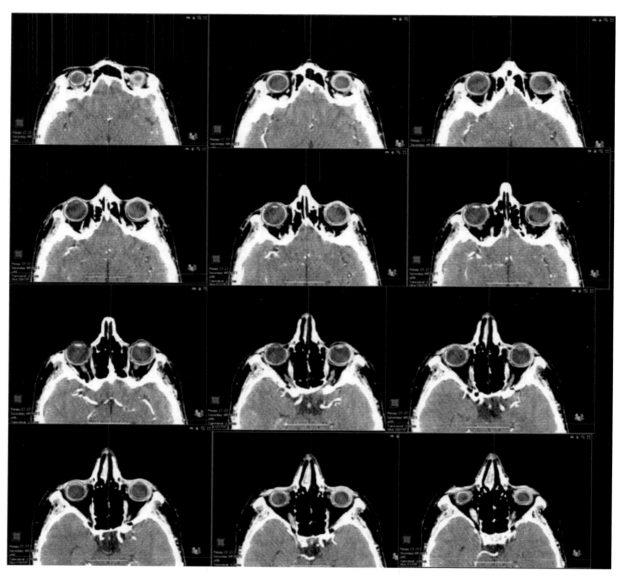

▲ 图 1-5　视神经的勾画

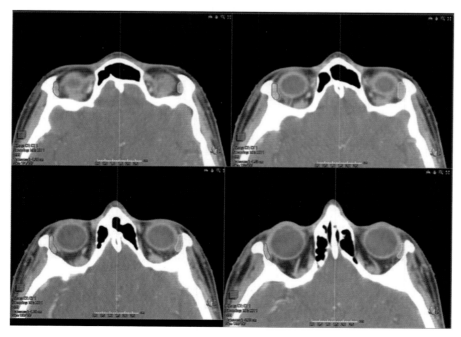

◀ 图 1-6　泪腺的勾画

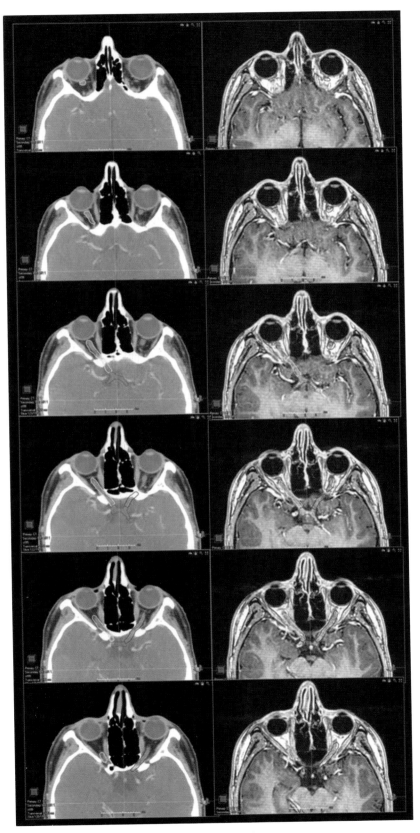

▲ 图 1-7　视路的勾画

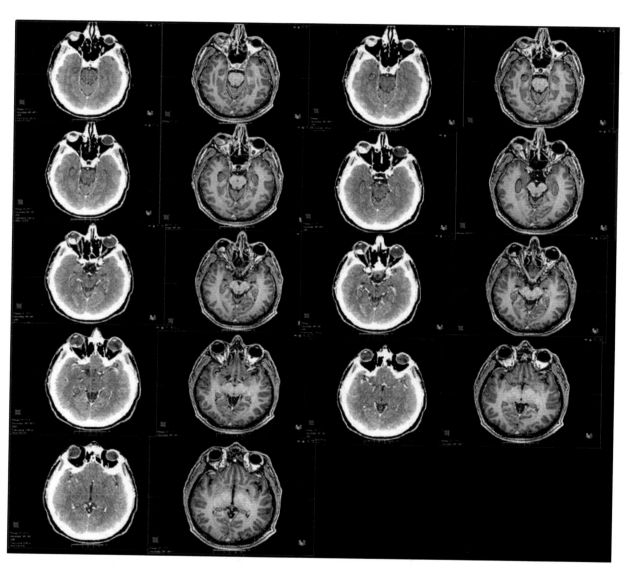

▲ 图 1-8 海马区的勾画

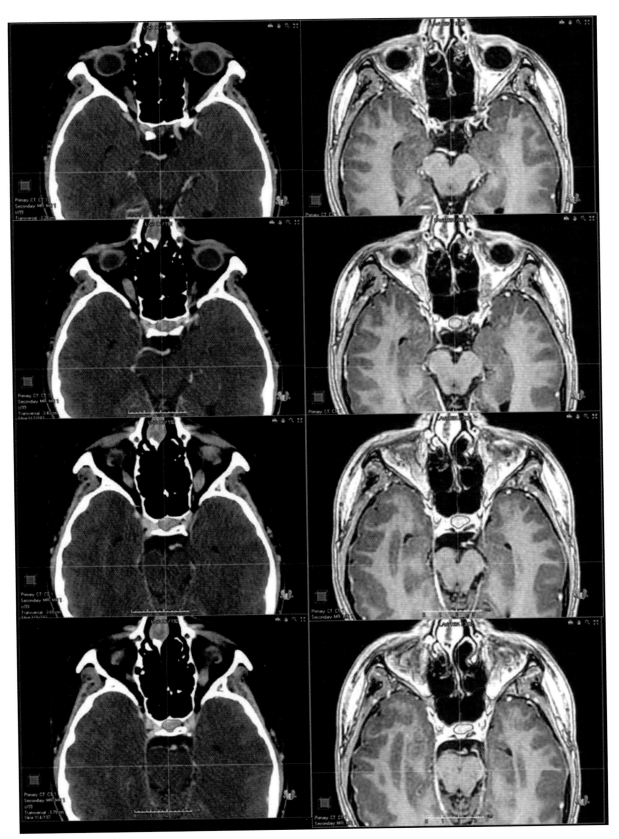

▲ 图 1-9　垂体的勾画

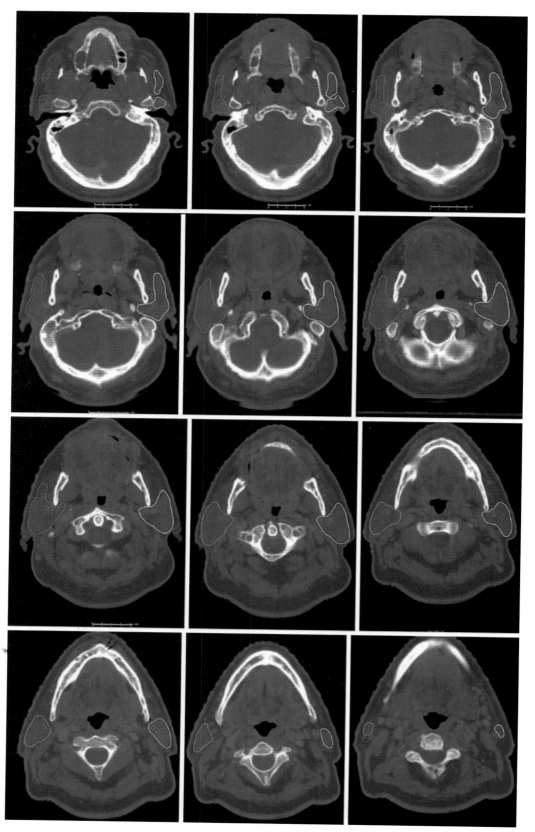

▲ 图 2-1　腮腺的勾画

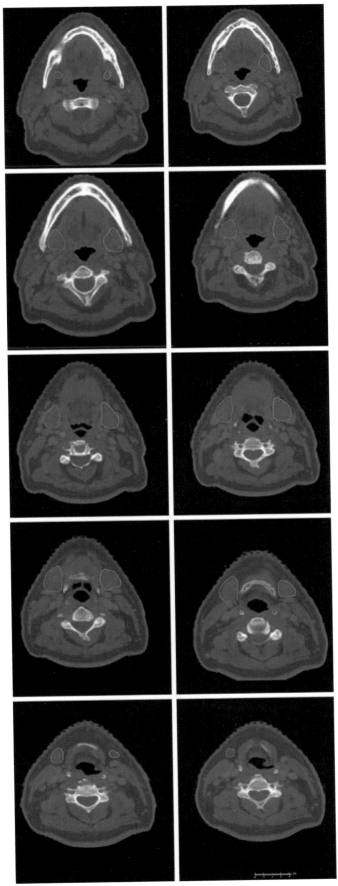

▲ 图 2-2　颌下腺的勾画

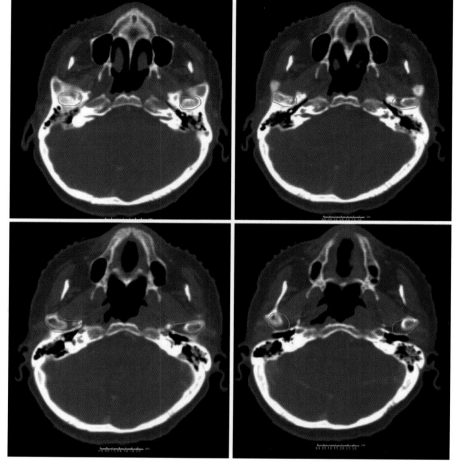

▲ 图 2-3　颞颌关节的勾画

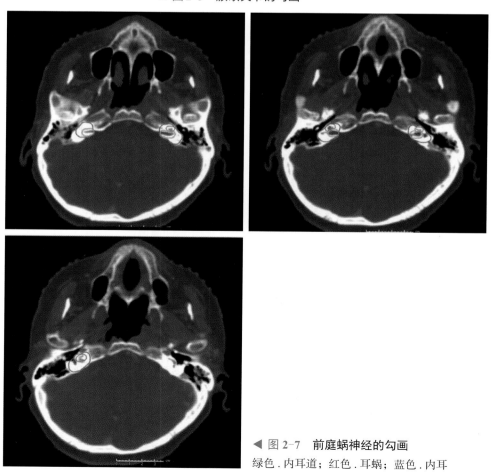

◀ 图 2-7　前庭蜗神经的勾画

绿色 . 内耳道；红色 . 耳蜗；蓝色 . 内耳

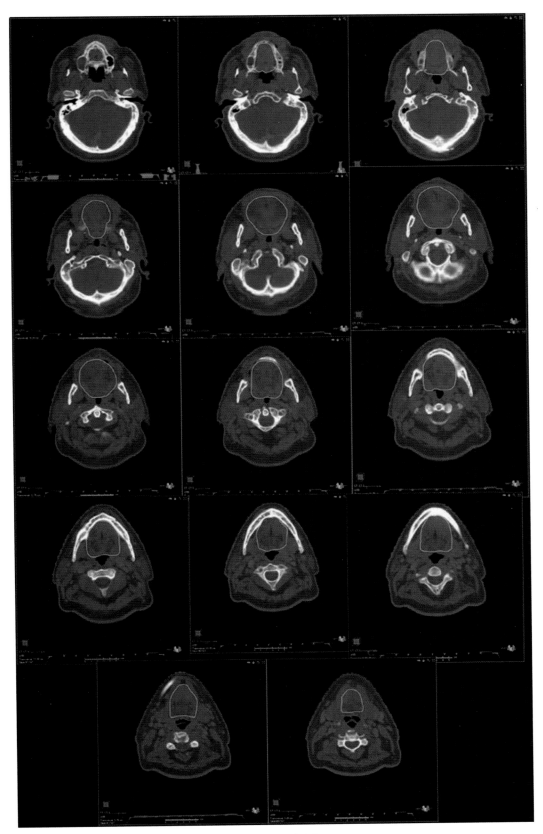

▲ 图 2-5　口腔的勾画

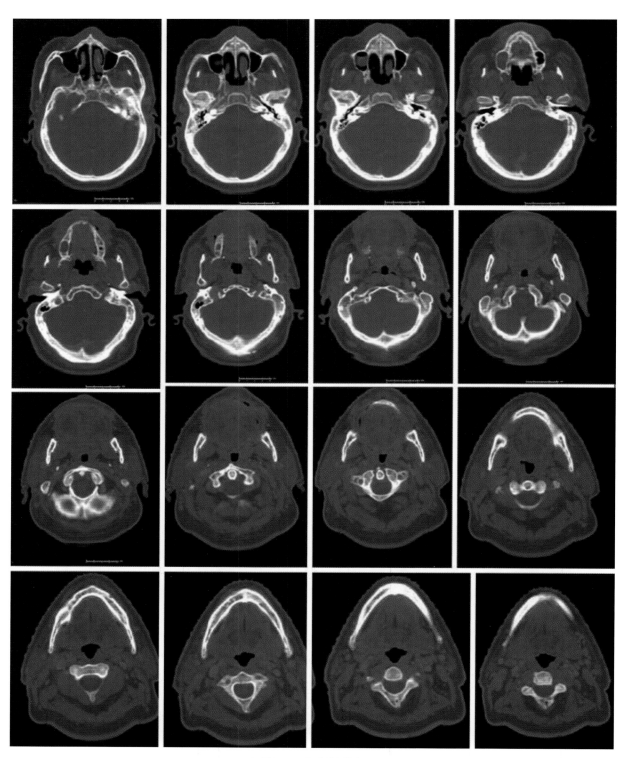

▲ 图 2-8　下颌骨的勾画

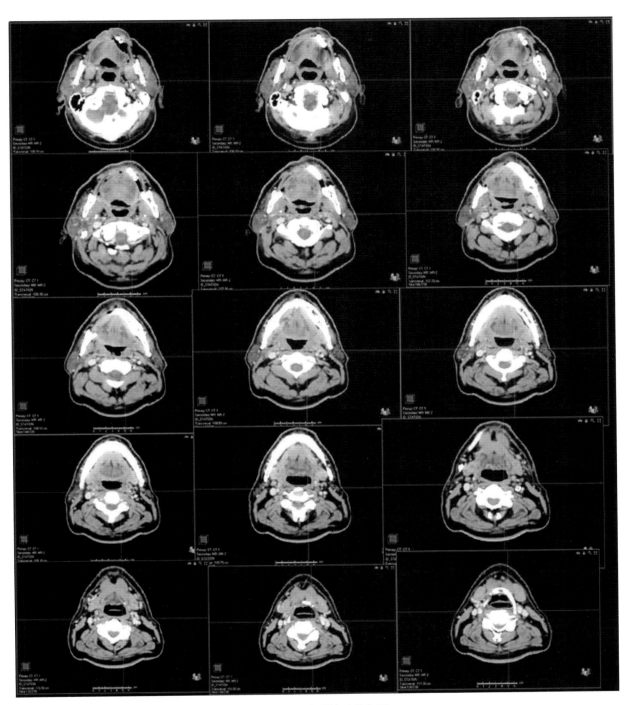

▲ 图 3-1　上咽缩肌的勾画

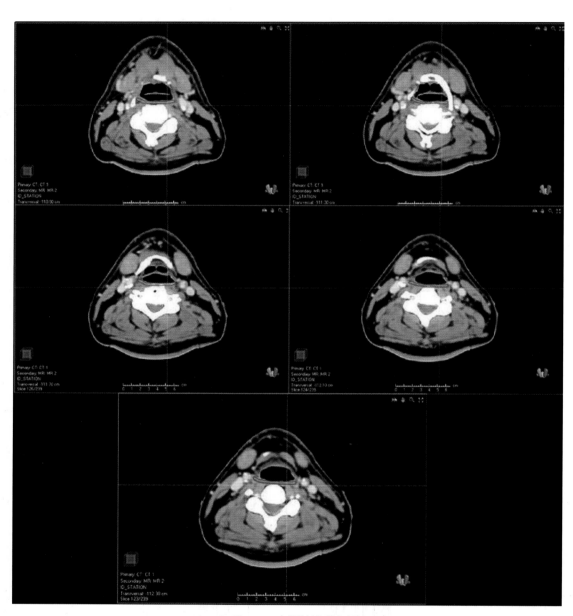

▲ 图 3-2　中咽缩肌的勾画

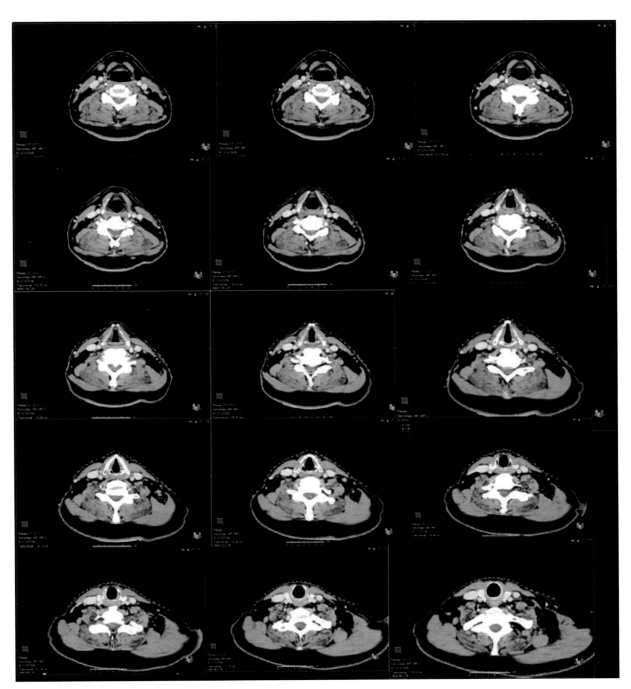

▲ 图 3-3　下咽缩肌的勾画

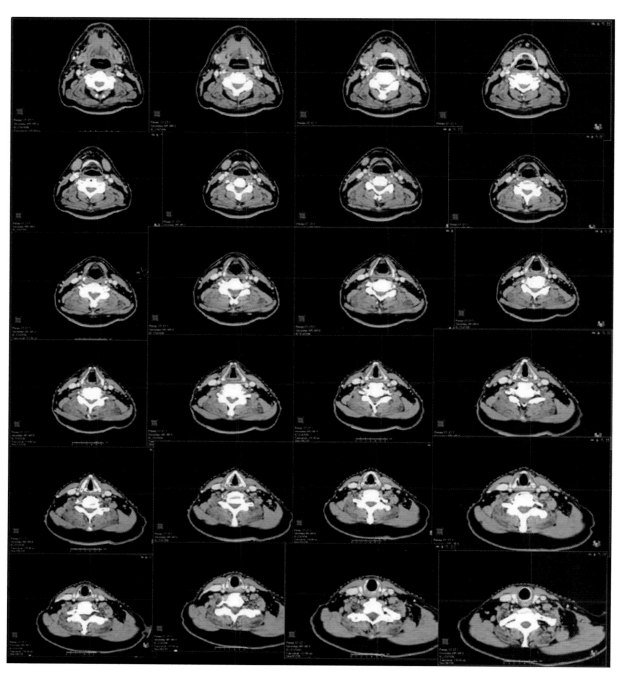

▲ 图 3-4　喉的勾画

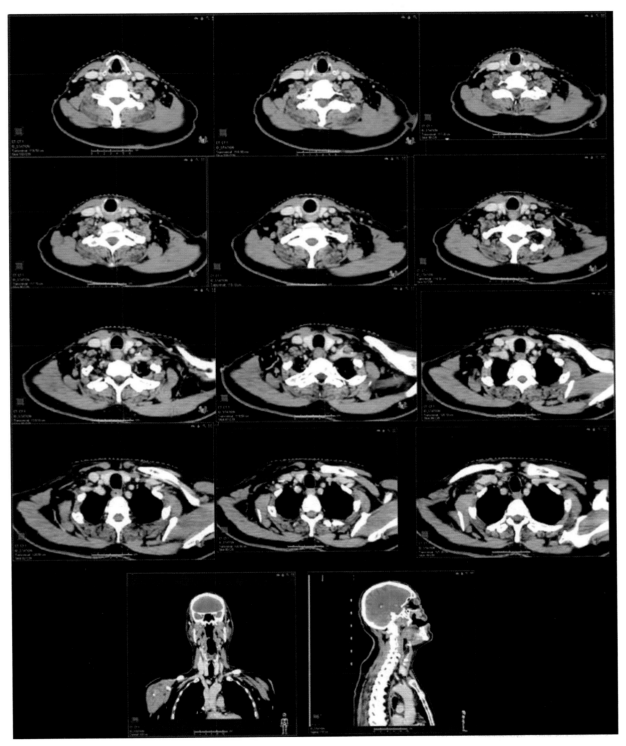

▲ 图 3-5　甲状腺的勾画

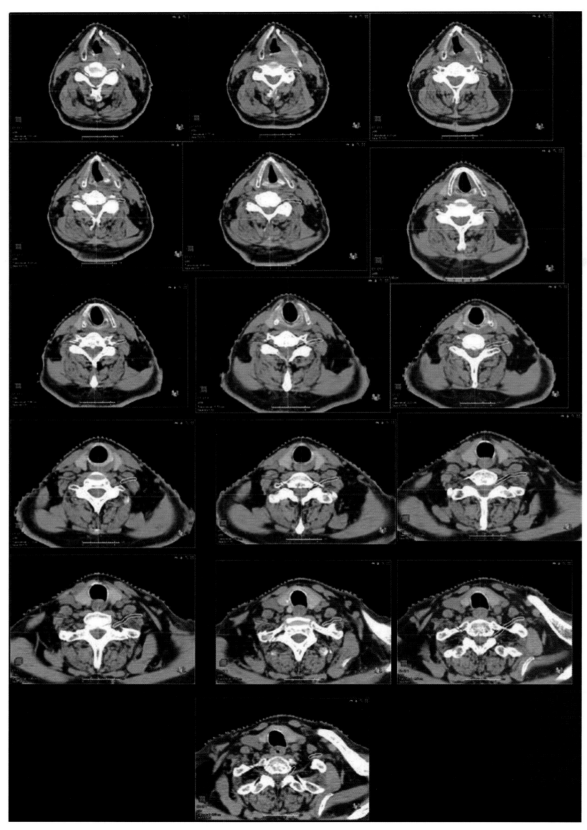

▲ 图 3-6　臂丛的勾画

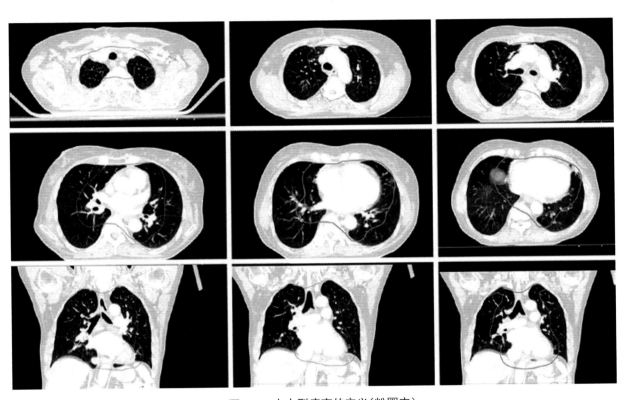

▲ 图 4-1　中央型病变的定义（粉圈内）

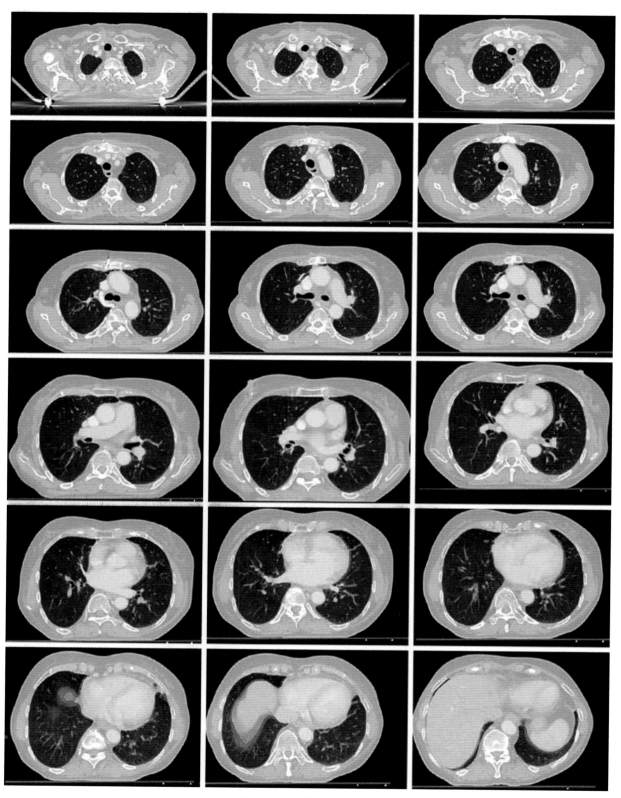

▲ 图 4-2　双肺的勾画（蓝色）

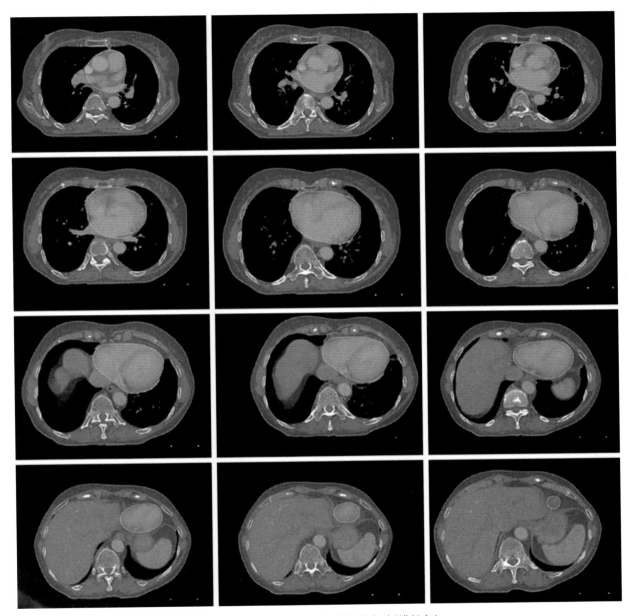

▲ 图4-3　根据RTOG方案勾画心脏（浅粉色）

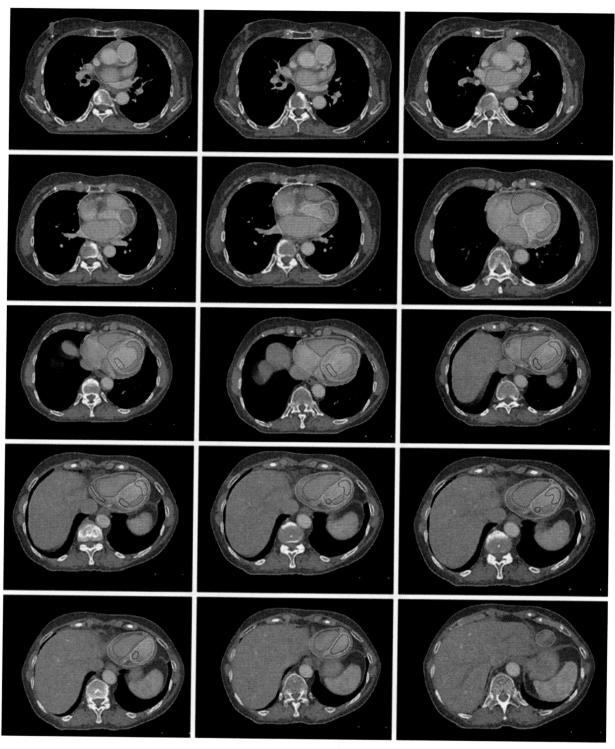

▲ 图 4-4　Duane 团队勾画的心脏

升主动脉 . 绿色；肺动脉 . 浅蓝色；左心房 . 军绿色；右心房 . 浅紫色；冠状动脉外周远端 . 浅绿色；近端环冠状动脉 . 浅青色；左前降支远端 . 柠檬色；左中前降支 . 浅紫色；左冠状动脉左前降支近端 . 黄色；左主干 . 深粉色；左静脉 . 深黄色；右冠状动脉远端 . 枣红；右中冠状动脉 . 棕色；右冠状动脉后降支 . 深粉色；右冠状动脉近端 . 浅粉色；右心室 . 不透明蓝绿色；下腔静脉 . 橙色；上腔静脉 . 深蓝色；前心室 . 不透明深绿色；左心尖部 . 深枣红色；左下心室 . 透明深绿色；左心室侧壁 . 蓝色；左室间隔 . 浅蓝色

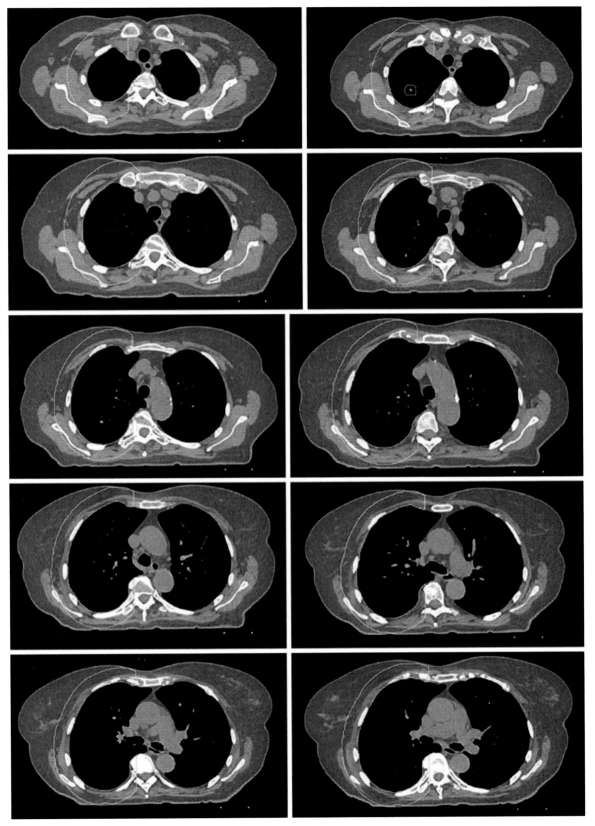

▲ 图 4-5　胸壁勾画（黄色）

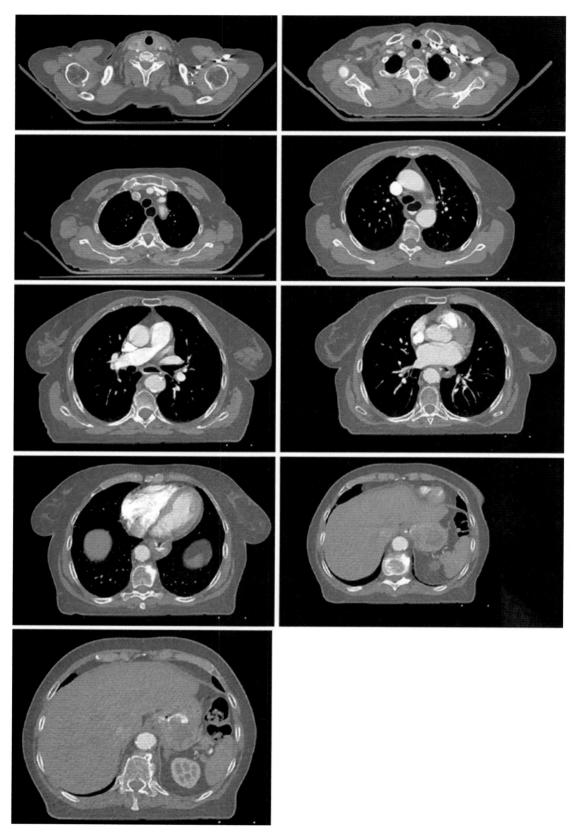

▲ 图 4-6　食管的勾画（浅棕色）

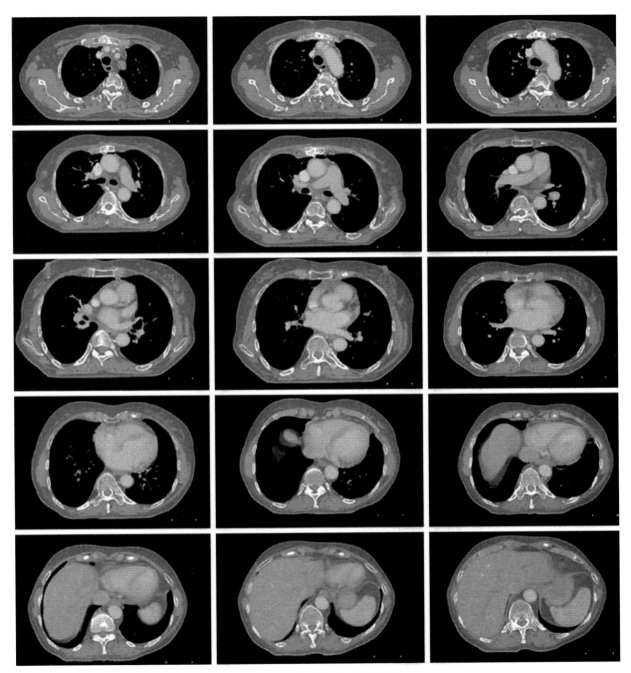

▲ 图 4-7 主动脉的勾画（绿色）

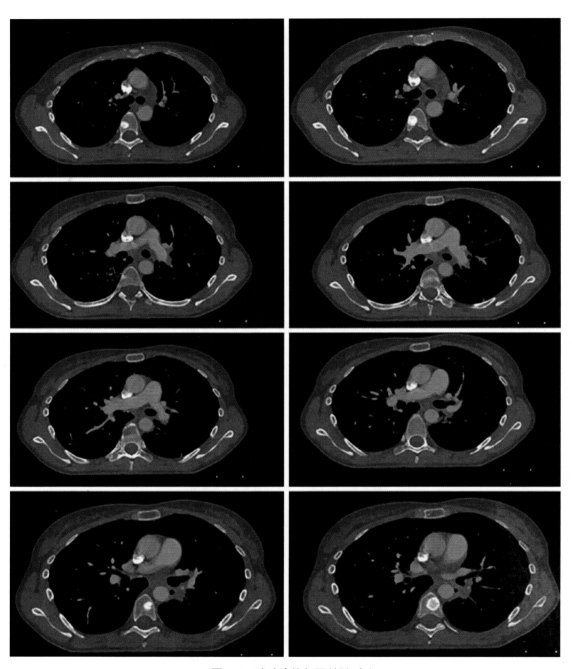

▲ 图4-8 肺动脉的勾画（粉红色）

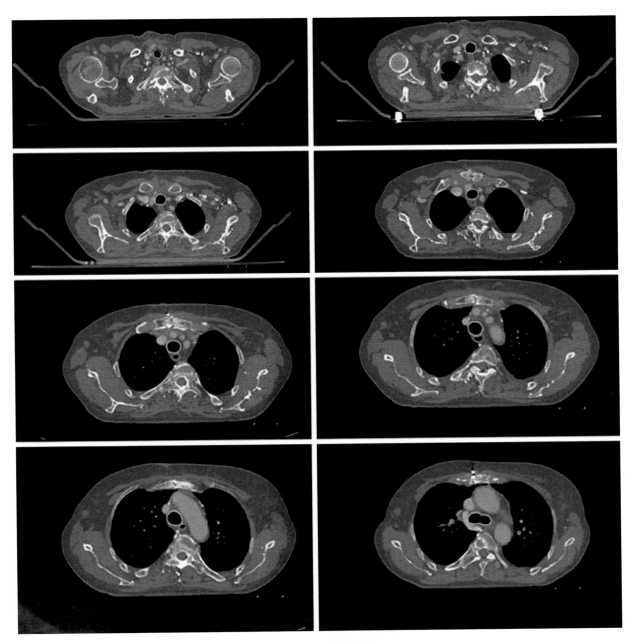

▲ 图 4-9　气管勾画

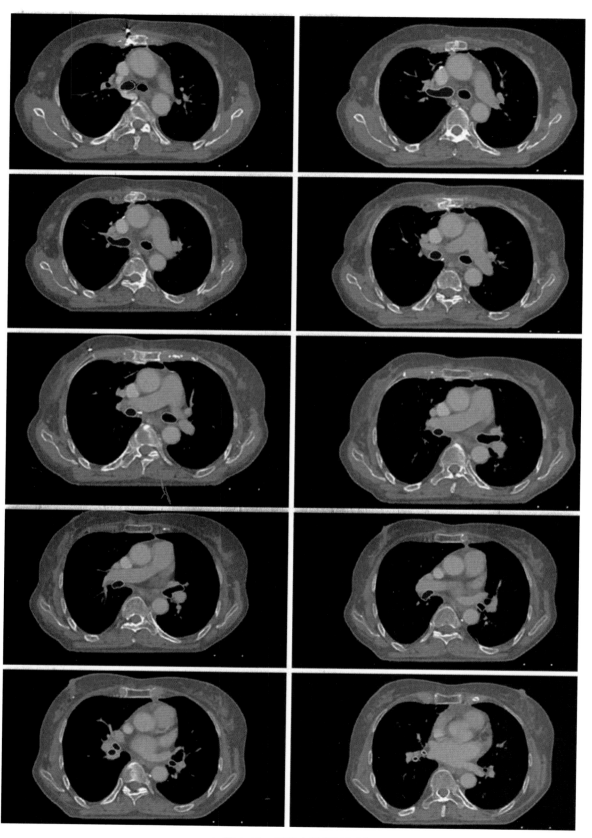

▲ 图 4-10　近端支气管树勾画

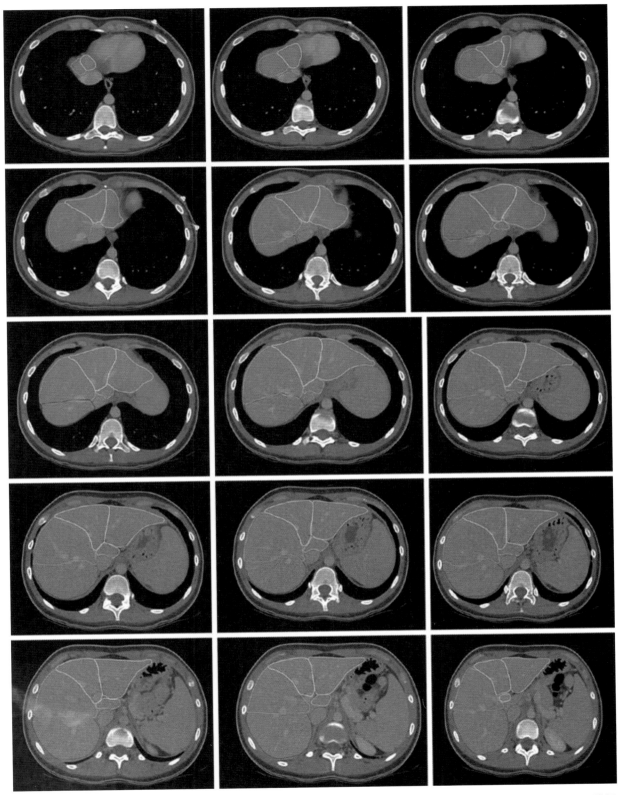

▲ 图 5-1　CT 图像中不同肝段的勾画：白色 . 胆囊、门静脉；暗粉色 . 下腔静脉；粉色 . Ⅰ 段；黄色、Ⅱ 段；浅绿色 . Ⅲ 段；浅蓝色 . Ⅳ a 段；橘色 . Ⅳ b 段；深蓝色 . Ⅴ 段；紫色 . Ⅵ 段；深绿色 . Ⅶ 段；浅绿色 . Ⅷ 段

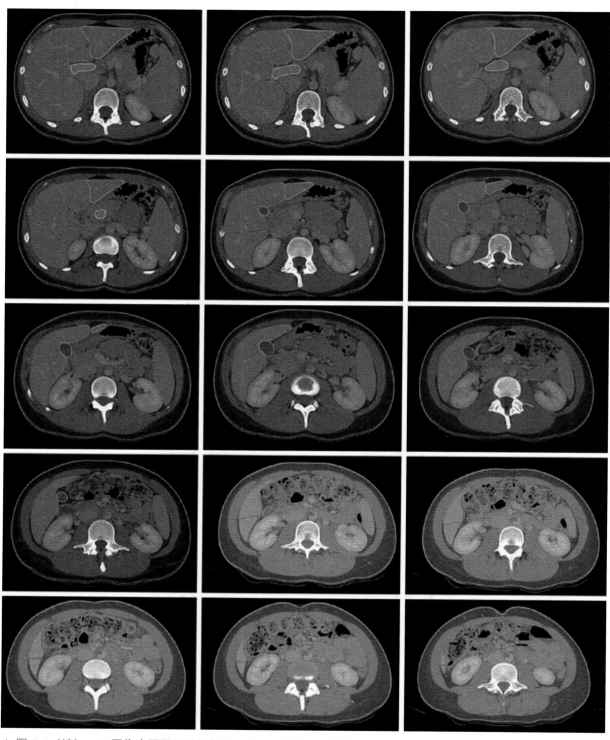

▲ 图 5-1（续） **CT** 图像中不同肝段的勾画：白色 . 胆囊、门静脉；暗粉色 . 下腔静脉；粉色 . Ⅰ段；黄色 . Ⅱ段；浅绿色 . Ⅲ段；浅蓝色 . Ⅳ a 段；橘色 . Ⅳ b 段；深蓝色 . Ⅴ段；紫色 . Ⅵ段；深绿色 . Ⅶ段；浅绿色 . Ⅷ段

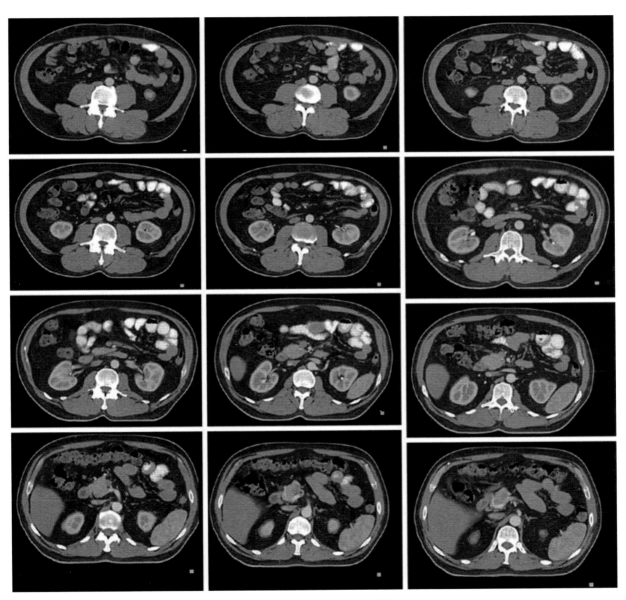

▲ 图 5-2　CT 图像上的双肾的勾画

蓝色．右肾和左肾

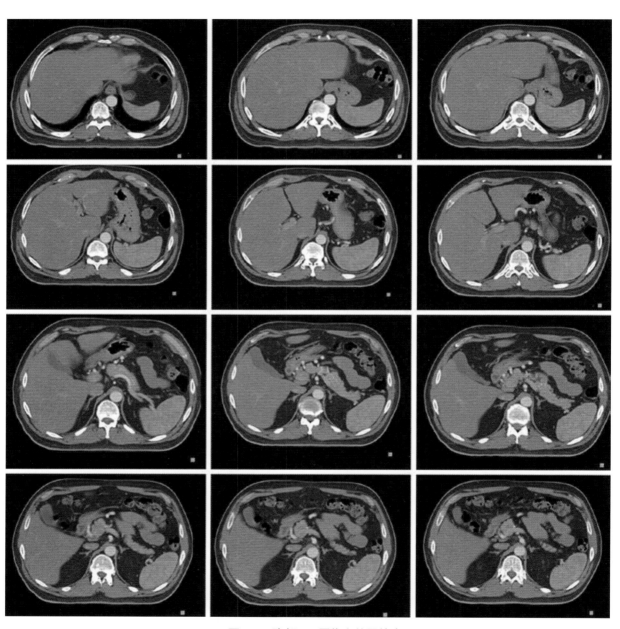

▲ 图 5-3　腹部 CT 图像上的胃轮廓

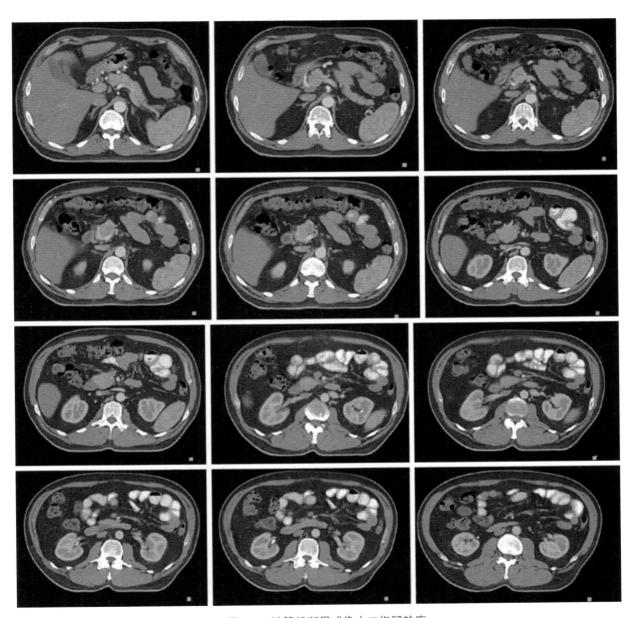

▲ 图 5-4　计算机断层成像十二指肠轮廓

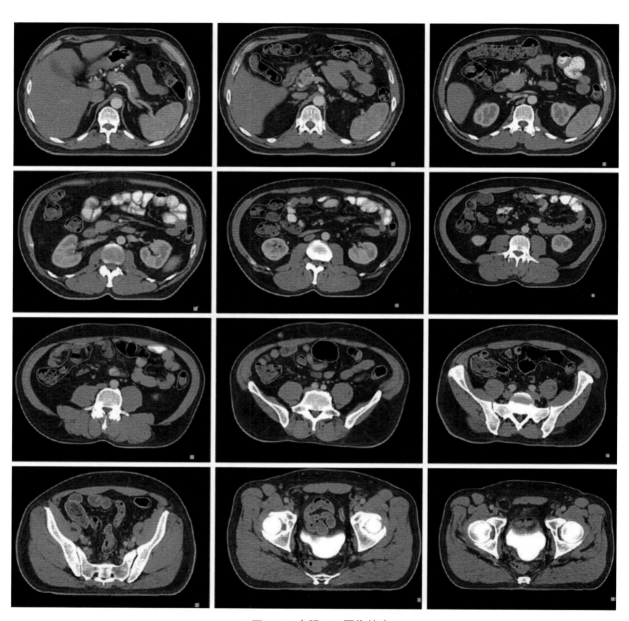

▲ 图 5-5　小肠 CT 图像轮廓

绿色 . 结肠；红色 . 小肠

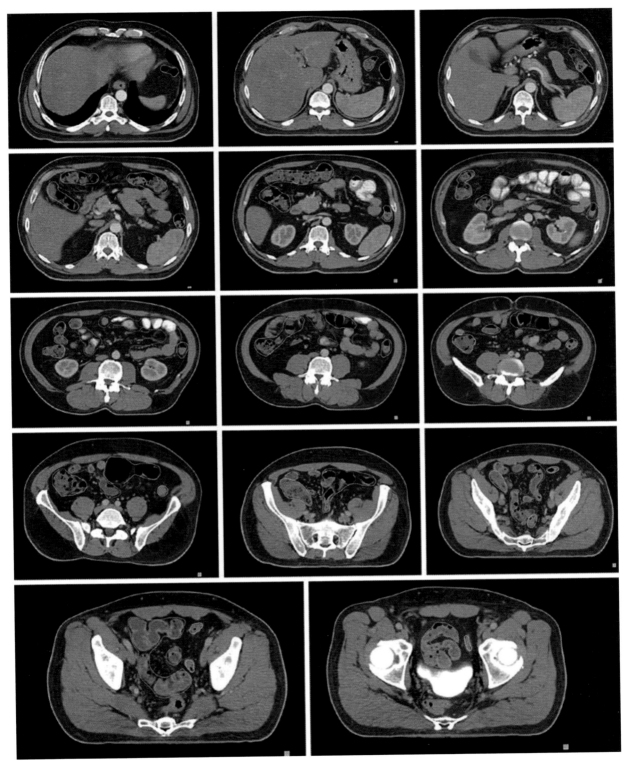

▲ 图 5-6　CT 图像上结肠的轮廓
绿色 . 结肠；红色 . 小肠

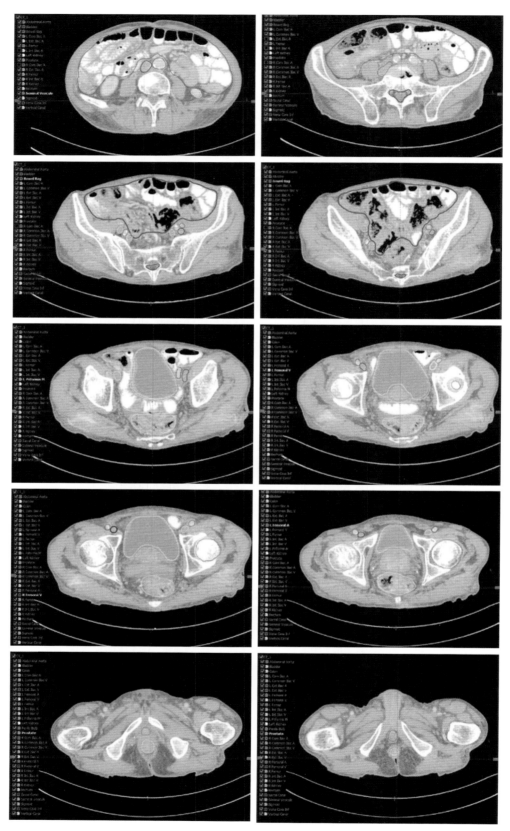

▲ 图 6-1　**CT 图像上男性盆腔正常结构的勾画**

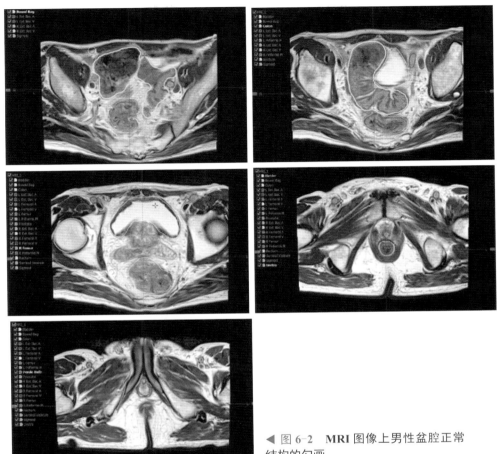

◀ 图 6-2　MRI 图像上男性盆腔正常
结构的勾画

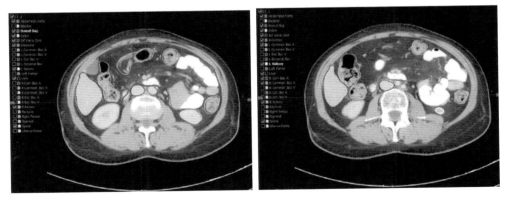

▲ 图 6-3　CT 图像上女性盆腔正常结构的勾画

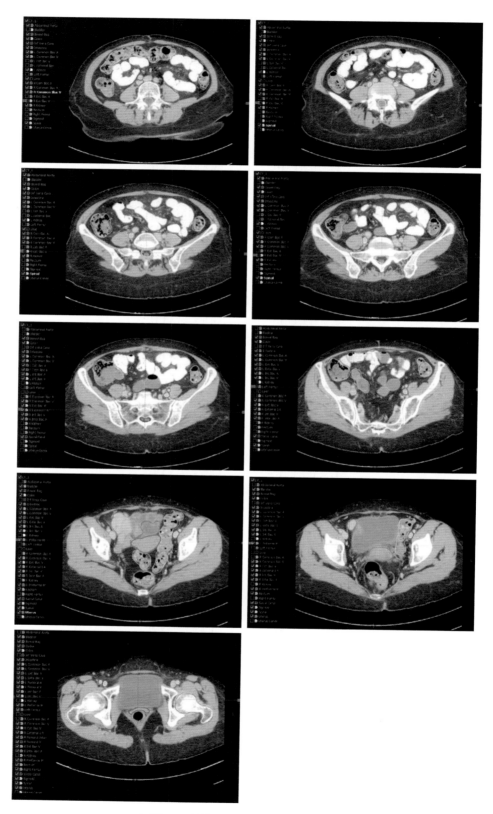

▲ 图 6-3（续） **CT** 图像上女性盆腔正常结构的勾画

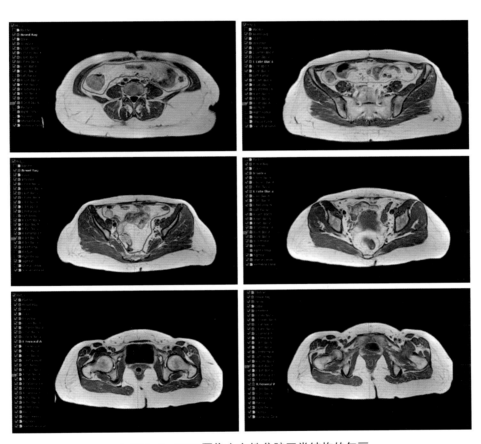

▲ 图 6-4　**MRI** 图像上女性盆腔正常结构的勾画

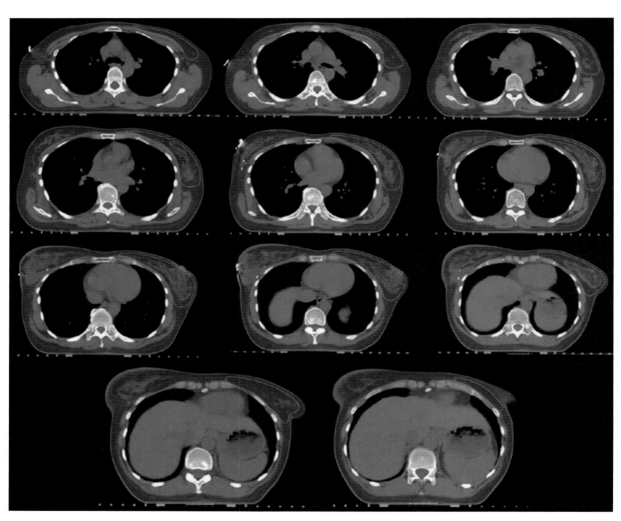

▲ 图 7-1　乳房正常结构的描绘

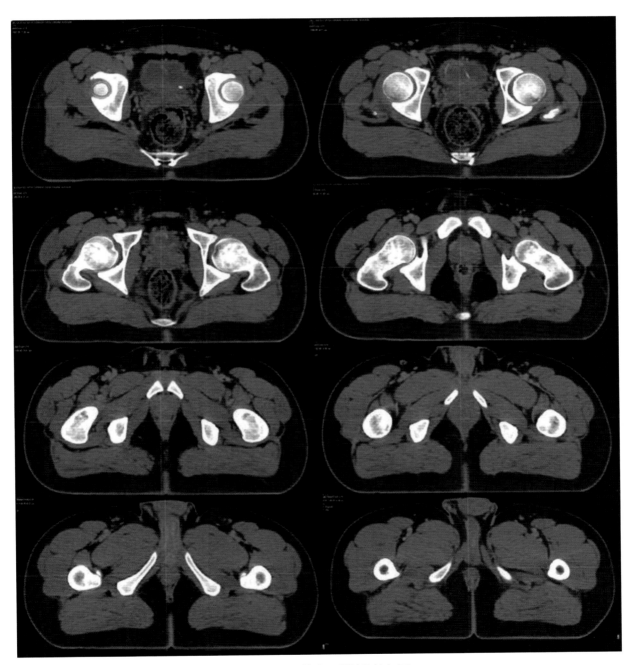

▲ 图7-7 股骨头正常结构的勾画

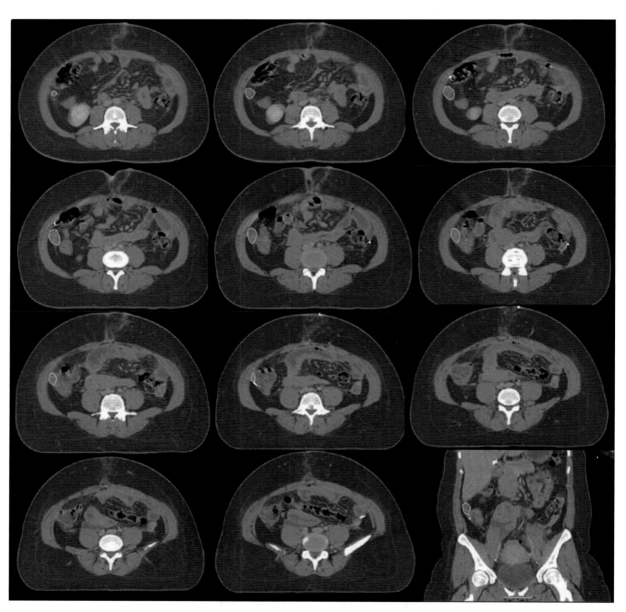

▲ 图 7-8　一名 37 岁宫颈癌患者放疗前卵巢转位的 CT 图像，考虑到金属夹的定位，双侧转位的卵巢分别进行了逐层勾画

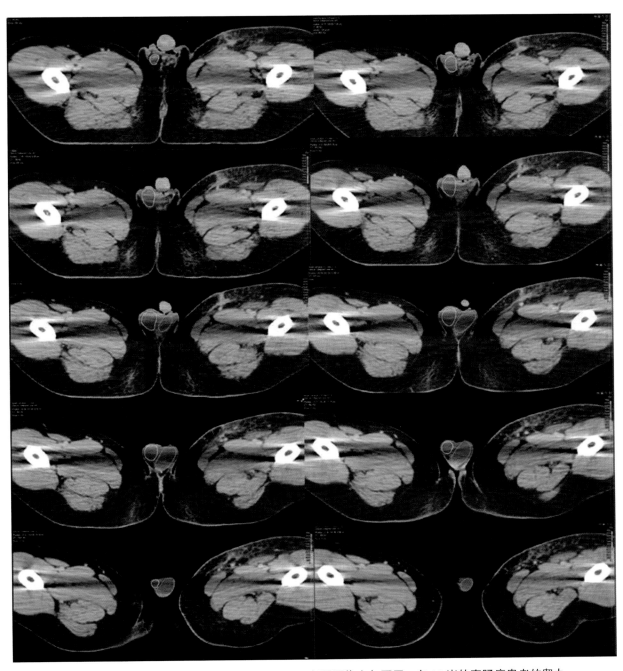

▲ 图 7-9　将睾丸作为重要器官在 CT 和 MRI 断层图像上勾画了一名 33 岁的直肠癌患者的睾丸

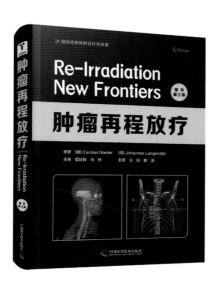
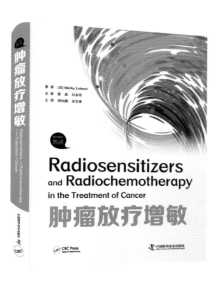

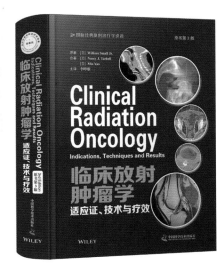

临床放射肿瘤学：适应证、技术与疗效（原书第3版）

原　著　[美] William Small Jr.
主　译　李晔雄
定　价　498.00元（大16开精装）

本书引进自 WILEY 出版社，是一部反映临床放射肿瘤学领域发展变化、兼具放射肿瘤生物学与放疗临床疗效的综合性著作。本书为全新第3版，根据解剖学分类对每个部位的肿瘤进行了讨论，包括流行病学、病理学、诊断检查、预后因素、治疗技术、手术和化疗的应用、治疗的最终结果及相关的临床试验等相关信息，还介绍了该领域的最新进展，包括调强放疗、图像引导放疗、质子治疗和姑息性放疗等内容，同时增加了有关放射肿瘤学统计和质控的知识，为合理应用放疗技术治疗肿瘤患者提供了理论依据和实践启发。本书适合放射肿瘤科医师、肿瘤外科医师、肿瘤内科医师、肿瘤科护士、放疗师、住院医师和广大医学生阅读参考。

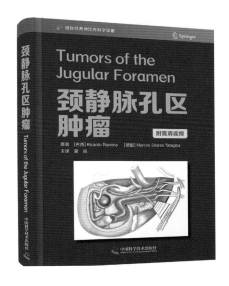

颈静脉孔区肿瘤

原　著　[巴西] Ricardo Ramina等
主　译　夏　寅
定　价　128.00元（小16开精装）

本书引进自世界知名的 Springer 出版社，全球神外领域著名教授 Ricardo Ramina 和 Marcos S. Tatagiba 合力编著，首都医科大学附属北京天坛医院夏寅教授领衔主译。本书研究总结了160余例颈静脉孔区肿瘤（副神经节瘤、神经鞘瘤、脑膜瘤等）的诊疗经验，聚焦各类肿瘤的流行病学、遗传学、自然病程、临床表现、诊断及分型、放疗、化疗、手术指征及手术策略，全面涵盖了手术相关解剖结构、术前肿瘤栓塞、术中操作细节和术后康复管理及手术最新进展，并通过手术照片、图表和高清视频使手术清晰可视，直观呈现此极富挑战领域的特殊病变的手术难度，并创新发展了新概念和新技术，包括面神经的管理、重建颅底及切除大型肿瘤的颅内外管理等，值得每一位神经外科医师、耳鼻喉科医师、神经放射科医师、肿瘤学家细读、探索与借鉴。

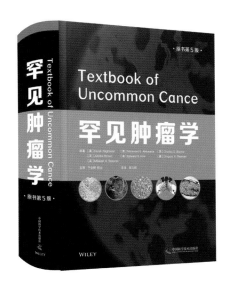

罕见肿瘤学（原书第5版）

原　著　[美] Derek Raghavan等
主　审　于金明　　　主　译　邢力刚
定　价　598.00元（大16开精装）

本书引进自国际知名的 WILEY 出版社，由来自美国、英国、爱尔兰、日本、澳大利亚等世界各国两百余位专家共同编写。本书为全新第5版，涵盖了泌尿生殖系统、头颈部、胸部、乳腺、消化系统、妇科、内分泌系统、血液系统、神经系统、皮肤、软组织等各系统肿瘤的相关知识。全书共13篇81章，各章均从该系统罕见肿瘤的发病率、病理特征、临床表现、治疗和预后等方面介绍，同时重点更新了很多肿瘤分子的特征信息，以及手术、放疗和内科治疗的相关进展，特别是靶向治疗和免疫治疗的进展。本书内容全面而系统，配图丰富且精美，在帮助临床医生提高肿瘤诊治水平的同时，造福广大肿瘤患者及其家庭，是广大肿瘤学临床医师必备的参考书。

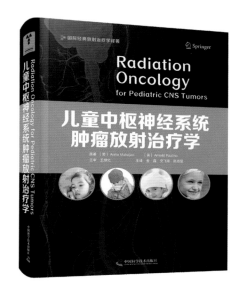

成人中枢神经系统肿瘤放疗学：从理论到实践

原　著　[美] Eric L. Chang等
主　审　于金明
主　译　邱晓光
定　价　398.00元（大16开精装）

本书引进自世界知名的 Springer 出版社，是一部成人中枢神经系统肿瘤放疗学的实用指南。全书分十五篇 48 章，从流行病学、诊断标准、基因分型和研究进展等方面介绍了成人中枢神经系统各类肿瘤的生物学特性，并从影像学、临床表现、治疗策略、靶区勾画、放疗不良反应、预后随访等方面讲述了不同肿瘤的个体化治疗策略，在总结中枢神经系统肿瘤诊治的基础上，聚焦肿瘤放疗收益最大化等内容，帮助读者全面了解相关研究进展。本书内容系统、图文并茂，对中枢神经系统肿瘤的诊疗策略及相关研究有很强的指导作用，适合广大神经科相关医师阅读参考。

儿童中枢神经系统肿瘤放疗学

原　著　[美] Anita Mahajan　　[美] Arnold Paulino
主　审　王绿化
主　译　金　晶　文飞球　陈志坚
定　价　298.00元（大16开精装）

本书引自世界知名的 Springer 出版社，是一部儿童中枢神经系统肿瘤放疗领域的实用参考书。全书分七篇 35 章，包括儿童中枢神经系统常见肿瘤的分类、流行病学、病理、影像诊断、多学科综合治疗等内容。在总结不同类型颅内肿瘤治疗经验的基础上，聚焦儿童中枢神经系统肿瘤放疗的实施、放疗技术的进步和放疗全程管理等内容，帮助读者全面了解儿童中枢神经系统肿瘤放疗领域的最新研究进展。本书内容系统、图文并茂，对儿童中枢神经系统肿瘤的诊疗策略及相关研究有很强的指导作用，适合广大儿童肿瘤科及放疗科相关医师阅读参考。

焦点医学官方微信

致 读 者

亲爱的读者：

　　感谢您对我社图书的喜爱和支持。中国科学技术出版社为中央级出版社，创建于 1956 年，直属于中国科学技术协会，是我国出版科技科普图书历史最长、品种最多、规模最大的出版社。主要出版和发行医药卫生、基础科学、工程技术、人文科学、文化生活等多领域的学术专著和科普出版物。中国科学技术出版社·医学分社，拥有专业的医学编辑出版团队，其下的"焦点医学"是中国科学技术出版社重点打造的医学品牌。我们以"高质量、多层次、广覆盖"为宗旨，出版的医学相关图书数量众多，得到广大读者的喜爱和好评。

　　想要了解更多信息，敬请关注我社官方医学微信"焦点医学"。如果您对本书或其他图书有何意见和建议，可随时来信、来电（010-63581952）联系！欢迎投稿，来信必复。